肿瘤标志物检查及其临床意义

张谟瑞　编著

金盾出版社

内 容 提 要

体检中心专家建议 40 岁以上人群应尽可能每年做一次肿瘤标志物的检测，以做到早发现、早诊断、早治疗，将癌细胞杀死在萌芽之中。作者根据多年的临床实践经验，以问答的形式，详细介绍了肿瘤标志物的相关知识，包括肺癌、胃癌、肠癌、肝癌、前列腺癌、乳腺癌、卵巢癌、甲状腺癌等的肿瘤标志物检查结果及临床怎样防治癌症。其内容丰富，知识性强，科学实用，适合基层医务工作者阅读，也可供癌症患者及其家属参考。

图书在版编目(CIP)数据

肿瘤标志物检查及其临床意义/张谟瑞编著 . — 北京：金盾出版社,2016.11
ISBN 978-7-5186-0921-5

I.①肿… Ⅱ.①张… Ⅲ.①肿瘤—生化性状 Ⅳ.①R730.4

中国版本图书馆 CIP 数据核字(2016)第 097386 号

金盾出版社出版、总发行

北京太平路 5 号(地铁万寿路站往南)
邮政编码:100036 电话:68214039 83219215
传真:68276683 网址:www.jdcbs.cn
封面印刷:北京印刷一厂
正文印刷:北京万博诚印刷有限公司
装订:北京万博诚印刷有限公司
各地新华书店经销
开本:850×1168 1/32 印张:11.5 字数:288 千字
2016 年 11 月第 1 版第 1 次印刷
印数:1~4 000 册 定价:35.00 元
(凡购买金盾出版社的图书,如有缺页、
倒页、脱页者,本社发行部负责调换)

前　言

　　体检中心专家建议,40岁以上人群应尽可能每年做一次有关肿瘤标志物的检测,以做到"早发现、早诊断、早治疗",将癌细胞杀死在萌芽之中。那么,肿瘤标志物究竟代表着什么? 如果检查发现肿瘤标志物升高,是不是就可诊断患了癌症? 如果怀疑是癌症,还需做哪些检查加以确认?

　　肿瘤标志物是人体内一种异于正常人群、可科学检测的标志物,主要与肿瘤相关。部分肿瘤标志物有预警作用(如 EB 病毒抗体与鼻咽癌、乳头瘤病毒与宫颈癌有关)。部分肿瘤标志物可反映肿瘤的存在,有助于临床辅助诊断和监测肿瘤的治疗效果。

　　肿瘤是世界上死亡率最高的疾病之一,平均每 4 个死亡病例中就有 1 例死于肿瘤。在发病率居前十位的恶性肿瘤中,早期和晚期肿瘤患者的生存率存在巨大差别。因此,早期诊断对肿瘤的治疗和预后具有举足轻重的作用,也是降低死亡率的最有效办法。

　　自 1978 年赫伯曼博士首次提出肿瘤标志物的概念后,至今已发现上百种肿瘤标志物,其中几十种已在临床上得到广泛应用,对于肿瘤的诊断及鉴别诊断、治疗、病程分析、疗效及预后判断、复发或转移监测等起到了重要作用。因此,稳定的肿瘤标志物检测质量是为临床诊断提供坚实可靠依据的关键。

　　血液肿瘤标志物是判断恶性肿瘤治疗的疗效、预后及选择治疗方案的有力依据,但它只能作为辅助手段。如果体检中发现肿瘤标志物升高,不要过于恐慌,因为在机体存在炎症、某些慢性疾病发作时,某些肿瘤标志物也可能会升高,还需进一步检查来鉴别诊断。肿瘤标志物升高未必是患了癌症,它通过人体的血液、体液、肿瘤组织或细胞检测到。肿瘤标志物升高可能会是多方面原因导致的,如甲胎蛋白,除原发性肝癌外,怀孕、活动性肝炎和生殖系统肿瘤等都可能出现升高的情况；因检测仪器或试剂的不同，有时也会出现假阳性现象，具体情况要结合临床来确定。因此，肿瘤标志物升高不一定就是患了癌症。

并非每位癌症患者肿瘤标志物都高，很多恶性肿瘤的标志物升高早于临床症状而引起人们的警惕，一些早期的病例因此得以发现，经过及时的治疗获得了很好的疗效。例如，临床有些确诊的晚期卵巢癌患者糖类抗原125(CA125)一直正常，手术前后也没有明显变化。有几类肿瘤标志物的敏感度比较高，如原发性肝癌中70%～90%甲胎蛋白升高，前列腺癌前列腺特异性抗原总体阳性率约为70%。其有助于这两种肿瘤的早期发现，但是目前还没有100%敏感的肿瘤标志物。

对于单项标志物轻度升高者，不要过于恐慌。可以定期复查监测指标的数值变化情况，有条件的尽量复查全部的常用肿瘤标志物。一旦体内有恶性肿瘤存在，可能会有几种标志物异常。如果复查后数值一直维持在参考值上限的临界水平，则意义不大。但是，有以下情况要特别重视：一是单次检查升高特别明显，数倍于正常值的上限；二是反复检查，数值动态持续升高；三是有家族性遗传史肿瘤筛查时肿瘤标志物增高。前两种情况先查该标志物最常见的某种疾病，如癌抗原72-4(CA72-4)升高，可以先查有无胃肠道的疾病，若胃肠道没有异常，还需检查肝脏、食管、乳腺、妇科等。有家族性遗传史者如出现标志物升高，即使没有症状和体征，也必须复查和随访。对于60岁以上、有家庭肿瘤史、长期慢性乙型肝炎患者或肿瘤高发期的高危人群，要进行肿瘤标志物筛查。

肿瘤标志物可判断治疗效果和预后。肿瘤标志物被广泛应用于判断恶性肿瘤的疗效，成为选择治疗方案的有力依据之一。标志物的含量与肿瘤的恶性程度、转移、复发等息息相关。临床上，一般会以初次治疗达到疗效后的标志物水平作为其特定的"个体参考值"，根据其动态变化情况来判断疗效。如果下降到参考值范围内或下降95%以上,提示治疗有效;如果下降但仍持续在参考值以上,提示有肿瘤残留和(或)转移;下降到参考值内一段时间后重新升高,则提示复发或转移。因此,标志物的检测有助于医生及时为肿瘤患者选择个体化治疗方案。

长期随访监测应选同一家医院。与可以同时检查互认的CT、B超等结果不同,建议需要随访的患者尽量选择同一家医院或同一个临床实验室。因为目前肿瘤标志物的国际标准化尚未完善,不同医院使用不同方法、不同试剂检测同一项标志物时,其结果可能出现差异;不同生产商的检测试剂和仪器所得到的检测结果也会有不同;试剂采用不同的抗体标记、不同的定标品、分析仪器选择性差异都会导致检测结果的差异。所以,不同医院的检测结果往往缺乏可比性,长期随访监测标志物一定要选择同一家医院,以便医生更准确地进行判断。

鉴于肿瘤标志物对肿瘤检测具有重要临床意义,美国临床肿瘤学会、美国临床生物化学学会、欧洲肿瘤标志物协作组等国外权威机构均对肿瘤标志物的科学合理应用发布了明确指南。2012年,中华医学会检验分会和卫生部临床检验中心也发布了《肿瘤标志物的临床应用建议》。根据国内外指南,科学合理地选择和使用肿瘤标志物是确保肿瘤标志物检测质量的可靠保证。

由卫生部临床检验中心组织的全国临床检验室间质量评价活动已开展逾30年。作为临床实验室全面质量管理的重要组成部分,肿瘤标志物外部质量评估(EQA)于2000年启动,至2013年共有1 169家实验室参加该EQA计划。肿瘤标志物EQA能评价实验室进行肿瘤标志物检测的能力,识别问题并制定补救措施,确定测量方法的有效性和可比性,从而增强检验医师的信心,为临床检验结果的准确可靠提供了有力保证。肿瘤标志物EQA的测定项目包括癌胚抗原、甲胎蛋白、人绒毛膜促性腺激素、前列腺特异性抗原等。

目前,对不同检验系统的结果难以标准化,因此应保证同一检验系统内的检测结果可通用。同时,目前采用不同检测方法所产生的结果缺乏可比性,因此在对肿瘤标志物水平进行动态监测时,须使用相同的检测方法。此外,对于不同检测方法得到的结果,应使用不同的正常参考区间。如有可能,每个实验室应该制定自己的参考区间。

　　肿瘤标志物异常,可以用中医药调节,按中医辨证施治的方法进行治疗,使其恢复正常,因为中医药对癌症有肯定的疗效。中医治疗癌症的特点是什么? 肿瘤标志物与中医辨证分型的关系怎样? 中医药治疗肿瘤的临床实践和思路怎样? 中医药调节肿瘤免疫逃逸机制研究进展怎样? 中药与肿瘤的诱导分化治疗实验结果怎样? 探索中医中药预防性治疗可疑癌症的新思路是什么? 患了癌症应该怎么办? 怎样诊治癌症? 中医对癌症的治疗原则是什么? 传统的、现代的抗癌中成药制剂有哪些? 怎样预防癌症? 本书对这些问题都进行了综述性的探讨。在此过程中,笔者引用了有关书刊发表的部分资料,在此向原作者表示谢意! 鉴于水平有限,书中不当之处,敬请读者批评指正。

张谟瑞

目 录

1. 什么叫肿瘤标志物 ……………………………………… (1)
2. 肿瘤标志物的发展历史是怎样的 ……………………… (1)
3. 肿瘤标志物有哪几种,其应用范围是怎样的 ………… (2)
4. 怎样联合应用肿瘤标志物诊断疾病 ………………… (18)
5. 什么是理想的肿瘤标志物 …………………………… (19)
6. 临床上如何选择检验肿瘤标志物 …………………… (19)
7. 怎样分析肿瘤标志物检查的临床意义 ……………… (21)
8. 怎样用肿瘤标志物检测诊断肿瘤 …………………… (22)
9. 肿瘤标志物的监测对判断肿瘤的治疗效果和预后有
   　什么意义 …………………………………………… (24)
10. 肿瘤标志物与癌症的关系有多大 …………………… (25)
11. 晚期肿瘤患者化疗后肿瘤标记物一过性升高有
   　什么临床意义 ……………………………………… (26)
12. 肿瘤标志物的检测结果受哪些因素影响 …………… (26)
13. 胃癌的肿瘤标志物是什么 …………………………… (27)
14. 胰腺癌的肿瘤标志物有哪些 ………………………… (28)
15. 肝癌的肿瘤标志物是什么 …………………………… (29)
16. 结肠癌的肿瘤标志物是什么 ………………………… (31)
17. 前列腺癌的肿瘤标记物有哪些 ……………………… (32)
18. 卵巢癌的肿瘤标志物是什么 ………………………… (33)
19. 卵巢癌术后多久要进行复查 ………………………… (34)
20. 确诊肺癌的肿瘤标志物有哪些 ……………………… (36)
21. 宫颈癌的肿瘤标志物是什么 ………………………… (37)
22. 子宫内膜癌的肿瘤标志物是什么 …………………… (37)

23. 哪些肿瘤标志物可发现阴囊肿瘤 ……………………（37）

24. 甲状腺癌的肿瘤标志物是什么 …………………………（38）

25. 肿瘤标志物长期随访检测为什么应选同一家医院 …（38）

26. 恶性脑肿瘤标志物是什么 ………………………………（39）

27. 脑肿瘤遗传最新标记物是什么 …………………………（40）

28. 儿童恶性脑肿瘤的生物标记研究进展如何 …………（41）

29. 癌胚抗原升高都会得癌症吗 ……………………………（43）

30. 肿瘤标志物升高该怎么办 ………………………………（44）

31. 肿瘤标志物升高能否用中药控制 ……………………（45）

32. 中医对癌症是怎样认识的 ………………………………（45）

33. 中医治疗癌症的特点是什么 ……………………………（46）

34. 中医药治疗肿瘤的临床实践和思路是什么 …………（50）

35. 肿瘤标志物与中医辨证分型的关系是什么 …………（56）

36. 抗瘤增效方联合化疗对中晚期非小细胞肺癌患者
　　肿瘤标志物的影响是什么 ……………………………（57）

37. 乙型肝炎病毒肿瘤标志物及肝癌的发病关系是什么 …（58）

38. 中药与肿瘤的诱导分化治疗实验结果是什么 ………（59）

39. 中医药对肿瘤标志物调节的临床应用是什么 ………（64）

40. 中医药调节肿瘤免疫逃逸机制研究是什么 …………（65）

41. 中药治疗肿瘤细胞的多靶点效应是什么 ……………（70）

42. 肿瘤标志物谱对常见肿瘤的筛查意义是什么 ………（73）

43. 探索中医中药预防性治疗可疑癌症的新思路是什么 …（74）

44. 对癌症的病因研究进展如何 ……………………………（79）

45. 中医对癌症辨证论治和辨病治疗的内容是什么 ……（81）

46. 中医治疗癌症的治则及治法是什么 …………………（86）

47. 中医对常见癌症怎样辨病选药 …………………………（94）

48. 怎样选用传统的抗癌中成药 ……………………………（96）

49. 怎样选用现代抗癌中药制剂 ……………………………（102）

50. 治疗癌症有哪些中医外治法 …………………… (120)

51. 微量元素与癌症的关系是怎样的 ……………… (122)

52. 蛇毒治疗癌症的临床研究如何 ………………… (127)

53. 绞股蓝治疗癌症的临床实践如何 ……………… (131)

54. 怎样诊治脑瘤及脑转移癌 ……………………… (134)

55. 怎样诊治鼻咽癌 ………………………………… (142)

56. 怎样诊治唇癌及口腔癌 ………………………… (148)

57. 怎样诊治舌癌 …………………………………… (155)

58. 怎样诊治喉癌 …………………………………… (160)

59. 怎样诊治甲状腺癌 ……………………………… (167)

60. 怎样诊治肺癌 …………………………………… (173)

61. 怎样诊治纵隔肿瘤 ……………………………… (180)

62. 怎样诊治乳腺癌 ………………………………… (186)

63. 怎样诊治食管癌 ………………………………… (192)

64. 怎样诊治胃癌 …………………………………… (197)

65. 怎样诊治大肠癌 ………………………………… (204)

66. 怎样诊治原发性肝癌 …………………………… (211)

67. 怎样诊治胆囊癌 ………………………………… (221)

68. 怎样诊治胰腺癌 ………………………………… (226)

69. 怎样诊治肾癌 …………………………………… (233)

70. 怎样诊治膀胱癌 ………………………………… (238)

71. 怎样诊治前列腺癌 ……………………………… (244)

72. 怎样诊治阴茎癌 ………………………………… (251)

73. 怎样诊治睾丸肿瘤 ……………………………… (259)

74. 怎样诊治卵巢癌 ………………………………… (266)

75. 怎样诊治恶性滋养细胞肿瘤 …………………… (274)

76. 怎样诊治子宫体癌 ……………………………… (279)

77. 怎样诊治宫颈癌 ………………………………… (285)

78. 怎样诊治外阴癌及阴道癌 ……………………………（290）

79. 怎样诊治骨巨细胞瘤 ……………………………………（296）

80. 怎样诊治骨肉瘤 …………………………………………（301）

81. 怎样诊治多发性骨髓瘤 …………………………………（305）

82. 怎样诊治软组织恶性肿瘤 ………………………………（309）

83. 怎样诊治急性白血病 ……………………………………（316）

84. 怎样诊治慢性粒细胞白血病 ……………………………（323）

85. 怎样诊治恶性淋巴瘤 ……………………………………（328）

86. 怎样诊治皮肤癌 …………………………………………（333）

87. 怎样诊治恶性黑色素瘤 …………………………………（337）

88. 恶性肿瘤 TNM 分类法是怎么一回事 …………………（344）

89. 警惕 15 项与癌症相关的症状是什么 …………………（345）

90. 如何选择肿瘤最佳治疗方法 ……………………………（345）

91. 对抗肿瘤化疗究竟起多大作用 …………………………（349）

92. 什么是放疗 ………………………………………………（351）

93. 肿瘤放疗的适应证和禁忌证有哪些 ……………………（351）

94. 肿瘤治疗怎样把握度 ……………………………………（353）

95. 缓解癌症疼痛中医药有哪些优势 ………………………（353）

96. 防癌要点 15 条是什么 …………………………………（354）

97. 肿瘤综合治疗之"中西合璧" …………………………（355）

1. 什么叫肿瘤标志物

肿瘤标志物（TM）由肿瘤组织自身产生，可反映肿瘤存在和生长的一类生化物质。它们或不存在于正常成人组织而仅见于胚胎组织，或在肿瘤组织中的含量大大超过在正常组织中的含量，它们的存在或量变可以提示肿瘤的性质，借以了解肿瘤的组织发生、细胞分化、细胞功能，以帮助肿瘤的诊断、分类、预后判断及指导治疗。肿瘤标志物主要有胚胎抗原、糖类抗原、天然自身抗原、细胞角蛋白、肿瘤相关的酶、激素及某些癌基因等。

2. 肿瘤标志物的发展历史是怎样的

世界上首先报道肿瘤标志物的是 1846 年由本-周氏（Bence-Jones）发现，在尿中有一种随温度变化而改变成凝溶状态的蛋白质，后经证实这是患有多发性骨髓瘤患者的浆细胞所产生，由尿液排泄的蛋白质，并被命名为 B-J 蛋白。100 多年后，人们对这种蛋白质又有了新的认识，其本质是免疫球蛋白的轻链部分，除了在尿液，也可在血清中利用电泳技术将其检测。现已分别检测出多发性骨髓瘤患者浆细胞所分泌的全部的"单克隆系"免疫球蛋白。B-J 蛋白的发现，开创了肿瘤标志物的新时期，故常将这一年代称为肿瘤标志物的开创期，或称肿瘤标志物的第一阶段。

第二阶段从 1928—1963 年，在这段时间发现了与肿瘤相关的标志物，包括激素、同工酶、蛋白质。但是这些标志物的应用，特别是在肿瘤所表达的这些物质的理化特性，经过相当的一段时间后，才被人们逐渐认识。尤其是在 1963—1969 年，即第三阶段中发现并证实，在肿瘤所产生的蛋白质物质中，某些胎儿期蛋白在肿瘤状态时重新出现，从而认为对这种胎儿蛋白的检测，十分有利于对肿瘤的诊断。第四阶段是 1975 年起，发现了单克隆抗体，并在肿瘤细胞系中获得了肿瘤抗原和成功地使用癌胚胎抗原，如 CA125、

CA153、CA549 等。近年来，随着分子遗传学的理论和技术的发展，分子探针的使用，单克隆抗体的筛选成功，基因的定位，包括肿瘤基因和抑癌基因的测定，使肿瘤标志物的检测内容更广，技术更先进。

3. 肿瘤标志物有哪几种，其应用范围是怎样的

肿瘤标志物经过 100 多年的发展历史，尽管至今为止，具有明确诊断作用的标志物不是很多，但有不少标志物经过临床实践已被大家熟悉和应用。肿瘤标志物用于临床诊断的有许多种，可分为癌胚类抗原、糖蛋白类抗原、酶类、激素类、癌基因类和与肿瘤相关的病毒等。

(1)癌胚胎类抗原标志物：在人类发育过程中，许多原本只在胎盘期才具有蛋白类物质，应随胎儿的出生而逐渐停止合成和分泌，但因某种因素的影响，特别是在肿瘤状态时，会使得机体一些"关闭"的基因激活，出现了返祖现象，而重新开启并重新生成和分泌这些胚胎、胎儿期的蛋白。这类蛋白虽然与肿瘤组织不一定都具有特定的相关性，但与肿瘤的发生存在着内在的联系，故被作为一种较为常见的肿瘤标志物。

①癌胚抗原(CEA)。CEA 是一种酸性糖蛋白，胚胎期在小肠、肝脏、胰腺合成，成人血清含量极低(<5μg/L)，吸烟者可升高至 15~20μg/L，少数可达 20~40μg/L。CEA 开始被认为是结肠癌的标志物(60%~90%患者升高)，但以后发现胰腺癌(80%)、胃癌(60%)、肺癌(75%)和乳腺癌(60%)也有较高表达。某些肺癌患者也可轻度升高。CEA 是 1965 年 Gold 等首先从胎儿及结肠癌组织中发现的，是一种分子量为 22ku 的多糖蛋白复合物，45%为蛋白质，CEA 的编码基因位于 19 号染色体。一般情况下，CEA 是由胎儿胃肠道上皮组织、胰和肝的细胞所合成，通常在妊娠前 6 个月内 CEA 含量增高，出生后血清中含量已很低下，健康

成年人血清中 CEA＜2.5μg/L。

CEA 属于非器官特异性肿瘤相关抗原，分泌 CEA 的肿瘤大多位于空腔脏器，如胃肠道、呼吸道、泌尿道等。正常情况下，CEA 经胃肠道代谢，而在肿瘤状态时的 CEA 则进入血和淋巴循环，引起血清 CEA 异常增高，使上述各种肿瘤患者的血清 CEA 均有增高。在临床上，当 CEA＞60μg/L 时，可见于结肠癌、直肠癌、胃癌和肺癌。CEA 值升高，表明有病变残存或进展。如肺癌、乳腺癌、膀胱癌和卵巢癌患者血清 CEA 含量会明显升高，大多显示为肿瘤浸润，其中约 70％ 为转移性癌。一般来说，手术切除后 6周，CEA 水平恢复正常，否则提示有残存肿瘤，若 CEA 浓度持续不断升高，或其数值超过正常 5～6 倍者均提示预后不良。连续随访定量检测血清 CEA 含量，对肿瘤病情判断更具有意义。

曾报道在胃肠道恶性肿瘤患者体内存在着 CEA 的异质体，经等电聚焦电泳检测可显示 8～12 个 CEA 峰，已知其中 3 个峰为癌特异峰，称 CEA-S，其余可能属于正常的结肠交叉反应抗原簇或致癌过程中的其他过量产物。除血液之外，其他生物液体，如胰液和胆汁内 CEA 定量可用于诊断胰腺癌或胆管癌；浆液性渗出液的 CEA 定量可作为细胞学检查的辅助手段；尿液 CEA 定量可作为判断膀胱癌预后的参考。血清 CEA 定量结合甲状腺降钙素测定，有助于甲状腺髓样癌的诊断和复发的估计。

②甲胎蛋白（AFP）。AFP 在胚胎期是功能蛋白，由卵黄囊、胚胎肝产生，脐带血含量为 1 000～5 000μg/L，出生后 1 年内降至成人水平（＜20μg/L）。约 70％ 以上原发性肝细胞癌患者 AFP 在400μg/L 以上，多逐渐升高，但亦有低于 400μg/L，甚至在正常水平的患者。妊娠、活动后肝病、生殖腺胚胎源性肿瘤等也可升高。AFP 是 1956 年由 Bergstrandh 等在人胎儿血清中发现的一种专一性的甲种球蛋白。1963 年 Abelev 首先发现 AFP 主要是由胎盘层，其次是卵黄囊合成，胃肠道黏膜和肾脏合成较少。1964 年，

Tatarinov发现肝细胞癌患者血清中检测到AFP。AFP是一种在电场中泳动于α-球蛋白区的单一多聚体肽链的糖蛋白,其分子量平均为70ku,含糖4%,AFP的编码基因位于4号染色体4q11~12,与人血白蛋白、维生素D结合蛋白同属一大家族。近年来,已发现了AFP的异质体。妊娠妇女的血和尿中的AFP含量会持续增高,从妊娠6周开始合成,至12~15周达高峰。胎儿血浆中的AFP值可达到3mg/ml,随后即逐渐降低,出生后,AFP合成很快受抑制,其含量降至$50\mu g/L$,周岁末婴儿的浓度接近成人水平,一般健康成人血浆AFP$<25\mu g/L$。

AFP是原发性肝癌的最灵敏、最特异的肿瘤标志物,测定结果血清AFP$>500\mu g/L$以上,或含量有不断增高者,更应高度警惕。肝癌患者血清AFP含量变化的速率和程度与肿瘤组织分化程度高低有一定相关性,分化程度较高的肿瘤AFP$>200\mu g/L$。检测AFP的免疫学方法主要有免疫扩散电泳(火箭电泳)、γ射线计数^{125}I标记检测法和定性、定量酶免疫方法。用不同的植物凝集素可以检测和鉴别不同组织来源的AFP的异质体。如用小扁豆凝集素(LCA)亲和交叉免疫电泳自显影法,可以检测LCA结合型AFP异质体。血清AFP含量的检测对其他肿瘤的监测亦有重要临床价值。如睾丸癌、畸胎瘤、胃癌、胰腺癌等患者血清AFP含量可以升高。某些非恶性肝脏病变,如病毒性肝炎、肝硬化,AFP水平亦可升高,故必须通过动态观察AFP含量和丙氨酸氨基转移酶(ALT)活性的变化予以鉴别诊断。

③胰胚胎抗原(POA)。POA是1974年Banwo等自胎儿胰腺抽提出的抗原,1979年被国际癌症生物学和医学会正式命名。POA是一种糖蛋白,分子量为40ku,在血清中以分子量900ku复合形式存在,但可降解为40ku。正常人群血清中的POA(RIA法测定)$<7ku/L$。胰腺癌的POA的阳性率为95%,其血清POA>20ku/L,当肝癌、大肠癌、胃癌等恶性肿瘤时也会使POA升高,但阳

性率较低。

（2）糖蛋白类抗原标志物：肿瘤标志物相关物质是指由肿瘤细胞表面的抗原物质或者是肿瘤细胞所分泌的物质，这类物质又是单克隆抗体，故又称为糖类抗原（CA），或称癌抗原。这类标志物出现为临床肿瘤的诊断带来方便，糖类抗原标志物的产生又可分为两大类：高分子黏蛋白类抗原和血型类抗原。这类抗原标志物的命名是没有规律的，有些是肿瘤细胞株的编号，有些是抗体的物质编号，常用检测方法是单克隆抗体法，有的还同时用两种不同位点的单抗做成双位点固相酶免疫法，这些比一般化学法测定的特异性有很大的提高。而对一些糖类抗原的异质体，则通常用不同的植物凝集素来进行分离检测。

①CA125。最初认为是卵巢癌特异的标志物，但深入研究后发现，它也是一种广谱的标志物。正常值以 35U/ml 为界，卵巢癌 80%、胰腺癌 58%、肺癌 32%，其他如乳腺癌、肝癌等，也可有不同程度的升高。子宫内膜炎、急性胰腺炎、腹膜炎、肝炎、肝硬化腹水、结核等良性疾病也可升高。1983 年由 Bast 等从上皮性卵巢癌抗原检测出可被单克隆抗体 AC125 结合的一种糖蛋白，分子量为 200ku，加热至 100℃时 CA125 的活性破坏，正常人血清 CA125 中的（RIA 法）阳性临界值为 35ku/L。CA125 是上皮性卵巢癌和子宫内膜癌的标志物，浆液性子宫内膜样癌、透明细胞癌、输卵管癌及未分化卵巢癌患者的 CA125 含量可明显升高。当卵巢癌复发时，在临床确诊前几个月便可呈现 CA125 增高，尤其卵巢癌转移患者的血清 CA125 更明显高于正常参考值。CA125 测定和盆腔检查的结合可提高试验的特异性。动态观察血清 CA125 浓度有助于卵巢癌的预后评价和治疗控制，经治疗后，CA125 含量可明显下降，若不能恢复至正常范围，应考虑有残存肿瘤的可能。95% 的残存肿瘤患者的血清 CA125＞35ku/L。然而，CA125 血清浓度轻微上升还见于 1% 的健康妇女，3%～6% 的良性卵巢疾

病或非肿瘤患者,包括孕期起始3个月、行经期、子宫内膜异位、子宫纤维变性、急性输卵管炎、肝病、胸腹膜和心包感染等。

②CA15-3。是乳腺细胞上皮表面糖蛋白的变异体,为乳腺癌标志物,正常<30U/ml。乳腺癌晚期明显升高。该标志物也是广谱的,其他肿瘤如肝癌、肺癌、卵巢癌、胃癌、肠癌、胰腺癌等也可见升高。CA15-3是1984年Hilkens等从人乳脂肪球膜上糖蛋白MAM-6制成的小鼠单克隆抗体(115-DB);1984年Kufu等自肝转移乳腺癌细胞膜制成单克隆抗体(DF-3),故被命名为CA15-3。CA15-3分子量为400ku,分子结构尚未清楚。正常健康者血清CA15-3(RIA法)<28ku/L。30%~50%是乳腺癌患者的CA15-3明显升高,它也是监测乳腺癌患者术后复发的最佳指标,当CA15-3>100ku/L时,可认为有转移性病变,其含量的变化与治疗结果密切相关。肺癌、胃肠癌、卵巢癌及宫颈癌患者的血清CA15-3也可升高,应予以鉴别,特别要排除部分妊娠引起的含量升高。

③CA19-9。是一种类黏蛋白的糖蛋白成分,与Lewis血型成分有关。血清内正常值<37U/ml(>95%),是较可靠的胰腺癌标志物,79%的胰腺癌有CA19-9升高。但异常升高也可见于其他肿瘤,如胆管癌(67%)、胆囊癌、胃癌(62%),部分结肠癌、肝癌、肺癌、乳腺癌等也有升高,少部分良性病变及正常人也可升高。CA19-9是1979年Koprowski等用结肠癌细胞免疫小鼠,并与骨髓瘤杂交所得116NS19-9单克隆抗体,它是一种分子量为5 000ku的低聚糖类肿瘤相关糖类抗原,其结构为Lea血型抗原物质与唾液酸Lexa的结合物。正常人群的CA19-9血清含量(RIA法)为2~16ku/L。CA19-9是胰腺癌和结肠癌、直肠癌的标志物。血清CA19-9阳性的临界值为37ku/L。当CA19-9<1 000ku/L时,有一定的手术意义,肿瘤切除后CA19-9浓度会下降,如再上升,则可表示复发。结肠癌、直肠癌、胆囊癌、胆管癌、肝癌和胃癌的阳性

率也会很高,若同时检测 CEA 和 AFP 可进一步提高阳性检测率。良性疾病如胰腺炎和黄疸时,CA19-9 浓度也可增高,但往往呈"一过性",而且 CA19-9<120ku/L,必须加以鉴别。

④CA50。是 1983 年 Lindholm 等从抗人结肠癌、直肠癌 Colo-205 细胞株的一系列单克隆抗体中筛选出的一株对结肠癌、直肠癌有强烈反应,但不与骨髓瘤细胞及血淋巴细胞反应的单克隆抗体,所能识别的抗原称 CA50。CA50 存在于细胞膜内,其抗原决定簇为唾液酸 Lea 血型物质与唾液酸-N-四氧神经酰胺。在正常人群,血清 CA50(RIA 法)<20ku/L。一般认为,CA50 是胰腺癌、结肠癌、直肠癌的标志物,因 CA50 广泛存在于胰腺、胆囊、肝、胃、结肠、直肠、膀胱、子宫,当细胞恶变时,由于糖基转化酶的失活或胚胎期才能活跃的某些转化酶被激活,造成细胞表面糖类结构性质改变而形成 CA50,因此它又是一种普遍的肿瘤标志相关抗原,而不是特指某个器官的肿瘤标志物。所以,在多种恶性肿瘤中可检出不同的阳性率。1983 年,建立了放射免疫分析法(RIA),1987年应用 CA50 单抗,在国内建立了免疫放射分析法(IRMA)用于肿瘤的早期诊断,胰腺癌、胆囊癌的阳性检测率达 90%,对肝癌、胃癌、结肠癌、直肠癌及卵巢肿瘤诊断亦有较高价值。在胰腺炎、结肠炎和肺炎发病时,CA50 也会升高,但随炎症消除而下降。

⑤CA72-4。是一种高分子量糖蛋白,正常人血清中含量<6U/ml,异常升高见于各种消化道肿瘤、卵巢癌。对于胃癌的检测特异性较高,>6U/ml 为临界值。良性胃病升高仅<1%,而胃癌升高者比例可达 42.6%,如与 CA19-9 同时检测,阳性率可达 56%。

⑥CA242。是一种黏蛋白型糖抗原,可作为胰腺癌和结肠癌较好的肿瘤标志物,其灵敏度与 CA19-9 相仿,但特异性、诊断率则优于 CA19-9。

(3)鳞状细胞癌抗原(SCC):是由宫颈癌细胞中提纯的、目前诊断宫颈癌最为有用的肿瘤标志物。最初是 1977 年从宫颈鳞癌组织中分离获得,就生物活性而言属于丝氨酸蛋白酶抑制剂家族,其血清浓度水平的检测已经广泛用于多种鳞癌的诊断和治疗。一般正常人血清 SCC$<2\mu g/L$。异常升高可见于宫颈鳞癌,21%宫颈腺癌也有升高。肺鳞癌也有较高的阳性率。食管鳞状上皮癌、口腔鳞状上皮癌皆有较高的阳性率,因此 SCC 是鳞状上皮癌的重要标志物。

(4)组织多肽抗原(TPA):是一种非特异性肿瘤标志物,早在1957 年就在恶性肿瘤组织中被发现。目前认为,TPA 属于细胞骨架蛋白类,与细胞内的中间丝状体、细胞分裂素具有同源性。TPA 被细胞角蛋白 8、18 和 19 的抗体所识别。

①细胞角蛋白 19(CYFRA21-1):细胞角蛋白是细胞体的中间丝,根据其分子量和等电点不同可分为 20 种不同类型,其中CYFRA21-1 在肺癌诊断中有很大价值,在肺癌的血清浓度阈值为 $2.2\mu g/L$,其敏感性、特异性及准确性分别为 57.7%、91.9%和64.9%。从组织学角度看,鳞癌的敏感性(76.5%)较腺癌(47.8%)为高,也高于 SCC 对两者的诊断率。

②前列腺特异性抗原(PSA):PSA 是目前诊断前列腺癌最敏感的指标,可用于前列腺癌的诊断、监测疗效及预测复发。PSA是由前列腺上皮细胞产生的一种大分子糖蛋白,它具有极高的组织器官特异性。正常人体血清内 PSA $<4\mu g/L$,但有随年龄增长而增高的趋势。<50 岁者一般低于 $4.0\mu g/L$,$50\sim55$ 岁为$4.4\mu g/L$,$60\sim69$ 岁为 $6.8\mu g/L$,>70 岁可达 $7.7\mu g/L$,异常升高预示有患前列腺癌的可能。以$>4\mu g/L$ 为临界值,早期前列腺癌$63\%\sim70\%$阳性,总阳性率可达 $69\%\sim92.5\%$。1971 年,Hara 等首先发现 PSA 是由前列腺上皮细胞合成分泌至精液中,是精浆的主要成分之一。1979 年,由 Wang 等从前列腺肥大症患者的前列腺组织中分离出来的丝氨酸蛋白酶,分子量为 34ku,编码基因定位于 19q13,PSA 仅存在于前列腺上皮细胞的胞质、导管上皮和黏

液内,具有糜蛋白酶样和胰蛋白酶的活性,在正常男性(RIA 法、EIA 法)PSA<2.5μg/L。

PSA 是前列腺癌的特异性标志物,也是目前少数器官特异性肿瘤标志物之一。前列腺癌是男性泌尿系统的主要囊性肿瘤,血清 PSA 定量的阳性临界值>10μg/L,前列腺癌的诊断特异性达 90%～97%。血清 PSA 除了作为检测和早期发现前列腺癌,还可用于治疗后的监控,90%术后患者的血清 PSA 值可降至不能检出的痕量水平,若术后血清 PSA 值升高,提示有残存肿瘤。放疗后疗效显著者,50%以上患者在 2 个月内血清 PSA 降至正常。

(5)酶类标志物:酶及同工酶是最早出现和使用的肿瘤标志物之一,在肿瘤状态时,机体的酶活力就会发生较大变化,这是因为:一是肿瘤细胞或组织本身诱导其他细胞和组织产生异常含量的酶;二是肿瘤细胞的代谢旺盛,细胞通透性增加,使得肿瘤细胞内的酶进入血液,或因肿瘤使得某些器官功能不良,导致各种酶的灭活和排泄障碍;三是肿瘤组织压迫某些空腔而使某些通过这些空腔排出的酶反流回血液。在肿瘤标志酶中根据来源可将其分为两类:组织特异性酶,因组织损伤或变化而使储存在细胞中的酶释放,如前列腺特异性抗原等;非组织特异性酶,主要是肿瘤细胞代谢加强,特别是无氧酵解增强,大量酶释放到血液中,如己糖激酶等。

在酶标志物分析中,同工酶的分辨和检出是提高标志物临床应用的重要环节,从目前所知的肿瘤标志同工酶可分为三大类型:一是异位型同工酶,指某种瘤组织改变了自己的分泌特性,而去分泌表达了其他成年组织的同工酶的类型;二是胚胎型同工酶,某些组织在肿瘤状态时,使酶的同工酶谱退化到胚胎时未分化状态,而分泌出大量的胚胎期的同工酶,这种变化往往与肿瘤的恶性程度成正比;三是胎盘型同工酶,有些肿瘤组织会分泌出某些原属胎盘阶段的同工酶谱;从目前的资料分析,这类胎盘型同工酶已达 20

余种,酶的活性变化常常与组织器官的损伤有密切关系。在机体中,能造成酶活性变化的因素太复杂,从而使在诊断肿瘤时特异性受到很大影响。

①α-L-岩藻糖苷酶(AFU)。1980 年,由 Deugnier 等首先在 3 例原发性肝癌患者血清中发现 AFU 活性升高。AFU 是存在于血清中的一种溶酶体酸性水解酶,分子量为 230ku,单个亚基分子量 50ku。AFU 正常参考值(化学法)为(324±90)μmol/L。AFU是原发性肝癌的一种新的诊断标志物,广泛分布于人体组织细胞、血液和体液中,参与体内糖蛋白、糖脂和寡糖的代谢。原发性肝癌患者血清 AFU 活力显著高于其他各类疾病(包括良性、恶性肿瘤)。虽然 AFU 升高的机制不甚明了,但可能有以下几种:肝细胞和肿瘤细胞的坏死使溶酶体大量释放入血;正常肝细胞的变性坏死可使摄取和清除糖苷酶的功能下降;肿瘤细胞合成糖苷酶的功能亢进;肿瘤细胞可能分泌某种抑制因子,抑制肝细胞对糖苷酶的清除能力或释放某些刺激因子,促进肝细胞或肿瘤细胞本身合成糖苷酶。总之,血清 AFU 活性升高可能是由多种因素综合作用的结果,是对原发性肝细胞性癌检测的又一敏感的、特异的新标志物。

血清 AFU 活性动态曲线对判断肝癌治疗效果、估计预后和预报复发有着极其重要的意义,甚至优于 AFP。但是,值得提出的是,血清 AFU 活力测定在某些转移性肝癌、肺癌、乳腺癌、卵巢或子宫癌之间有一些重叠,甚至在某些非肿瘤性疾病如肝硬化、慢性肝炎和消化道出血等也有轻度升高,在使用 AFU 时应与 AFP同时测定,可提高原发性肝癌的诊断率,有较好的互补作用。目前,发现 AFU 在用琼脂糖凝胶等电聚焦电泳分析时存在 8 种不同等电点的同工酶,其范围为 3.5～6.5。正常人的 AFU 同工酶有两种类型:低峰值型和Ⅳ主峰型。乙型肝炎患者出现 3 种 AFU同工酶谱:Ⅷ主峰型、Ⅳ、Ⅷ双峰型和Ⅳ主峰,Ⅴ次峰型。原发性肝癌患者血清 AFU 同工酶变化复杂,有 5 种类型:低峰值型、Ⅳ、Ⅴ双峰型,Ⅲ、Ⅳ双峰型,Ⅴ型和Ⅵ型。根据各自的峰型特点,AFU同工酶对正常人、肝炎和原发性肝癌患者的鉴别诊断具有一定的临床应用价值。

②神经元特异性烯醇化酶(NSE)。烯醇化酶是催化糖原酵解途径中甘油分解的最后的酶。由 3 个独立的基因片段编码 3 种免疫学性质不同的亚基 α、β、γ,组成 5 种形式的同工酶 αα、ββ、γγ、αγ、βγ。二聚体是该酶分子的活性形式,γ 亚基同工酶存在于神经元和神经内分泌组织,称为 NSE。α 亚基同工酶定位于胶质细胞,称为非神经元特异性烯醇化酶(NNE)。NSE 和 NNE 的分子量分别为 78ku 和 87ku,正常参考范围为 $0.6\sim5.4\mu g/L$。

NSE 是神经母细胞瘤和小细胞肺癌(SCLC)的标记物。神经母细胞瘤是常见的儿童肿瘤,占 $1\sim14$ 岁儿童肿瘤的 8%~10%。NSE 作为神经母细胞瘤的标志物,对该病的早期诊断具有较高的临床应用价值。神经母细胞瘤患儿的尿中 NSE 水平也有一定升高,治疗后血清 NSE 水平降至正常。血清 NSE 水平的测定对于监测疗效和预报复发均具有重要参考价值,比测定尿液中儿茶酚胺的代谢物更有意义。SCLC 是一种恶性程度高的神经内分泌系统肿瘤,占肺癌的 25%~30%,它可表现神经内分泌细胞的特性,有过量的 NSE 表达,比其他肺癌和正常对照高 $5\sim10$ 倍以上。SCLC 患者血清 NSE 检出的阳性率可高达 65%~100%,目前已公认 NSE 可作为 SCLC 高特异性、高灵敏性的肿瘤标志物。据报道,NSE 水平与 SCLC 转移程度相关,但与转移的部位无关,NSE 水平与其对治疗的反应性之间也有一个良好的相关性。

(6)激素类标志物:激素是一类由特异的内分泌腺体或散在体内的分泌细胞所产生的生物活性物质,当这类具有分泌激素功能的细胞癌变时,就会使所分泌的激素量发生异常,通常称这类激素为正位激素异常。而异位激素则是指在正常情况下不能生成激素的那些细胞,转化为肿瘤细胞后所产生的激素,或者是那些能产出激素的细胞癌变后,分泌出的是其他激素细胞所产生的激素。衡量异位激素的条件是:有非内分泌腺细胞合成的激素;某种内分泌细胞却分泌其他分泌腺细胞的激素;肿瘤患者同时伴有分泌异常综合征;这类肿瘤细胞在体外培养时也能产生激素;肿瘤切除或经治疗肿瘤消退时,此种激素含量下降,内分泌综合征的症状改善。

一般来讲,异位激素的化学本质与正位激素相似,不同类型的恶性肿瘤可分泌不同种类的异生性激素或分泌出同一种的激素,而同一种肿瘤细胞可分泌一种或多种不同的异生性激素。这给检查带来了难度,常见的可分泌异生性激素的恶性肿瘤是肺未分化小细胞癌、神经外胚层肿瘤及类癌等。根据肿瘤状态、机体内的激素含量的变化,观察这些激素动态变化,无疑会给临床诊断带来标志性的依据。

①降钙素(CT)。是由甲状腺滤泡细胞 C 细胞合成、分泌的一种单链多肽激素,故又称甲状腺降钙素,是由 32 个氨基酸组成,分子量为 3.5ku。CT 的前体物是一个由 136 个氨基酸残基组成大分子无活性激素原,分子量为 15ku,可迅速水解成有活性的 CT,人类 CT 的半衰期只有 4～12min,正常情况下它的靶器官是骨、肾和小肠,主要作用是抑制破骨细胞的生长,促进骨盐沉积,增加尿磷,降低血钙和血磷。放射免疫测定(RIA)为常用方法,正常参考值<100ng/L。

目前,甲状腺髓样癌患者的 CT 一定会升高,因为 CT 的半衰期较短,所以 CT 可作为观察临床疗效的标志物。肺癌、乳腺癌、胃肠道癌及嗜铬细胞瘤患者可因高血钙或异位分泌而使血清 CT 增加。另外,肝癌和肝硬化患者也偶可出现血清 CT 增高。

②人绒毛膜促性腺激素(HCG)。是一种存在于胎盘中的糖蛋白激素,分子量为 45 000,当怀孕时血与尿中水平上升,正常血中只含微量。以特殊的免疫试验可测定 HCG 的 β 亚单位。由于

60％以上的非精原细胞瘤患者体内 HCG 上升,所以 β-HCG 的测定可监视非精原细胞瘤的治疗反应及复发状况,甚至有些肿瘤复发可在临床体征出现前几周或几个月通过测定 HCG 查出。对于妇科恶性肿瘤,除了测定完整的 HCG、游离的 β 亚单位外,还可测定尿与血中的促性腺激素的片段,称之为 β 核心。联合测定尿中 β 核心与血中 CA125,可对临床卵巢癌的诊断提供有意义的信息。

HCG 是由胎盘滋养层细胞所分泌的一类糖蛋白类激素,在正常妊娠妇女血中可以测出 HCG。HCG 有 α 和 β 两个亚基,α-亚基的分子量约为 13ku,α-亚基的生物特性与卵泡刺激素(FSH)和黄体生成激素(LH)的 α-亚基相同。β-亚基的分子量约为 15ku,β-亚基为特异性链,可被单克隆抗体检测,也是一个较好的标志物。在每个亚基上有两条 N-糖链,其中 3/4 是复杂型双天线,1/4 是以单天线的形式出现。由此决定了各类 HCG 激素的生物特性。通常情况下,尿中的 HCG 的总量(ELISA 法)$<30\mu g/L$,血清 HCG $<10\mu g/L$,β-HCG$<3.0\mu g/L$。当胎盘绒毛膜细胞恶变为恶性葡萄胎后,HCG 会明显增高,这时 HCG 糖链结构有部分转为三天线和四天线的结构。当发生绒毛膜上皮癌后,除有三、四天线外,还出现更为异常的偏二天线的糖链结构,而且这些异常糖链结构具有与曼陀罗凝集素(DSA)特异的亲和力。正常情况下,结合率为 42.3％~72.4％,绒毛膜上皮癌的结合率为 53.5％~87.1％。HCG 还会在乳腺癌、睾丸癌、卵巢癌增高。当子宫内膜异位症、卵巢囊肿等非肿瘤状态时,HCG 也会增高。

(7)儿茶酚胺类及其衍生物:儿茶酚胺类激素是以其结构中均含儿茶酚又属于胺类而得名。正常情况下,它是由肾上腺髓质中的一些交感神经节纤维末梢终止髓质细胞(又称嗜铬细胞)产生和分泌的,包括肾上腺素(E)、去甲肾上腺素(NE)和多巴胺(DA)等,它们既是激素,又是神经递质。

①变肾上腺素(MN)。是儿茶酚胺的甲氧化代谢产物,由于

甲基化是在肝脏内微粒体中进行，而儿茶酚胺的形成都是在肾上腺髓质的嗜铬细胞及交感神经末梢处形成，所以从检测尿中的MN浓度可间接地了解儿茶酚胺的分泌。目前，使用高效液相色谱（HPLC）的紫外检测仍是最为有效的方法之一，正常值为$0.30\sim1.50\mu mol/24h$尿。MN浓度增高是分泌型嗜铬细胞瘤的主要标志物，它比儿茶酚胺和垂草扁桃酸更稳定。

②垂草扁桃酸（VMA）。VMA是肾上腺素和去甲肾上腺素在单胺氧化酶（MAO）和儿茶酚胺-O-甲基转移酶（COMT）的作用下，甲基化和脱氨基而产生的降解产物。VMA主要是从尿中排出。HPLC电化学检测是常用的方法，正常参考值随年龄增长而增加，成人为$5.0\sim35.0\mu mol/24h$尿。能合成儿茶酚胺类的肾上腺髓质的嗜铬细胞及交感神经细胞末梢，均源于胚胎期神经嵴，这两种组织含有相同的酶。一旦这类组织增殖，则尿中VMA就会增高，所以它常被认为是神经母细胞瘤、神经节瘤和嗜铬细胞瘤的标志物。约有70%神经母细胞瘤的患者均有VMA增高，在Ⅳ期神经瘤患者VMA/HVA的比值可作为预后评价指标，在神经母细胞瘤患儿中，VMA也是一项重要指标。VMA又可作为嗜铬细胞瘤的诊断首选标志物，但有时增高程度不稳定，宜同时测定尿中儿茶酚胺和变肾上腺素。

③高香草酸（HVA）。是多巴胺的主要代谢产物，儿茶酚在肝脏内经羧化和氨基氧化而成。常采用HPLC电化学检测方法，正常参考值与VMA相似，也随年龄增长而增加，成人为$15\sim40\mu mol/24h$尿。尿中HVA增加与多巴合成量有关。在神经母细胞瘤、儿童交感神经肿瘤时，常选用HVA作为诊断和随访的一种主要的标志物。

(8)其他蛋白质类标志物：蛋白质肿瘤标志物是最早发现的标志物，在现有的标志物中，如β_2-微球蛋白、免疫球蛋白。一般来说，这类标志物特异性稍差，但检测方法相对比较容易，常作为常规检测项目。

①β_2-微球蛋白（β_2MG）。表达在大多数有核细胞表面，是人类白细胞抗原（HLA）-A、HLA-B 和 HLA-C 抗原的一分子，量仅为 1.2ku。临床上多用于证实淋巴增殖性疾病，如白血病、淋巴瘤及多发性骨髓瘤。其水平与肿瘤细胞数量、生长速率、预后及疾病活动性有关。β_2MG 由 Berggard 等于 1996 年从肾脏患者尿中分离出的一种蛋白质，由于它的分子量仅为 1.2ku，电泳时显于 β_2MG 区带，故被命名为 β_2-微球蛋白。β_2MG 是人体有核细胞产生的一种由 100 个氨基酸残基组成的单链多肽低分子蛋白。β_2MG 血中含量（RIA、EIA 法）正常参考范围为（3.1±0.96）mg/L，尿 β_2MG 为（0.31±0.34）mg/L；脑脊液 β_2MG 为（1.27±0.11）mg/L。

β_2MG 是恶性肿瘤的辅助标志物，也是一些肿瘤细胞上的肿瘤相关抗原。β_2MG 是 HLA 的轻链部分，链内含有一对二硫键，β_2MG 与 HLA-A、HLA-B、HLA-C 抗原的重链非共价地相结合而存在于细胞膜上。一般认为，除了成熟红细胞和胎盘滋养层细胞外，其他细胞均含有 β_2MG。因此，起源于人体间质细胞上皮和造血系统的正常细胞和恶性细胞均能合成 β_2MG。它可从有核细胞中脱落进入血液循环，使血液中的 β_2MG 升高。血清 β_2MG 不但可以在肾衰竭、多种血液系统疾病及炎症时升高，而且在多种疾病中均可增高，故应排除由于某些炎症性疾病或肾小球滤过功能减低所致的血清 β_2MG 增高。肿瘤患者血清 β_2MG 含量异常增高，在淋巴系统肿瘤如慢性淋巴细胞白血病、淋巴细胞肉瘤、多发性骨髓瘤等中尤为明显，在肺癌、乳腺癌、胃肠道癌及宫颈癌等中也可见增高。由于在肿瘤早期，血清 β_2MG 可明显高于正常值，故有助于鉴别良、恶性口腔肿瘤。脑脊液中 β_2MG 的检测对脑膜白血病的诊断有特别的意义。

②铁蛋白（SF）。是一种铁结合蛋白，存在于各种组织，在病理状态下，释放到血液中，在多种癌症患者血中均有不同程度的阳

性率,肝癌患者的阳性率在 70% 以上,所以可以辅助诊断肝癌。但是,它不是肿瘤特异的标志,在发热、肝炎、肝硬化、阻塞性黄疸、再生障碍性贫血及一些溶血性疾病时都可能升高。铁蛋白是 1884 年 Schmiedeber 所发现的水溶性铁储存蛋白,1937 年被 Laufberger 命名为铁蛋白,1965 年 Richter 等从恶性肿瘤细胞株中分离出铁蛋白,并发现铁蛋白存在于各种组织和体液中。铁蛋白是一种脱铁蛋白组成的具有大分子(450ku)结构的糖蛋白,由 24 个亚单位聚集而成,每个铁蛋白分子可储存 4 500 个铁原子。正常血清中含量(RIA、EIA 法)男性为 20～250μg/L,女性为 10～120μg/L。

铁蛋白具有两个亚基,为肝脏型(L 型)和心脏型(H 型),不同比例的亚基聚合而成纯聚体和杂合体,可得到不同的同工铁蛋白图谱。在肿瘤状态时,酸性同分异构体铁蛋白增高,一般情况下与白血病、肺癌、乳腺癌有关,当患肝癌时,AFP 测定值较低的情况下,可用铁蛋白测定值补充,以提高诊断率。在色素沉着、炎症、肝炎时铁蛋白也会升高。

③本周蛋白(BJP)。早在 1845 年,由一位内科医生兼化学病理学家亨利本周(Henry Bence Jones)首次描述了这种蛋白,它可被氨基水杨酸、三氯醋酸、硝酸和盐酸沉淀,加热到 45℃～60℃时,沉淀又再现,故又名为凝溶蛋白。1963 年,Schwary 等对骨髓瘤球蛋白轻链的胰蛋白酶水解产物和同一患者的 BJP 进行比较,结果表明 BJP 由完整的轻链组成,在大多数病例中,BJP 的沉淀系数为 3.6s,分子量为 45ku,属于游离轻链的双体,当沉淀系数为 1.8s 时,分子量为 22.5ku,多属于单体。

BJP 是多发性骨髓瘤的典型标志物,或称其为"免疫球蛋白轻链"标志物。免疫球蛋白(Ig)的轻链可分为 κ-Ig 和 λ-Ig 两类。然而,一个克隆的浆细胞中能产生两种轻链混存于单一抗体分子中。慢性淋巴瘤、骨肉瘤等均会引起 BJP 阳性,肾病时也会呈阳性。

目前,用于检测 BJP 的方法很多。例如,热沉淀:此种反应易受 pH 值及多种理化因素影响,因此宜用 pH4.9 醋酸缓冲液调到恒定环境;醋酸纤维薄膜电泳:可用清晨第一次尿,浓缩尿液 50 倍左右后,进行醋酸纤维薄膜(CAM)电泳,经丽春红染色,BJP 区带在 α_2 与 γ 区间可被显现;聚丙烯酰胺溶胶电泳:是以聚丙烯酰胺凝胶作为支持物的电泳技术,它是一种不连续的凝胶电泳,故能使蛋白各组分被清楚地分开,BJP 呈现的位置与 CAM 电泳相同;非浓缩尿与银染技术:由 Shate 建立的一种不需浓缩尿的银染技术,提高了尿中 BJP 检测敏感性;固定免疫电泳:它作为一种更为灵敏的筛选 BJP 方法,比一般免疫电泳灵敏度提高近 10 倍。

(9) 组织肿瘤标志物:检测细胞与组织内的肿瘤标志物对于认识肿瘤的类型及形成治疗的生物靶位均有帮助。组织肿瘤标志物可粗略分为以下 4 类:①分化标志。激素受体如雌二醇受体(ER)、孕酮受体(PR)等。②增殖标志。细胞周期相关抗原(Ki67)、增殖细胞核抗原(PCNA)、生长因子及其受体、周期素、周期素依赖的蛋白激酶(CDK)和 CDK 的抑制蛋白(CKI)等。③转移潜在性标志。蛋白酶-尿激酶-血纤维蛋白溶酶原激活剂与组织蛋白酶 D、nm23 基因产物(一种核苷酸二磷酸激酶)及细胞黏附因子等。④癌基因及抗癌基因。癌基因如 myc、H-ras、erbB-2 等,抗癌基因如 p53、bcl-2、视网膜母细胞瘤克隆出的基因(Rb)及结肠癌抑癌基因(DCC)等。虽然,这些组织肿瘤标志将来有希望在肿瘤临床中成为诊断、预后判断及调整治疗的工具,但绝大多数在目前还仅处于研究观察阶段。目前,正式用于临床的只有乳腺激素受体的测定。对决定乳腺癌的治疗方案具有重要意义。20 世纪 80 年代初就有报道:ER^-/PR^- 采用内分泌治疗有效率为 9%,ER^+/PR^- 为 32%,ER^-/PR^+ 为 53%,ER^+/PR^+ 为 71%,因此测定乳腺组织中的 ER 与 PR 对于预示内分泌治疗的效果、决定治疗方案是极其重要的。

4. 怎样联合应用肿瘤标志物诊断疾病

用肿瘤标志物诊断肿瘤,在临床上已应用了很多年,为临床的诊断和疗效观察起了很大的作用,但在应用过程中,确实也存在着特异性不强、阳性率不高等不足之处。为了提高诊断的阳性率,临床上常将几项相关的标志物组成联合标志物组,同时对某一肿瘤进行检测,应用多变量分析的方法,提高临床诊断的准确性。

(1)肺癌的诊断标志物:癌胚抗原(CEA)是最早用于肺癌的诊断,特别对非小细胞肺癌的诊断有一定的意义。目前,临床上常将 CEA 和总唾液酸蛋白(TSA)联合检测,可提高诊断的灵敏度和特异性;或 CEA 与降钙素(CT)及促肾上腺皮质激素(ACTH)联合检测能对治疗的效果提供依据。在肺癌的基因检测中,往往以检测 P53 基因和 RB 基因的表达为主。肺癌的肿瘤标志物的临床应用如能结合细胞学的检查,其价值就更大。NSE 是神经母细胞瘤和小细胞肺癌的标记物;细胞角蛋白 19(CYFRA21-1)是肺鳞状上皮细胞癌和非小细胞肺癌新的标志物,肺鳞状上皮细胞癌患者明显升高,灵敏度为 70%,特异性达 95%,它对非小细胞肺癌的早期诊断、疗效观察和预后判断有重要意义。CYFRA21-1 与CEA 联合应用,诊断非小细胞肺癌准确率已达到 78%。

(2)乳腺癌的诊断标志物:乳腺癌的标志物有不少,最早使用的是 CEA、HCG、铁蛋白等。近年来,癌抗原物质的出现,特别是CA153、CA549 标志物的检查为乳腺癌的诊断带来一种较为可靠的依据。在基因检测方面,主要有 P53、C-erb-2 等。有学者认为,乳腺癌患者的家族中存在着一种易感性的基因,这就是乳腺癌易感基因(BRCA)1 和 BRCA2,对早期诊断和发现乳腺癌有一定的意义。

(3)肝癌的诊断标志物:到目前为止,AFP 仍然是肝癌诊断的最佳标志物,除此之外,还有 γ-谷氨酰转肽酶(γ-GT)、α-L-岩藻糖苷（AFU）、谷氨酰转肽酶（GGT-Ⅱ）、核糖核酸酶（RNAase）同工酶、碱性磷酸酶（AKP）同工酶、醛缩酶同工酶、β_2-微球蛋白（β_2MG）相关抗原等。在肝癌的检测中，以上几项标志物协同使用，能提高诊断阳性率。

（4）胰腺癌的诊断标志物：胰腺癌的早期诊断比较困难，手术切除率低，从目前的胰腺癌的诊断标志物来看，CA19-9是比较好的诊断标志物，其阳性值与肿瘤大小有一定的相关性。CA19-9又可与CA50或与胰腺癌组织抗原一起，作为胰腺癌诊断的联合指标。

（5）卵巢癌的诊断标志物：目前，从卵巢癌诊断的单个标志物来看，特异性不高。如能将几个标志物联合检测可提高诊断的阳性率。目前，可组合的标志物有CEA、HCG、SIEX、CA125、CA19-9等单克隆抗体，在基因检测方面有K-ras癌基因等。

5. 什么是理想的肿瘤标志物

理想的肿瘤标志物的要求：①敏感性高，能早期检测出所有肿瘤患者。②特异性好，鉴别肿瘤和非肿瘤患者应100%准确。③有器官特异性，能对肿瘤定位。④血清中浓度与瘤体大小、临床分期相关，可用以判断预后。⑤半衰期短，能反映肿瘤的动态变化，监测治疗效果、复发和转移。⑥测定方法精密度、准确性高，操作简便，试剂盒价廉。但至今为止，尚无一种理想的肿瘤标志物。由于肿瘤基因的复杂性，没有一种肿瘤是单一类型的，故发现理想的肿瘤标志物就十分困难。

6. 临床上如何选择检验肿瘤标志物

肿瘤标志物（TM）是指在肿瘤的发生和增殖过程中，由肿瘤细胞本身所产生的或者是由机体对肿瘤细胞反应而产生的，反映肿瘤存在和生长的一类物质，包括蛋白质、激素、酶（同工酶）及癌基因产物等。检验患者血液或体液中的肿瘤标志物，可在肿瘤普查中早期发现肿瘤,并观察肿瘤治疗的疗效及判断患者预后。目前,临床上常用的肿瘤标志物有如下几种。

(1)甲胎蛋白(AFP)为原发性肝癌、睾丸癌、卵巢癌等肿瘤标志物。

(2)癌胚抗原(CEA)为消化系统肿瘤、肺癌、乳腺癌等肿瘤标志物。

(3)糖类抗原125(CA125)为卵巢癌等肿瘤标志物。

(4)糖类抗原15-3(CA15-3)为乳腺癌等肿瘤标志物。

(5)糖类抗原19-9(CA19-9)为消化系统肿瘤标志物。

(6)糖类抗原72-4(CA72-4)为胃癌、卵巢癌等肿瘤标志物。

(7)糖类抗原242(CA242)为消化系统肿瘤标志物。

(8)糖类抗原50(CA50)为消化系统肿瘤、乳腺癌、肺癌等肿瘤标志物。

(9)细胞角蛋白19(CYFRA21-1)为非小细胞肺癌的肿瘤标志物。

(10)神经元特异性烯醇化酶(NSE)为小细胞肺癌、神经内分泌肿瘤等肿瘤标志物。

(11)前列腺特异性抗原(PSA)为前列腺癌的肿瘤标志物。

(12)人绒毛膜促性腺激素(HCG)为胚胎细胞癌、滋养层肿瘤(绒癌、葡萄胎)等肿瘤标志物。

(13)甲状腺球蛋白(TG)为甲状腺癌的肿瘤标志物。

(14)铁蛋白(SF)为消化系统肿瘤、肝癌、乳腺癌、肺癌等肿瘤标志物。

(15)β_2-微球蛋白(β_2MG)在慢性淋巴细胞白血病、淋巴瘤、骨髓瘤、肺癌、甲状腺癌、鼻咽癌等肿瘤标志物。

(16)鳞状细胞抗原(SCC)为宫颈癌、肺鳞癌、食管癌等肿瘤标志物。

目前,临床上检测的肿瘤标志物绝大多数不仅存在于恶性肿瘤中,也存在于良性肿瘤、胚胎组织,甚至正常组织中。因此,肿瘤标志物的动态检查和多项联合检查更有价值。

不同的肿瘤会出现一些相对特异的肿瘤标志物,如 CA15-3 常出现在乳腺癌;CEA 常出现在肠癌、胃癌;CA19-9 常出现在肠癌、胰腺癌;CA125 常出现在卵巢癌等。临床医生会根据不同的肿瘤检查不同的标志物。同一种肿瘤或不同类型的肿瘤可有一种或几种肿瘤标志物异常;同一种肿瘤标志物可在不同的肿瘤中出现。为提高肿瘤标志物的辅助诊断价值和确定何种标志物可作为治疗后的随访监测指标,可进行肿瘤标志物联合检测,合理选择几项灵敏度、特异性能互补的肿瘤标志物组成最佳组合,进行联合检测。一般来说,肿瘤标志物的联合检测可提高对肿瘤诊断的准确率。如对于乳腺癌可查 CA15-3、CEA、CA50 和 SF;对于肺癌可查 CEA、NSE 和 CA50;对于肝癌可查 AFP、CEA、CA19-9 和 SF;对于上消化道肿瘤可查 CEA、CA72-4、CA19-9、CA50 和 SF;对某些单项标志物如原发性肝癌(AFP)、卵巢癌(CA125)、前列腺癌(PSA)及甲状腺癌(TG),在肿瘤检查中也具有重要价值。

7. 怎样分析肿瘤标志物检查的临床意义

由于绝大多数肿瘤标志物可同时存在于恶性肿瘤及某些良性肿瘤、炎症,甚至正常组织中,所以肿瘤标志物的特异性比较差。也就是说,肿瘤标志物高不一定是肿瘤造成的;结果正常在某些情况下也不能完全排除肿瘤。如病毒性肝炎、肝硬化时,AFP、CA19-9、CEA 等肿瘤标志物都有可能升高。同样,如原发性肝癌 AFP 的阳性率可达 75%～90%,也就是说,至少还有 10%左右的原发性肝癌患者的 AFP 为阴性。因此,肿瘤的诊断不能单独依靠肿瘤标志物的检查。单次肿瘤标志物升高的临床意义并不大,只有动态的持续升高才有意义。如果体检中发现某个或某几个肿瘤标志物持续升高,那么应该提高警惕,但也不必过分担忧,需要进一步通过 CT、B 超、磁共振成像(MRI)或最先进的正电子发射断层显像(PET)/CT 等手段检查,必要时须通过病理检查才能明确诊断。如果肿瘤标志物只是单次轻度升高或每次检查的结果没有大的变化,就不必那么紧张了。总之,各种肿瘤标志物只能作为辅助诊断的指标之一,在没有明确诊断前,千万不要因为某项指标轻度升高就以为自己患了癌症,而应该提高警惕,做进一步检查和观察。但对于已确诊的肿瘤治疗后,那么肿瘤标志物检查的意义就非常大了,如肿瘤标志物的升高往往预示着肿瘤的复发或治疗效果不理想,可提示医生调整治疗方案。对大多数肿瘤标志物临床医师都认识较深入,但对甲状腺癌治疗后用甲状腺球蛋白(TG)作为其疗效及复发转移的重要性认识不足,应引起高度重视。

目前,对肿瘤标志物检查结果认识上存在两大误区:一是有肿瘤标志物异常就认为有恶性肿瘤;二是肿瘤标志物正常就认为无恶性肿瘤。因为大多数肿瘤标志物缺乏特异性,许多良、恶性病变均可导致其异常,因此其升高不一定都是肿瘤。另外,有些确诊为肿瘤的患者其肿瘤标志物在正常范围,这可能与其产生肿瘤标志物水平较低或基因不表达有关。因此,对肿瘤标志物检查结果要正确分析,动态检测的临床意义更大。尽管临床上对高危人群体检中也能发现早期肿瘤患者,但肿瘤标志物的检查结果在诊断中只有辅助诊断价值,应结合临床及其他检查综合判断。而肿瘤标志物对肿瘤疗效评价及复发转移检查意义更大一些。

8. 怎样用肿瘤标志物检测诊断肿瘤

最早的肿瘤标志物可以追溯到 1846 年在多发性骨髓瘤患者尿中发现的一种特殊蛋白,后以发现者的名字命名为本-周蛋白(BJP),用于多发性骨髓的辅助诊断。1928 年后,众多的激素类、蛋白类肿瘤标志物相继被发现,并用于临床检测,如人绒毛膜促性腺激素(HCG)、促肾上腺皮质激素(ACTH)、甲胎蛋白(AFP)、癌胚抗原（CEA）、糖蛋白 125（CA125）和鳞状细胞癌相关抗原（SCC）等；糖类抗原决定簇包括 CA19-9、CA50 和 CA72-4 等；酶类包括前列腺特异抗原（PSA）、神经元特异性烯醇化酶（NSE）、前列腺碱性磷酸酶（PAP）和前列腺酸性磷酸酶（PACP）等；上皮黏蛋白如CA15-3、CA549 和 BR27.29（CA27.29）等；病毒如人乳头瘤病毒（HPV）、EB 病毒和乙型肝炎病毒（HBV）等；基因如乳腺癌易感基因（BRCA）1/BRCA2 遗传性乳腺癌相关基因、APC 基因（家族性腺瘤样息肉病筛查）和微卫星不稳定性（MSI，用于遗传性非息肉性结肠癌筛查）；基因结构变化如 K-ras 和上皮生长因子受体（EGFR）基因突变与结肠癌、直肠癌和非小细胞肺癌靶向治疗药物使用；外周血游离 DNA 的量等。此外，新的肿瘤标志仍在不断发现。如此众多的肿瘤标志物，再加上肿瘤标志物通常在正常和良性疾病情况下也有不同程度表达，表现在体液中有量的变化，因此肿瘤标志物对特定的肿瘤通常缺乏特异性。临床实践中，如何正确而又有效地使用肿瘤标志物，国际上一些学会或组织制定了一些指南，如美国国家临床生化学会（NACB）、美国癌症学会（ACS）、美国内科医师协会（ACP）、美国临床肿瘤学会（ASCO）和欧洲肿瘤标志物专家组（EGTM）等。但由于长期以来所形成的观念和人们对肿瘤的恐惧心理，肿瘤标志物的临床应用仍存在诸多问题。

如上所述，肿瘤标志物对器官和组织特异性通常较差，诊断特异性能达到 80% 以上，就是特异性很好的标志物。但由于肿瘤在人群中的流行率很低，因而肿瘤标志物如采用定性的方法进行检测，其阳性预示值很低，也就是说，单以肿瘤标志物检测阴性、阳性来判断一个患者是否存在肿瘤，其假阳性率将很高。因此，肿瘤标志物一般不适用于正常人群的体检，否则对于出现假阳性的被检者，可能会出现较大的精神压力，曾有这样一个例子，即某人因年度体检，查了包括 CEA 在内的几项肿瘤标志物，结果 CEA 较正常值高,于是该人进行几乎全身的影像和内镜检查,尽管什么也没发现,但该人从此再无心思工作,频繁找这位医生询问有否新的方法来确定其是否患上了肿瘤。可见,将缺乏特异性的肿瘤标志物用于肿瘤筛查,对于心理承受能力较差的人,一旦出现阳性结果,可能会出现意想不到的严重后果。但肿瘤标志物是不是就一定不能用于筛查呢? 这要具体情况具体分析,有些肿瘤标志物 AFP、PSA、CEA、HCG 等,对于高危人群,如有特定肿瘤家族史、有症状、有特定疾病如慢性肝炎病毒感染者和肝硬化等患者,以及年龄较大者,可以在体检中加入这些特定肿瘤标志物的检测,但应就相应阳性检测结果,向患者做出恰当的解释及进一步检查观察的建议,避免因解释不当而使患者出现焦虑不安的情况。

9. 肿瘤标志物的监测对判断肿瘤的治疗效果和预后有什么意义

肿瘤标志物的监测对判断肿瘤的治疗效果和预后有非常重要的意义。如经手术或放疗、化疗后,肿瘤标志物由升高降为正常,表明治疗成功;肿瘤标志物没有或略有下降,随即又升高,提示可能有肿瘤残留;治疗后下降,过段时间后又明显升高,预示肿瘤复发或转移。这种提示往往早于临床症状出现前数月。如果肿瘤标志物经治疗反而升高,则说明治疗无效,应更换方案,所以肿瘤标志物还对治疗方案的调整具有指导意义。另外需要注意的是,化疗、放疗或手术后立即测定肿瘤标志物的浓度,可能会有短暂的升高,这是由于肿瘤坏死所致,正确的检测时间应是治疗后的 6 周。

肿瘤标志物在不同的肿瘤中有不同的表现,如 CEA 常出现在肠癌、胃癌;CA19-9 常出现在肠癌、胰腺癌;CA15-3 常出现在乳腺癌;PSA 常出现在前列腺癌。所以,医生会根据不同的肿瘤而检查不同的标志物。然而,绝大多数肿瘤标志物不仅存在于恶性肿瘤中,也存在于良性肿瘤、胚胎组织,甚至正常组织中。因此,肿瘤标志物的特异性比较差,也就是说,假阳性和假阴性率比较高。某些良性疾病也会导致肿瘤标志物增高,如患病毒性肝炎、肝硬化时,AFP、CA19-9、CEA 等肿瘤标志物就有可能升高;另外,慢性肾病、胆石症、糖尿病等疾病也可引起某些肿瘤标志物的上升。

CEA 升高可见于多种恶性肿瘤,如直肠癌、结肠癌、胃癌、乳腺癌、肺癌,其中以消化道肿瘤最为常见。其次,一些非肿瘤人群如患有炎症性疾病、溃疡性结肠炎、胰腺炎、结肠息肉,以及肝脏疾病、肺气肿及支气管哮喘等,均可以轻度升高。而吸毒、吸烟严重者也可轻、中度升高。在一些良性疾病如急性胰腺炎、胆汁淤积性胆管炎、胆管结石和肝脏疾病中,CA19-9 也可能升高,但很少超过120ku/ml。PSA 升高除见于前列腺癌外,在前列腺良性增生及相邻泌尿生殖组织炎症时也会升高。

10. 肿瘤标志物与癌症的关系有多大

肿瘤标志物与癌症有一定的关系,但不能完全挂钩,既然是检查肿瘤的指标,一旦指标超常,总是会让人特别紧张,有些人甚至一看到指标不正常就直接把自己与癌症挂上钩。肿瘤标志物确实有预警作用,但不能作为肿瘤的主要诊断依据。

体检时,受检者肿瘤标志物高不一定有肿瘤,其筛查意义在于提示作用。肿瘤标志物升高也可见于非肿瘤疾病,如慢性肝炎、前列腺增生、子宫内膜异位及服用某些药物等,都有可能干扰检查结果。换个角度来说,患有肿瘤的人群,肿瘤标志物也不一定高。目前,特异性最高的用于检查肝癌的甲胎蛋白(AFP)特异性也只有70%~80%,换句话说,在所有的原发性肝癌患者中,有 70%~80%的患者会产生肿瘤标志物超标的现象,剩下还有 20%~30%的患者,指标是正常的。

肿瘤的诊断不能单独依靠肿瘤标志物的检查,只有持续观察肿瘤标志物的动态变化才能作为判断依据。如果之前有肿瘤相关的病史,或者在随后的跟踪检查中发现肿瘤标志物持续升高,那么应提高警惕,需要进一步进行 CT、B 超等检查。特别是要通过病理检查才能明确诊断。

11. 晚期肿瘤患者化疗后肿瘤标记物一过性升高有什么临床意义

第二军医大学附属长征医院肿瘤科在《临床肿瘤学杂志》2009 年第 9 期发表文章,探讨了晚期肿瘤患者化疗后肿瘤标记物一过性升高的临床意义。文章回顾性分析了 2006—2008 年入院化疗的患者肿瘤标记物的变化情况,以化疗后肿瘤标记物较基线数值升高 20%,紧接着较基线下降 20%,为肿瘤标记物一过性升高的标准,观察其发生率,分析肿瘤标记物一过性升高与化疗客观疗效的关系及肿瘤标记物一过性升高的临床过程。结果表明,符合入选标准的患者共 94 例,其中 9 例患者出现了肿瘤标记物的一过性升高,客观疗效评价均为疾病稳定(SD)或部分缓解(PR)。肺癌、胃癌、大肠癌、乳腺癌均可见到化疗诱导的肿瘤标记物一过性升高的现象,其发生率分别为:肺癌 14%(4/28)、胃癌 10%(2/20)、结肠癌 7.6%(1/13)、直肠癌 10%(1/10)、乳腺癌 13%(1/8)。9 例患者中共出现 11 次肿瘤标记物一过性升高,达峰时间为(42.9±15.4)天,回落时间为(84.0±26.1)天。由此可见,常见的晚期肿瘤患者均可见到化疗诱导的肿瘤标记物一过性升高现象,肿瘤标记物一过性升高,为化疗有效的标志。化疗初始阶段的肿瘤标记物升高并不一定提示化疗无效,应该结合患者影像学和症状等临床资料综合判断疗效。

12. 肿瘤标志物的检测结果受哪些因素影响

肿瘤标志物还可以受很多因素的影响,如怀孕、吸烟、酗酒、服用某些药物、抽血过程中的污染、抽血引起的红细胞破裂、标本保存不当、试剂差异及检测欠规范等因素也会干扰检查结果,甚至与宠物接触得太亲密都有可能导致肿瘤标志物水平升高。这是因为部分特殊体质的人长期与动物密切接触后,动物分泌物中和皮毛上的异种蛋白就会通过人的口腔、呼吸道、消化系统及身上的伤口进入体内,从而使人体产生抗动物抗体(HAAA),医学上称为嗜异性抗体。而目前很多医院用于检测肿瘤标志物的试剂,多含有动物源性抗体材料,当这种试剂与人体产生的抗动物抗体结合后,就会产生特殊反应,使某些肿瘤标志物升高。上述肿瘤标志物的上升并不是由肿瘤所引起,医学上称之为假阳性。

有时肿瘤标志物虽然在正常范围内,但也不能完全排除相关肿瘤的发生,如 AFP 是人体胎儿期血液中出现的一种特殊蛋白质。它在胎儿的肝细胞内合成,而到了成人期,肝细胞就会失去这种合成能力。因此,AFP 在成人血清中含量极微,但在肝细胞功能发生异常,特别在患有原发性肝细胞癌时,血清中又可出现AFP升高,因此 AFP 对原发性肝癌的早期诊断是具有相当意义的肿瘤标志物。但是,其阳性率也可达 75%～90%,也就是说,还有 10%左右的原发性肝癌患者的 AFP 为阴性,这就是所谓的假阴性,对此提高警惕是必需的,要结合相关的检查。

由此可见,肿瘤标志物高不一定有肿瘤,其筛查意义在于有提示作用。而患有肿瘤时肿瘤标志物也不一定高,因此肿瘤标志物检测只能是一种辅助手段。防癌检查或癌症的早期发现及癌症治疗后的观察,目前仍需要依靠现代医学影像(内镜)学、细胞病理学和检验医学及临床医师等多种手段的互相配合。因此,肿瘤的诊断不能单独依靠肿瘤标志物的检查。

13. 胃癌的肿瘤标志物是什么

胃癌的肿瘤标志物有很多,胃癌肿瘤标志物的检测对胃癌的预后、疗效的判断及有无复发具有一定的价值,常见的胃癌血清肿瘤标志物包括如下几种。

(1)CEA:CEA存在于胚胎胃肠黏膜上皮细胞与一些恶性肿瘤细胞表面,是一种糖蛋白。CEA升高可见于结肠癌、胃癌、胰腺癌、乳腺癌、肺癌、甲状腺髓样癌及某些非癌疾病。因此,CEA诊断的特异性差。手术后2～4周开始定期检查,有助于分析疗效,判断复发和转移。

(2)CA19-9:CA19-9是一种单涎酸神经节苷脂,是高分子量糖蛋白。在多种腺癌中血清CA19-9水平升高。对胰腺癌、胃肠道癌及肝胆管癌敏感性高。联合测定血清CA19-9和CEA,可提高筛选胃癌的敏感性和特异性。

(3)CA50:CA50与CA19-9相似,可用于检测进展期的胃肠道癌和胰腺癌,但特异性较CA19-9差。

(4)CA72-4:CA72-4是高分子量的类黏蛋白分子,可用于诊断及检测胃癌(食管癌的肿瘤标志物CA72-4也升高)。

(5)CA195:CA195是一种糖蛋白或黏蛋白。在胃肠道癌和胰腺癌患者的血清中CA195水平升高,因此可以作为胃癌的血清肿瘤标志物。

(6)CA242:CA242为一种黏蛋白,CA242在正常腺癌、结肠黏膜中存在,但表达水平低;在胰腺癌、结肠癌、直肠癌和胃癌中表达水平高。CA242辅助诊断胃癌的敏感性与CEA和CA19-9相近。

当胃癌发生腹腔转移、肝转移等情况时,血清CYFRA2H(一种细胞角蛋白)水平升高。所以,CYFRA2H是胃癌进展或复发的可靠血清肿瘤标志物。

14. 胰腺癌的肿瘤标志物有哪些

胰腺癌细胞可分泌一些糖蛋白,临床常用的包括CA19-9、CA242、CA72-4、CA50、CEA、DU-PAN-2、Span-1和IAP等,但这些标志物特异性低,其增高也见于肝、胆、胃肠、胆囊癌症及非消化道(肺、卵巢)癌,也偶见于慢性胰腺炎及急性胆管炎。原因在于起源于上皮的恶性肿瘤都含有一些糖蛋白,它们并非某种肿瘤特有,而且正常上皮组织亦含有这些蛋白,仅在于含量低于肿瘤。对高危患者可用 CA19-9 或 CA19-9 与 CA242、CA72-4、CA50 联合作为筛选检查。以上肿瘤标志物多在完全切除胰腺后降至正常,复发时又增高。

胰腺癌的早期诊断比较困难,手术切除率低,从目前胰腺癌的诊断标志物来看,CA19-9 是比较好的诊断标志物,其阳性值与肿瘤大小有一定的相关性。CA19-9 又可与 CA50 或与胰腺癌组织抗原一起,作为胰腺癌诊断的联合指标。

胰胚胎抗原(POA)是 1974 年 Banwo 等自胎儿胰腺抽提出的抗原,1979 年被国际癌症生物学和医学会正式命名。POA 是一种糖蛋白,分子量为 40ku,在血清中以分子量 900ku 复合形式存在,但可降解为 40ku。正常人群血清 POA(RIA 法)$<$7ku/L。胰腺癌的 POA 阳性率为 95%,血清 POA$>$20ku/L,肝癌、大肠癌、胃癌等恶性肿瘤也会使 POA 升高,但阳性率较低。

15. 肝癌的肿瘤标志物是什么

到目前为止,甲胎蛋白(AFP)仍然是肝癌诊断的最佳标志物,除此之外,还有 γ-GT、α-L 岩藻糖苷酶(AFU)、谷氨酰转肽酶 II (GGT-II)、RNAase 同工酶、碱性磷酸酶(AKP)同工酶、醛缩酶同工酶、β_2-微球蛋白(β_2MG)相关抗原等。在肝癌的检测中,以几项标志物协同使用,能提高诊断阳性率。

肝癌是恶性肿瘤的一种,由肝癌组织产生的,患肝癌时升高而正常人或患其他疾病不升高或升高不明显的生化物质称为肝癌标志物。通过检查血液中的这些标志物通常可以诊断肝癌。

评价肝癌标志物价值的高低,是特异性指标和灵敏度指标。特异性高是指肝癌时升高,而其他疾病不升高,也就是说假阳性要低;灵敏度高是大多数的肝癌都升高,也就是说假阴性要低。理想的肝癌标志物是特异性和灵敏度都是 100％,实际上目前由胚胎时肝脏合成的一种蛋白质,但胎儿出生后肝脏不再合成这种蛋白质,正常成年人的血清中只能检测到微量的 AFP。当发生肝癌时 AFP 就会升高,因而检查血中的 AFP 就能诊断肝癌。

其他的肝癌标志物尚有 GGT-Ⅱ、异常凝血酶原(APT)、AFU、酸性铁蛋白(AIF)等,但这些肝癌标志物的临床意义不如 AFP 那样重要。AFU 是原发性肝癌的一种新的诊断标志物,广泛分布于人体组织细胞、血液和体液中,参与体内糖蛋白、糖脂和寡糖的代谢。原发性肝癌患者血清 AFU 活力显著高于其他各类疾病(包括良、恶性肿瘤)。虽然 AFU 升高的机制不甚明了,但可能有以下几种:①肝细胞和肿瘤细胞的坏死使溶酶体大量释放入血。②正常肝细胞的变性坏死可使摄取和清除糖苷酶的功能下降。③肿瘤细胞合成糖苷酶的功能亢进。④肿瘤细胞可能分泌某种抑制因子,抑制肝细胞对糖苷酶的清除能力或释放某些刺激因子,促进肝细胞或肿瘤细胞本身合成糖苷酶。总之,血清 AFU 活性升高可能是由多种因素综合作用的结果,是对原发性肝细胞性肝癌检测的又一敏感、特异的新标志物。

血清 AFU 活性动态曲线对判断肝癌治疗效果、估计预后和预报复发有着极其重要的意义,甚至优于 AFP。但是,值得提出的是,血清 AFU 活力测定在某些转移性肝癌、肺癌、乳腺癌、卵巢或子宫癌之间有一些重叠,甚至在某些非肿瘤性疾病如肝硬化、慢性肝炎和消化道出血等也有轻度升高,AFU 与 AFP 同时测定,有较好的互补作用,可提高原发性肝癌的诊断率。

现发现 AFU 在用琼脂糖凝胶等电聚焦电泳分析时存在 8 种不同等电点的同工酶,其范围为 3.5～6.5,正常人的 AFU 同工酶有两种类型:低峰值型和Ⅳ主峰型。乙型肝炎患者出现 3 种 AFU 同工酶谱:Ⅷ主峰型、Ⅳ与Ⅷ双峰型、Ⅳ主峰与Ⅴ次峰型。原发性肝癌患者血清 AFU 同工酶变化复杂,有 5 种类型:低峰值型、Ⅳ与 V 双峰型、Ⅲ与 Ⅳ双峰型、V 型、Ⅵ型。根据各自的峰型特点,AFU 同工酶对正常人、肝炎和原发性肝癌患者的鉴别诊断具有一定的临床应用价值。

16. 结肠癌的肿瘤标志物是什么

与结肠癌相关的肿瘤标志物:在结肠癌的诊断中,血清学检查往往是容易被忽视的一个。在众多肿瘤标志物中癌胚抗原(CEA)是与结肠癌相关性较高的一个。CEA 是一种糖蛋白,胚胎期存在于胎儿消化系统,出生后含量极低。如检测到异常升高则表明可能患了包括结肠癌在内的疾病。

溃疡性结肠炎、胰腺炎、肝硬化等消化道疾病及一些非消化道疾病均可引起 CEA 轻度升高,而 CEA 明显增高最常见于结肠癌,胰腺癌、胃癌等亦可见到。因为多种疾病均可引起 CEA 增高,所以它并不具备疾病特异性,不能作为确诊指标。CEA 的意义在于定量动态观察,判断大肠癌的手术效果与监测术后复发。如大肠癌经手术将肿瘤完全切除后,血清 CEA 则逐渐下降,恢复到正常水平;若复发,可在数周前再度升高。

肿瘤标记物是指肿瘤细胞在癌变过程中,由于癌基因表达而产生或分泌的反映肿瘤存在和生长的抗原及其他生物活性物质,简单而言就是肿瘤细胞产生的一些特殊分子。由于肿瘤标记物的血清水平常与恶性肿瘤的发生、发展、消退和复发有关,因此当细胞癌变进一步发展时,通过测定肿瘤标记物的血清水平就可对肿瘤进行辅助诊断、检测复发与转移及预后。

目前,应用较多、具有一定参考价值的大肠癌肿瘤标记物有 CA50、CA242、CA19-9 及 CEA,但肿瘤标记物对大肠癌的诊断至今缺乏特异性。虽然大肠癌肿瘤标记物特异性不高,但是对于肠癌的诊断和治疗仍有重要指导意义。例如,一个已经确诊并做过手术切除的大肠癌患者,若在术后随访检查时发现原已降至正常值的肿瘤标记物指数忽然有上升趋势,就应怀疑是否有肿瘤复发的可能性了。此外,肿瘤标记物的发现还提供了肿瘤早期检测的可能途径,即不少肿瘤标记物在良性疾病中也可出现轻、中度升高或暂时升高。但肿瘤标记物的连续动态测定不但有助于良、恶性疾病鉴别,而且对于确诊患者而言仍可用于预后及疗效的观察手段。

17. 前列腺癌的肿瘤标记物有哪些

前列腺癌是男性泌尿生殖系统肿瘤最高发的一种,在欧美国家其发病率仅次于肺癌,居男性恶性肿瘤第二位。近年来,我国也有上升趋势,目前该病诊断方法有直肠指检(DRE)、影像学、细胞病理学检查和肿瘤标记物检查等,人们对前列腺特异性抗原(PSA)标记物研究更为重视。

男性血清中前列腺酸性磷酸酶(PAP)主要来源于前列腺,PAP 在前列腺癌患者的血清中明显增高。在过去几十年里,PAP一直作为前列腺癌的肿瘤标记物来运用,但在 PSA 被广泛应用后,由于其特异、敏感和更有实用价值,PAP 的应用渐渐退去,现很少应用。

PSA 的发现在 20 世纪 60 年代末,在研究免疫避孕过程中发现前列腺液及精液中含有一种分子量大约 30 000 的精液特异性蛋白质。1979 年从前列腺组织中提纯了这种蛋白质,命名为 PSA。PSA 是一种由前列腺上皮细胞分泌的单链糖蛋白,具有糜蛋白酶活性,在精液中 PSA 含量较高,正常男性血清中仅可检测到微量的 PSA(0~4ng/ml),在精液中其浓度大约是血清浓度的 100 万倍(0.5~5.5mg/ml)。前列腺腺泡内含物(富含 PSA)与淋巴系统之间存在由内皮层、基底细胞层和基底膜构成的屏障相隔,当肿瘤或其他病变破坏了这道屏障时,腺泡内容物即可漏入淋巴系统,并随之进入血液循环,导致外周血 PSA 水平升高。

血 PSA 水平与前列腺疾病存在着密切关系,经研究 PSA 对前列腺有组织特异性,但对前列腺良、恶性疾病无特异性,在前列腺癌、前列腺增生、前列腺炎、急性尿潴留、前列腺的各种手术,PSA 可增高。1971 年,Hara 等首先发现 PSA 是由前列腺上皮细胞合成分泌至精液中,是精浆的主要成分之一;1979 年,有人从前列腺肥大症患者的前列腺组织中分离出来的丝氨酸蛋白酶,分子量 34ku,编码基因定位于 19q13,PSA 仅存在于前列腺上皮细胞的胞质、导管上皮和黏液内,具有糜蛋白酶样和胰蛋白酶的活性,在正常男性 PSA(RIA、EIA 法)$<2.5\mu g/L$。

PSA 是前列腺癌的特异性标志物,也是目前少数器官特异性肿瘤标志物之一。前列腺癌是男性泌尿系统的主要囊性肿瘤,血清 PSA 定量的阳性临界值$>10\mu g/L$,前列腺癌的诊断特异性达 90%~97%。

18. 卵巢癌的肿瘤标志物是什么

卵巢癌的诊断标志物从目前的卵巢癌诊断的单个标志物来看,特异性不高。如能将几个标志物联合检测可提高诊断的阳性率。现可组合的标志物有:CEA、HCG、SIEX、CA125、CA19-9 等单克隆抗体,在基因检测方面有 K-ras 癌基因等。

卵巢癌是女性生殖器官常见的肿瘤之一,发病率仅次于宫颈癌和宫体癌而列居第三位。但是,因卵巢癌致死者却占各类妇科肿瘤的首位,对妇女生命造成严重威胁。由于卵巢的胚胎发育,组织解剖及内分泌功能较复杂,它所患的肿瘤可能是良性或恶性。因卵巢癌临床早期无症状,鉴别其组织类型及良、恶性相当困难。

免疫学检查为诊断肿瘤的新途径,是目前用来检测肿瘤标志物的较理想方法。但就目前而言,卵巢恶性肿瘤标志物的敏感性和特异性均不能满足早期诊断的需要,多用来检测治疗中和(或)

治疗后的病情变化,为评定疗效和及时发现肿瘤复发提供依据,从而不失时机地采取有效治疗措施,依此来提高生存率。

(1)糖类抗原125(CA125):对于女性尤为重要,因为它是国际公认的卵巢癌主要相关抗原,在卵巢癌的诊断、治疗、监测、判断预后等方面作用显著,是卵巢癌诊治过程中不可缺少的指标,同时也是非卵巢癌中的重要参考指标。

(2)癌胚抗原(CEA):目前,检测 CEA 的方法有两种,一种是采用放射免疫法测定血 CEA,一种是采用免疫组化法检测癌组织 CEA,这两种检测的临床结果,均与肿瘤的组织类型、临床分期与分级、疗效及治疗后是否转移及复发有关系。

(3)甲胎蛋白(AFP):AFP 是否升高,取决于肿瘤组织是否有内胚窦瘤成分,对卵巢内胚窦瘤(卵巢囊瘤)有特异性价值,或对未成熟畸胎瘤、混合性无性细胞瘤中混有卵黄囊成分者,均有意义。肿瘤复发或转移时,即使存在微小瘤灶,AFP 亦会再次升高,较其他检查方法敏感。

(4)人绒毛膜促性腺激素(HCG):测定患者血清 β-HCG,可帮助诊断卵巢绒毛膜癌和伴有绒毛膜癌成分的生殖细胞肿瘤,如卵巢纯无性细胞瘤;亦可精确反映癌细胞的数量,故也可作为观察病情变化及抗癌治疗效果的指标。

19. 卵巢癌术后多久要进行复查

一般情况下,卵巢癌术后出院 1 年内每 3 个月必须复查一次,1 年后 3 年内要每 6 个月检查一次,3 年后可一年检查一次,严防复发和转移。卵巢癌化疗期间肿瘤标志物控制较好,怎么调理?建议中药调理,给予补益肝肾、益气养血治疗。药用生黄芪 20g,党参 15g,炒白术 10g,茯苓 10g,生地黄 12g,熟地黄 12g,川芎 10g,枸杞子 12g,山茱萸 10g,白花蛇舌草 20g,黄精 12g,怀山药 12g,菟丝子 12g,水煎服,每日 2 次。

单纯肿瘤标志物高,并不具有特异性,手术只是切除局部肿瘤,癌细胞在血液和淋巴中也存在,术后继续抗肿瘤治疗是非常必要的,如果身体情况允许可以考虑术后化疗,但单纯化疗的不良反应很大,可以配合抗肿瘤的中成药口服液,提高机体免疫力,增强体质,预防复发和转移,提高生活质量。

患者现 CA125 偏高,临床上 CA125 主要用于已接受首次治疗的卵巢癌患者,其癌组织残留或复发的判定。持续升高与进行性恶性或治疗效果不佳有关。CA125 升高还见于子宫内膜癌、乳腺癌、胃肠道癌、肝硬化、肝炎、多种妇科良性疾病、妊娠早期等。CA125 的特异性不高,但却是目前用于监测卵巢癌患者治疗效果及观察疾病发展的重要指标。因患者已手术 3 年,临床上术后 5 年内为高复发期,建议患者定期复查,并配合术后的巩固治疗,可采用中医中药的治疗方法,控制和稳定病情,达到较好的后续治疗效果。

肿瘤标志物的检查结果只能作为一个参考指标,它的数值也受其他因素的干扰而出现假阳性,如果出现持续性、成倍性升高,那就要引起重视。一般手术后患者,除了定期复查以外,定期采取中医中药巩固治疗也是非常重要的。通过抑制体内残留的癌细胞,才能有效地控制病情发展、减少复发转移的机会。可以与医院联系,提供患者的详细病例资料,再制定一个适合患者的后续治疗方案。单纯的肿瘤标志物轻度偏高,并不具有诊断的意义,还需要与其他检查结果综合考虑。建议进行腹部 B 超或 CT 等检查,看是否有器质性病变,如果没有异常发现则不必过于担心,只要定期检查即可。

肿瘤标志物检查只是作为临床的辅助诊断,很多原因都可能会引起其增高,建议定期检查,如果持续性的增高,就应该引起注意了。可以配合相关影像学的检查综合评价。这一期间可以用中药调理一下,一方面杀灭身体内残存的肿瘤细胞,另一方面改善机体的内环境,提高自身免疫力,预防复发和转移。

20. 确诊肺癌的肿瘤标志物有哪些

原发性支气管肺癌(简称肺癌),系指原发于支气管黏膜和肺泡的癌症,是常见的恶性肿瘤之一。本病的发生主要是受化学致癌物质影响,吸烟是主要原因之一。此外,工业废气和大气污染,产生大量多环芳香烃等有害气体亦可诱发肺癌。绝大多数肺癌好发于 35～75 岁,男性多于女性。肺癌的肿瘤标志物检测内容主要有以下几种。

(1)癌胚抗原(CEA):CEA 是存在于成人癌组织中的一种胎儿性蛋白,1965 年被发现,是一种酸性糖蛋白,胚胎期在小肠、肝脏、胰腺合成,成人血清含量极低(<5mg/L)。可用免疫学方法进行检测。起先认为 CEA 是结肠癌的标志物(60%～90%患者升高),但以后发现胰腺癌(80%)、胃癌(60%)、肺癌(75%)和乳腺癌(60%)也有较高表达。在消化系统癌症时它随病程的进展而升高。CEA 测定是癌症的辅助诊断、疗效观察、预后及判断、复发预测的有用指标。

(2)细胞角蛋白 19(CYFRA21-1):CYFRA21-1 是肺鳞状上皮细胞癌和非小细胞肺癌新的标志物,肺鳞状上皮细胞癌患者明显升高,灵敏度为 70%,特异性达 95%。它对非小细胞肺癌的早期诊断、疗效观察、预后及判断有重要意义。

(3)神经元特异性烯醇化酶(NSE):①可用于辅助诊断及监测小细胞肺癌的治疗效果。治疗有效时 NSE 浓度逐渐降低至正常水平,复发时 NSE 升高,用 NSE 升高来监测复发要比临床确定复发早 4～12 周。②可用于监测神经母细胞瘤的病情变化,评价疗效和预报复发。③内分泌肿瘤,如嗜铬细胞瘤、胰岛细胞瘤、甲状腺髓样癌、黑色素瘤、视网膜母细胞瘤等的血清 NSE 也可增高。正常参考值:血清<15μg/L。

(4)鳞状细胞癌抗原(SCC):SCC 是鳞状上皮癌的标志物,各种鳞癌 SCC 均有升高。肺鳞癌阳性率为 $46\% \sim 90\%$，血清中 SCC 浓度随病情加重而升高。正常参考值：血清 $<2\mu g/L$。

（5）糖抗原 125（CA125）：恶性肿瘤如肺癌、卵巢癌、子宫内膜癌、输卵管癌、胰腺癌、胃癌、乳腺癌、食管癌等也可升高。正常参考值：CA125$<35ku/L$。

一般肺癌的肿瘤标志物检查，可从 CEA、CA125、NSE、SCC、CYFRA21-1 等几项指标中，选择单项或多项检测，尤其是几项指标联合检测，效果更好。

21. 宫颈癌的肿瘤标志物是什么

鳞状细胞癌抗原（SCCA）、CA125、癌胚抗原（CEA）、Ki67 等是妇科临床常用的肿瘤标志物。CA125 对于宫颈腺癌的预测价值优于鳞癌。SCCA 是来自鳞癌细胞分离的一种糖蛋白，属于丝氨酸蛋白酶抑制物家族，是较公认的宫颈癌最可靠的血清标志物。治疗前其水平与分期、肿瘤大小、宫颈浸润深度、脉管浸润、淋巴结受累情况及临床疗效相关，连续监测 SCCA 水平可反映患者的病情变化。

22. 子宫内膜癌的肿瘤标志物是什么

子宫内膜癌是妇科常见的恶性肿瘤，近年来其发病率有增加趋势。早期诊断和治疗对改善患者的预后至关重要。子宫内膜癌肿瘤标志物在检测子宫内膜癌患者的病情变化及复发等具有积极的意义。目前，子宫内膜癌肿瘤标志物主要有 CEA、CA125、CA19-9。

23. 哪些肿瘤标志物可发现阴囊肿瘤

阴囊作为睾丸的"保护外衣"，有时候也会生病的，如有时候得了阴囊肿瘤，而肿瘤标志物可以发现阴囊肿瘤的影子。那么，哪些肿瘤标志物可发现阴囊肿瘤呢?

阴囊肿瘤多发于 20～40 岁,精原细胞瘤常见于 30～50 岁,胚胎癌、畸胎癌常见于 20～35 岁,绒毛膜上皮细胞癌更年轻些,卵黄囊瘤是婴幼儿肿瘤。临床上症状多不明显,少数有疼痛。睾丸肿大,但仍保持原形,表面光滑,质硬而沉重。附睾、输精管常无异常。隐睾发生肿瘤时则在下腹部和腹股沟中出现肿物。

睾丸肿瘤需与鞘膜积液、附睾及睾丸炎等相鉴别。近年来,重视患者血中肿瘤标记物检查,如甲胎蛋白(AFP)和人绒毛膜促性腺激素(HCG)等,有助于肿瘤临床分期、组织学性质、预后估计和治疗后监护早期复发。精原细胞瘤仅 5％的 HCG 阳性,非精原细胞瘤大多数为阳性。目前,常用的肿瘤标志物为 HCG。

24. 甲状腺癌的肿瘤标志物是什么

甲状腺癌根据病理类型主要分为:甲状腺乳头腺癌、滤泡状腺癌、髓样癌及未分化癌 4 类。其中只有甲状腺髓样癌具有临床诊断意义的特异性标志物——降钙素(CT),正常血清 CT＜300 pg/ml。甲状腺髓样癌是一种少见的恶性肿瘤,来源于甲状腺 C 细胞,在所有的甲状腺髓样癌患者的血清 CT 含量均有增高。因此,对甲状腺髓样癌手术治疗和(或)放射治疗后,检测血清 CT 可以监视临床是否复发或转移,判断预后及对治疗的效应,对持续性高 CT 患者宜密切观察随访。

甲状腺癌尤以滤泡状腺癌相关标志物为甲状腺球蛋白(TG),它是甲状腺滤泡状腺癌受损与治疗效果的检测指标,正常血清 TG＜60ng/ml。若 TG 持续增高,表明有肿瘤复发或可能转移。

25. 肿瘤标志物长期随访检测为什么应选同一家医院

长期随访的患者应选同一家医院,与可以同时检查互认的 CT、B 超等结果不同,建议需要随访的患者尽量选择同一家医院或同一个临床实验室。因为目前肿瘤标志物的国际标准化尚未完善,不同医院使用不同方法、不同试剂检测同一项肿瘤标志物时,其结果可能出现差异;不同生产商的检测试剂和仪器所得到的检测结果也会有所不同;试剂采用不同的抗体标记、不同的定标品、分析仪器选择性差异都会导致检测结果的差异。所以,不同医院的检测结果往往缺乏可比性,长期随访检测标志物一定要选择同一家医院,以便医生更准确地做出判断。

不同医院使用不同方法、不同试剂检测同一项标志物时,结果可能出现差异。所以,长期随访检测标志物一定要选同一家医院。

26. 恶性脑肿瘤标志物是什么

有人进行了一项试验:用分光光度法测定 186 例脑恶性肿瘤患者血清中的肿瘤特异性生长因子(TSGF)水平,与 69 例脑良性肿瘤及 65 例正常对照组进行比较,并对 186 例脑恶性肿瘤治疗前后进行血清 TSGF 水平检测,以判定疗效。结果表明,脑恶性肿瘤患者血清 TSGF 水平显著高于脑良性肿瘤,良、恶性肿瘤明显高于正常对照组;治疗后脑恶性肿瘤患者血清中 TSGF 的含量较治疗前明显降低。因此,TSGF 是一种对脑恶性肿瘤诊断和疗效判断有效的、使用方便的、有价值的肿瘤标志物。

目前,对肿瘤的治疗主要靠传统的三大治疗手段(手术、放疗、化疗),但这些只能减小肿瘤体积、降低颅内压等,不能有效地防止肿瘤的转移和复发。除了由于肿瘤细胞产生耐药性之外,更可能因为传统治疗方法均主要针对大部分没有增殖和自我更新能力的肿瘤细胞,不能有效地杀死肿瘤干细胞,每次治疗后残存的肿瘤干细胞成为肿瘤复发和转移的根源。肿瘤干细胞的发现让肿瘤治疗有了更明确的目标。随着对肿瘤干细胞生物学研究的深入,可能研制出拮抗肿瘤干细胞异常信号传导途径的靶向药物和诱导肿瘤干细胞分化的药物。有人认为,肿瘤干细胞和正常干细胞在体内的迁移均由基质细胞衍生因子1(SDF1)趋化因子受体4(CXCR4)轴调节控制,表达CXCR4的肿瘤干细胞能够向高表达SDF1的组织(淋巴结、肺、肝、骨)迁移。提出通过调节SDF1 CXCR4轴来抑制肿瘤干细胞的转移,从而达到治疗肿瘤的目的。因此,人们在日常生活中应该注意恶性脑肿瘤标志物,及时发现,并能够及时做好治疗。

27. 脑肿瘤遗传最新标记物是什么

一种致死性儿童脑瘤的遗传标记物被英国诺丁汉大学的研究人员发现,有可能为开发出肿瘤新诊断工具铺平道路。研究人侧重研究了一种称为中枢神经系统(CNS)原始性神经外胚层肿瘤(PNET)的罕见侵袭性癌症。CNS PNET患者预后不良,当前的治疗包括高剂量化疗和颅脊柱放射治疗相对不成功且具有严重的终身不良反应,特别是对于年幼的儿童。尽管需要新的更有效的治疗,可是由于疾病的罕见性少有研究检测到CNS PNET的潜在病因。但是,诺丁汉大学的研究旨在发现分子标记作为改善当前抗癌治疗的第一步。

诺丁汉大学研究小组与加拿大多伦多儿童医院的研究人员合作完成了一项国际性研究,收集了来自9个国家20个机构的142份CNS PNET样本。Grundy教授认为:"遵循我们更早期的研究发现需要一个国际的努力取得足够数量的病例产生,我们需要的突破性成果来自更好地了解这一疾病或研究中鉴定的疾病,下一步则是将这一知识转化为改良治疗。"通过研究肿瘤遗传学,他们发现不是一种癌症,肿瘤包含了3种以不同遗传异常为特征的亚型,引起了患者的不同结局。他们发现每一组通过表达两种遗传标记物RNA结合蛋白(RBP)LIN28和少突胶质细胞转录因子2(OLIG2)方式上的微小差别获得了各自独特的遗传标记。当与包括年龄、存活与转移等临床因素进行对比时,他们发现一组肿瘤

(原始神经性)最常发生于年纪最小的患者中,有着最差的生存率,第三组患者肿瘤诊断转移发生率最高。最后研究确定了 LIN28 和 OLIG2 作为开发出更有效的诊断和预测患有这些类型脑肿瘤的年轻患者的结局奠定了有希望的基础。

该研究获得了加拿大健康研究院、BrainChild/儿童基金会和萨曼莎迪克森脑肿瘤信托基金的资金资助。萨曼莎迪克森脑肿瘤信托基金的首席执行官 Lindsell 说:"作为英国领先的脑肿瘤慈善机构和脑肿瘤研究最大的热忱的资金投入者,很高兴地感到我们的投资能获得如此巨大的成功。非常伟大的是看见对这些肿瘤的理解在不断提高,鉴于罹患此类肿瘤儿童的不良预后这是迫切需要的。萨曼莎迪克森脑肿瘤信托基金会感到自豪,为了对此类工作有所帮助。"

28. 儿童恶性脑肿瘤的生物标记研究进展如何

端粒酶反转录酶(TERT)启动子甲基化能作为恶性病变的生物标记和预后判断标记在儿童恶性脑肿瘤中,当肿瘤从低级别向高级别转化时,UTSS 甲基化增加在 TERT 启动子 UTSS 区域的高度甲基化与肿瘤中,TERT 的表达相关在儿科神经系统肿瘤领域中,确定多种对恶性疾病有提示意义的生物标记是十分重要的,可以帮助建立评估疾病出现进展的方法。因此,来自于加拿大多伦多大学 Castelo-Branco 等为了探索研究 TERT 启动子甲基化在儿科脑肿瘤患者中,是否能作为恶性病变的生物标记和预后判断标记而进行了相关研究。

在探索研究中,研究者的样本来自于储存在德国肿瘤研究中心的儿科脑肿瘤患者和正常脑组织。研究者采用甲基化序列对 DNA 全基因组进行评估。在验证研究中,研究者采用来自多伦多的 2 家医院的数种组织以获得充分的临床和随访数据。研究者使用定量 Sequenom 基因分析系统进行甲基化分析,并对 TERT 启动子的特定区域进行焦磷酸测序。研究者采用实时聚合酶链反应（PCR）以评估 TERT 表达的情况。为了确定生物标记是否能用于评估和预测患者的病情进展情况，研究者在成对的肿瘤样本中（从低级别病变转化为高级别病变，或从局灶性病变转化为转移性病变，或不同级别的脉络膜丛肿瘤）分析其甲基化状态。最后，研究者在颅后窝室管膜瘤的患者中（某一区域存在或不存在高度甲基化）调查了他们的总体生存情况。研究者在探索研究中共对 280 个样本进行了分析，对确定的 CpG 位点（cg11625005）进行分析，其中 79 个样本来自于正常脑组织和低级别肿瘤组织，在这些样本中的 78 个（99％）没有出现高度甲基化，而在 201 个来自于恶性肿瘤的样本中，有 145 个样本（72％）为高度甲基化样本，结果具有显著统计学意义。对验证研究的 68 个样本在确定的 5 个 CpG 位点进行分析，结果在所有表达 TERT 的儿童恶性脑肿瘤的样本中都呈现高度甲基化，但在没有表达 TERT 的健康脑组织中却并未发现高度甲基化，结果具有显著统计学意义。

端粒酶是一种维持端粒稳定的酶，在 90％的晚期肿瘤中被激活，但是在绝大多数的正常组织中该酶不被激活，所以端粒酶是针对肿瘤的一个生物标记。TERT 是端粒酶复合物的催化中心，TERT 仅在一些人类细胞中表达，如正常胚胎干细胞、造血祖细胞和激活的淋巴细胞。在绝大多数的恶性肿瘤细胞中记录到了 TERT 表达，并且与很多肿瘤（如肉瘤、脑肿瘤、结直肠肿瘤和乳腺癌）的预后差相关。理解启动子甲基化状态的机制和 TERT 表达调节的机制或许能帮助确定有意义的临床标记。既往的研究所针对的是端粒和端粒酶在儿童脑部肿瘤形成过程中所起到的作用。脑部肿瘤占了儿童肿瘤中的 25％以上，并且是儿童肿瘤致死的首要原因。在低级别的儿童脑肿瘤中端粒酶处于非激活状态，但在绝大多数的恶性肿瘤及其相应的肿瘤干细胞中则成为激活状态。此外，TERT 表达在这些肿瘤中是一项重要的预后预测标志。然而,在这些研究中所使用的抗体并非特异性的,并且研究结果是不可重复的。因此,以确定在儿童脑肿瘤中 TERT 启动子甲基化可作为诊断和预后预测的生物标记

29. 癌胚抗原升高都会得癌症吗

癌胚抗原(CEA)是消化道肿瘤标志物,如果升高,要警惕消化道肿瘤,但是其增高不一定提示有肿瘤,如一些良性炎症、息肉及吸烟、喝酒等都会引起轻度增高。如果体检发现 CEA 增高,一方面可定期检查大便常规、肠镜、胃镜、胸片等,另一方面注意饮食及一些不良生活习惯即可。确诊肿瘤是需要综合考虑的,如果一个人身体一直健康,且无烟酒嗜好,亦无便血等消化道症状,那么建议先做结肠镜检查。因为结肠多发性息肉患者也可出现 CEA 升高,只要及早发现并切除,就不会发生癌变。

CEA 属于非器官特异性肿瘤相关抗原,分泌 CEA 的肿瘤大多位于空腔脏器,如胃肠道、呼吸道、泌尿道等。在正常情况下,CEA 经胃肠道代谢。而肿瘤状态时的 CEA 则进入血液和淋巴循环,引起血清 CEA 异常增高。在临床上,当 CEA>60μg/L 时,可见于结肠癌、直肠癌、胃癌和肺癌。CEA 值升高,表明有病变残存或进展。如肺癌、乳腺癌、膀胱癌和卵巢癌患者血清 CEA 量会明显升高,大多显示为肿瘤浸润,其中约 70% 为转移性癌。一般来说,手术切除后 6 周,CEA 水平恢复正常,否则提示有残存肿瘤。若 CEA 浓度持续不断升高,或其数值超过正常 5~6 倍者,均提示预后不良。连续随访检测血清 CEA 含量,对肿瘤病情判断更具有意义,除血液之外。其他体液,如胰液和胆汁内 CEA 定量可用于诊断胰腺或胆管癌,浆液性渗出液的 CEA 定量可作为细胞学检查的辅助手段,尿液 CEA 定量可作为判断膀胱癌预后的参考。血清 CEA 定量结合甲状腺降钙素测定,有助于甲状腺髓样癌的诊断和复发的估计。

30. 肿瘤标志物升高该怎么办

肿瘤标志物升高不一定是得了癌症,恶性肿瘤患者也不是每个人的肿瘤标志物都增高。从刚刚结束的第二届全国肿瘤标志物研究进展及应用规范研讨会上,记者获悉,血液肿瘤标志物是医生判断恶性肿瘤治疗的疗效、预后及选择方案的有力依据,但它只能作为恶性肿瘤诊断的辅助手段。如果市民体检发现肿瘤标志物升高,不要过于恐慌,还需通过进一步的检查来鉴别诊断。

肿瘤标志物升高有多种原因。"医生,我肿瘤标志物高,是不是得了癌症?""我上次查了肿瘤标志物高,这一次怎么又正常了呢?"这是门诊患者经常提出的问题。肿瘤标志物是机体对肿瘤细胞反应产生和(或)升高的、可预示肿瘤存在的一类物质,通过血液、体液、肿瘤组织或细胞可以检测到。但肿瘤标志物升高,不一定就是得了癌症,因为这有可能是多方面的原因所导致。如 AFP 这个指标,除原发性肝癌外,孕妇、活动性肝炎和生殖系统肿瘤都可能导致升高;因检测仪器或试剂的不同,有时也会有假阳性现象。

患癌症,肿瘤标志物不一定升高。很多恶性肿瘤的标志物升高早于临床症状,因而引起警惕,一些早期病例得以被发现,得到及时的治疗。但是,并不是每个癌症患者的肿瘤标志物都会增高。临床有些确诊的晚期卵巢癌患者 CA125 一直正常,手术前后也没有明显变化。所以,如有其他临床诊疗手段证实可能有恶性肿瘤存在时,不要因为肿瘤标志物不高,就心存侥幸,一定要通过进一步的检查予以排除。有几类肿瘤标志物的敏感度比较高,如原发性肝癌中 70%～90% 有 AFP 的升高,前列腺癌 PSA 总体阳性率约为 70%,这有助于这两种肿瘤的早期发现。

肿瘤标志物升高,该怎么办? 对于单项标志物轻度升高者,不用过于恐慌。可以定期复查,有条件的尽量复查全部的常用标志物,一旦体内有恶性肿瘤存在,可能会有几种肿瘤标志物异常。如果复查后数值一直维持在参考值上限的临界水平,则意义不大。但有以下几类情况要特别重视,需要进行认真的排查:一是单次检查升高特别明显,数倍于正常值的上限;二是反复检查,数值动态持续升高;三是有家族性遗传史肿瘤筛查时肿瘤标志物增高。

不同医院使用不同方法、不同试剂检测同一项标志物时,结果可能出现差异。所以,长期随访监测标志物一定要选同一家医院。

31. 肿瘤标志物升高能否用中药控制

单纯肿瘤标志物高,并不具有特异性,手术只是切除局部肿瘤,癌细胞在血液和淋巴中也存在,术后继续抗肿瘤治疗是非常必要的,如果身体情况允许可以考虑术后化疗,但单纯化疗的不良反应很大,可以配合抗肿瘤的中成药口服液,提高机体免疫力,增强体质,预防复发和转移,提高生活质量。大多数用中医中药治疗后能将肿瘤标志物降到正常,因为中医中药治疗癌症有肯定的疗效。

32. 中医对癌症是怎样认识的

世界卫生组织相关专业机构发布的最新数据显示,2012 年全球新增癌症患者 1 410 万人,癌症相关死亡达 820 万人。我国每年新发癌症患者 312 万人,因癌症死亡 270 万人,并呈增长趋势。我国大多数人对癌症存在四大误区:一是得了癌症等于死亡;二是癌症没有明显的症状,难以早期发现;三是面对癌症束手无策;四是不可能得到有效治疗。每年的 2 月 4 日是世界癌症日,2014 年国际抗癌联盟推出的主题为“消除癌症误区”。

癌字的含义:早在距今约 3 500 年前的殷周时代,对肿瘤就有所发现,殷墟甲骨文上已记有瘤的病名,该字由“疒”及“留”组成,说明当时对该病已有留而不去的认识。在距今约 3 500 年前的古埃及草纸文中,已有了一些关于体表肿瘤的最早记载,表明在西方人类同样很早以前就已关注到了这类疾病的存在,并做了不少有益的探索。

中医学的奠基著作《黄帝内经》中所述"昔瘤、肠覃、石瘕、癥瘕、癖结、膈中、下膈"等病症的描述与现代医学中的某些肿瘤的症状相类似，如"噎膈不通，食饮不下"类似现代医学中的食管、贲门肿瘤所造成的梗阻症状。"石瘕生于胞中……状如杯子，月事不以时下，皆生于女子"，这石瘕的症状与子宫内的肿瘤相类似。"肠覃者……如怀子之状……按之则坚"，与腹腔内的某些肿瘤相似。这些论述为中医肿瘤病学的形成奠定了良好的基础。并指出了肿瘤"发无常处"的生长特点。《说文》和《尔雅》等书中也有类似肿瘤的文字出现。在周代就设有专门治疗肿疡的医生。受我国古代医学影响的朝鲜、日本至今仍有称肿瘤学为肿疡学的。

"癌"字最早见于公元 1171 年《卫济宝书》，被列为痈疽五发之一（一曰癌、二曰瘭、三曰疽、四曰痼、五曰痈）。"癌"按全意的写法，即"岩"。我国古代劳动人民在长期与肿瘤疾病的斗争中，积聚了丰富的经验，广泛地记载在历代医籍、医案和民间流传的中草药单验方中，因此我们应努力发掘，为肿瘤临床治疗服务。

33. 中医治疗癌症的特点是什么

(1)不能置癌细胞于死地，应令癌细胞"改邪归正"：治癌的方法是使癌细胞恢复成原来的正常细胞，这是防治癌症的根本方法——令癌细胞"改邪归正"。以绞股蓝为例，据最近研究，绞股蓝对天然杀伤细胞(NK)活性有显著的增强作用。NK 活性细胞是一种不需预先致敏就能溶解和破坏靶细胞的杀伤细胞，该细胞破坏的靶细胞主要为各种癌细胞及感染某些病毒或细菌的细胞，同时它还参与机体免疫反应的调节，令癌细胞"改邪归正"转变为正常细胞。所以，绞股蓝在抗肿瘤和防治疾病中能起十分重要的作用。

在日本召开的第 15 届世界肿瘤学术研讨会暨汉药学术交流

会上,日本著名肿瘤研究专家杉木公人亮出了一个新的观点:"癌细胞中环磷酸腺苷(cAMP)含量甚低,当培养的癌细胞中掺入cAMP时,癌细胞可慢慢转化为正常细胞。"湘潭建春医院是这一理论的忠实实践者,他们研制的抗癌合剂和扶正合剂,配方中cAMP含量高,并含锗、硒等多种直接和间接使癌细胞逆转成正常细胞的元素,从而验证了这个观点的可行性。

一年前,在深圳以炸油条为业的华山先生老伴不幸被肺癌纠缠,多方医治,无功而返。听说湘潭建春医院自制的、有"绿色抗癌药"之誉的抗癌合剂和扶正合剂有特殊效果,便慕名前来诊治。该药是以原生态半枝莲和鲜竹提取液等为原料,采用现代制药工艺将其有效活性成分高度提纯,对癌细胞有选择地的杀伤而不损伤正常细胞。与农田使用除草剂一样,只对杂草"剿灭",保护禾苗不受损害。几个疗程后,华山老伴的肺部肿块一天天在缩小,逐渐软化,康复出院。华山先生很感激,特作嵌字联书赠院长:"建树有道博学多才,春暖大地迎寿人间",以谢"起死回生"之恩。沈院长告诉我们,恶性肿瘤是一种全身性疾病的局部表现。常规的化疗、放疗对分化不活跃或休眠期的肿瘤细胞效果不太理想,人的元气也大伤。绿色抗癌药是从中医整体观入手,强调以人为本,从患者全身特点加以考虑,而不是"只顾瘤体,不顾身体"。

(2)治疗癌症要采取综合疗法,强调辨证论治,中西医结合:对癌症患者,用药不在于量多力猛,而在于对症效专。癌症患者本来饮食已不便,加上药物味浓气重,滋腻厚实,不仅食之不下,食下之后反伤脾胃。药宜轻灵,循序渐进,细水长流,况且能减少患者的经济负担,还可避免浪费国家药物资源。

中医治疗肿瘤,辨证论治是关键。辨证论治能全面、深刻、正确地了解疾病性质,从而确定相应的治则和方药。这是中医学认识疾病和治疗疾病的基本原则,是中医学对疾病的一种特殊的研究和处理方法,不同于头痛医头,脚痛医脚的普通治法,而是"治病必求其本"的大法。依据中医理论，根据肿瘤患者的临床表现及舌象和脉象，进行辨证归纳分析，寻求"病因"，加以综合治疗，是中医在恶性疾病和疑难杂症中具备的优势。肿瘤和中医的"证"同时存在于同一患者体内，必定有其内在联系。有癌先出现，引起宿主体内一系列生理病理改变，成为证；也有宿主体内先起某些变化，有了证，在此基础上逐渐发展成癌；或者，某些因子同时促成癌和证。无论怎样，通过辨证论治，都有可遵循的规律。

虽然极早期的少数患者可能会无证可辨，或者大部分晚期患者出现错综复杂的症状，这就需要医生能够抓住主症和主要环节，即主要矛盾和次要矛盾的主要方面，予以辨证，然后论治，不能墨守某一个"秘方"或某几种抗癌中草药，希冀能起死回生。以肝癌为例，中医可有不同的分型：脾虚型可表现为乏力，面色萎黄，便溏，舌淡脉濡；气滞型则腹胀纳呆；湿热型有目黄尿赤，苔黄腻，舌红脉滑数；血瘀型可见肝区疼痛，舌暗带瘀斑；阴虚型则舌绛而干，苔剥脉细数。不同的肝癌患者，或者同一肝癌患者在不同时期，会表现为不同的证型，治疗亦各不相同。如脾虚型常予香砂六君子汤加减，气滞型常用枳实消痞汤加减，湿热型常予茵陈蒿汤加减，血瘀型常用失笑散加减，阴虚型则常用一贯煎加减等。另外，针对同一种肿瘤中症状轻重程度的不同，采取的治法也不同，如对于贫血而言，轻者治以补气，中者治以补脾，而重者则治以补肾。同样，不同的肿瘤表现出相同的证时，治疗可以相同。如胃癌、肝癌、乳腺癌等都可出现气滞，通常用柴胡疏肝散调畅气机则会有效，这种同病异治和异病同治都是辨证论治的体现，而辨证和辨病互参，更是辨证论治在临床实际运用和灵活应用的具体体现。另外，首诊辨证论治的正确与否，直接影响到患者的治疗效果。一方面为今后的变证与辨证打下基础，观察到病程变化的确切病机，可合理地进行方药的加减化裁，反过来也影响患者对医生的信任程度和配合力度。所以，每个症状都要细心观察，寻本求源。

癌症的治疗要采取综合治疗,不能单靠哪一种治疗就可以解决问题。中医和西医的结合是吸取各自的特长,共同发挥作用,且能弥补双方的不足,偏于哪一方对癌症的治疗都是无益的。另外,有些治疗方法是世界上公认的好方法,如乳腺癌手术治疗、鼻咽癌放疗、淋巴瘤化疗等,若仅仅依赖中药治疗则是舍本求末,除非这些癌症患者已进入晚期,中医药治疗的好处是对绝大部分的患者能改善生存质量,增强免疫功能,减少手术、放疗和化疗的不良反应,降低复发及远处转移率,提高患者的生存率,增强治疗的远期疗效。

(3)癌症综合治疗:其实,癌症治疗手段不止有西医的手术和放疗、化疗,中医药在癌症综合治疗方面也大有可为。肿瘤患者是一个复杂而庞大的群体,其中每一位患者的发生及发展趋势和转归都不一样,因此肿瘤不同于其他的任何疾病,这种复杂性决定了我们要用全新的视角去看待肿瘤的综合治疗。

西医的手术和放疗、化疗是肿瘤治疗的主要手段,在治疗中占主导地位,但这些方法给机体平衡造成的破坏不可避免,对这种破坏,不同个体的恢复能力快慢不一,程度不同,有的甚至无法恢复。中医治疗强调整体观念,强调寒热、虚实、阴阳、脏腑的辨证施治,是个体化的治疗,符合肿瘤发生、发展的复杂性和规律性,在这种基础上建立起的新的平衡,是有基础的、稳固的、治本的。中医药治疗理应成为肿瘤患者恢复治疗、维持治疗、提高生活质量并延长生存期的必然选择。

中医药应从以下四个层面参与肿瘤的治疗:①预防。"不治已病,治未病",意指疾病重在预防。正所谓"无病无邪,无邪无病",邪正斗争贯穿生命的整个过程,肿瘤的从无到有,发生及发展,便是机体正邪斗争的产物。许多癌前病变即是肿瘤从无到有的中间过程。通过中医药方法控制或治愈这些癌前病变,能延缓肿瘤发生或阻止肿瘤的发生。②恢复治疗。肿瘤患者手术和放疗、化疗后都存在不同程度阴、阳、气血的亏虚或脏腑功能的失调,而且大多数患者短期内难以自行恢复。帮助患者尽快恢复机体的阴阳平衡,有助于增强患者对放疗、化疗的耐受性,防止肿瘤患者因放疗、化疗而正气亏虚致肿瘤复发。中医的辨证施治可大大缩短患者的恢复时间。③维持治疗。肿瘤患者多数是老年患者,而且中晚期患者居多。由于年龄、体能或伴随疾病的限制,提高患者生活质量、延长生存时间是第一要务。肿瘤细胞的恶性程度不一,医学恶性程度较低的肿瘤,生长缓慢,加之老年患者基础代谢率低,只要调节机体的阴阳、脏腑平衡,稍加抑瘤抗癌的中药即可大大延长患者有质量的生存期。④调理好脾胃。这是恢复治疗和维持治疗的关键。脾胃是后天之本、水谷生化之源。调理好脾胃功能,解决好吃与消化的问题,是对患者最好的营养支持。临床经验表明,中医的补益扶正在恶性肿瘤术后调理、抗复发转移,控制病情的发展、延长生存期,以及改善生存质量方面确有良好的疗效。

34. 中医药治疗肿瘤的临床实践和思路是什么

中医药治疗肿瘤在我国已经被肿瘤患者广泛接受,得到了我国肿瘤学界的认可,并受到国际上的关注,中西医结合防治肿瘤是我国防治肿瘤的特色。中医药治疗肿瘤,经过古代人千百年的努力取得了如下成绩:一是形成了既掌握坚实的中医学理论并具有较高中医临床水平,又较好地理解现代肿瘤学包括临床诊断和有关治疗手段的中西医结合专业人才队伍;二是在中医学理论指导下,研究和阐明中医药治疗肿瘤的机制,系统整理中西医结合肿瘤临床防治规律基础上,形成了中国独有的中西医结合肿瘤学科;三是研制出有较高实验及临床验证水平的治疗肿瘤的中药。中医药在防治肿瘤中广泛运用,属于辅助治疗或支持治疗范畴。中医药在肿瘤治疗中常与化疗、放疗、手术相结合,或者对那些不能接受化疗、放疗、手术的患者长期单独使用。

(1)扶正培本:在肿瘤治疗中充分体现了中医药的特色和优势。扶正培本类药物能补益滋养,用于治疗人体的各种虚证,具体地说,能改善血象和细胞免疫功能,促进网状内皮系统吞噬功能,调整机体免疫状态,增强对外界恶性刺激的抵抗力;加强激素调节功能,促进垂体-肾上腺皮质功能,提高环腺苷酸的相对值而抑制癌细胞生长,并有利于保护骨髓,增强放疗和化疗的效果,控制复发,起到抗癌、抑癌的作用。临床实践也证明,恶性肿瘤患者恢复期给予扶正治疗后,一般状况、血象和非特异性细胞免疫功能均有一定程度的改善。扶正固本类药物用于消化道肿瘤,其次用于肺癌、白血病、肝癌及妇科肿瘤,常与其他类抗癌中草药、化学药物、放射治疗、外科手术等配合使用,既能提高机体免疫力,又可增强抗癌作用。

在几十年的中西医结合治疗肿瘤实践中,已经形成了扶正培本、活血化瘀、清热解毒、软坚散结、以毒攻毒等治疗方法。近年来,基于正气内虚为恶性肿瘤重要的发病学基础的共识,以扶正培本为主导的治疗方法,在中医及中西医结合治疗肿瘤临床中,得到了广泛的应用,渐渐成为恶性肿瘤的主要治疗方法之一。另外,近年来,树突状细胞(DC)在抗肿瘤早期免疫应答中的关键作用,受到国内外学者的普遍关注。树突状细胞作为免疫佐剂在 B 淋巴瘤、黑色素瘤、多发性骨髓瘤、前列腺癌、肾癌治疗中取得了一定的治疗效果。

研究结果证实,肿瘤患者机体普遍存在着免疫功能和树突状细胞抗原递呈功能低下,并将中医扶正培本治则即提高机体抗邪功能的机制与树突状细胞抗原递呈功能有机地结合,应用扶正培本为主的中药或复方制剂(益肺清化膏和肺瘤平膏)作为外源性免疫调节剂,发挥中药复方多途径、多靶点、多环节的作用优势,通过干预和调节患者树突状细胞抗原递呈功能,提高了患者抗肿瘤免疫功能,间接抑制肿瘤形成、增殖、侵袭和转移。并从一定程度上阐明了中医药扶正培本治则抗肿瘤的分子机制,为中医药防治恶性肿瘤开辟新的思路及治疗靶点。

(2)中医药增效减毒,促进康复:大量的临床研究和中药新药研究证实了中药可提高化疗效果、减轻化疗的不良反应。中医学认为,化疗可以损伤人体正气,造成骨髓抑制,免疫低下,胃肠道反应及肝肾亏损。临床上常用补益制剂生血宝、十全大补汤等对化疗后引起的白细胞下降、血小板下降或红细胞减少等有一定的保护作用;益气养血、化瘀通脉类中药如生脉散、血府逐瘀汤等,可减轻化疗引发的心肌损伤;健脾益气、和胃降逆的中药如六君子汤等,可减轻化疗后胃肠道反应;猪苓多糖注射液等对免疫功能有一定的保护作用。例如,化疗时引起恶心呕吐、食欲不振、口干舌燥等肝胃不和的症状,可以选用橘皮竹茹汤、旋覆代赭石汤、小半夏汤、藿香正气散等。放射治疗、一些化疗药如白消安(马利兰)长期服用,可引起闭经,男性可引起睾丸萎缩,己烯雌酚在治疗绝经期后乳腺癌时可引起阴道出血等症状,可采用补肾温阳、活血化瘀的中药(金匮肾气丸、桃红四物汤、二至丸等)减毒。异环磷酰胺、阿霉素、依托泊苷、紫杉醇等化疗药都能引起脱发,依照中医理论"发为血之余",可给予生血丸、七宝美髯丹加减治疗。在放疗、化疗1～2周后常见倦怠乏力、精神不振、心慌失眠、口干舌燥、虚汗出、手脚麻木,是神经系统的不良反应。在此期间,除格外注意饮食营养、起居冷暖外,可用中药杞菊地黄丸、归脾丸加钩藤、夜交藤、鸡血藤,以补气养血通络。

放疗引起的不良反应主要表现在组织损伤及对骨髓的抑制。合理应用中药对放疗后不良反应进行综合调理,可以减轻头颈部放疗引起的口干、咽燥等热毒伤阴、气阴两虚症状;可缓解急性放射性肺炎引发的咳嗽、肺通气障碍等症状。研究表明,中药黄芪的主要成分黄芪总黄酮可清除体内自由基、防止放疗所致组织细胞损伤、保护超氧化物歧化酶(SOD)活性,减少肺癌术中放疗时肺组织充血、胸膜粘连和食管黏膜糜烂等损伤。

（3）肿瘤术后中药干预：肿瘤的复发和转移一直是基础与临床研究的热点，中医药在术后抗复发和转移临床与基础研究方面做了大量有益的尝试，取得了初步成效。中医药及手术治疗临床研究表明，术后辅助治疗，可减轻手术的损伤，有利于术后的康复，减少复发或转移，延长生存期，同时为患者接受放疗、化疗创造条件。

近年来，在中医药术后抗复发转移的临床与基础研究方面做了大量工作。术前使用中药可以改善患者体质，减轻因其他疾病引发的肝、肾功能障碍，为手术创造条件；中药可使肿瘤灶周围的淋巴细胞浸润增加，使肿瘤灶周围的降解酶受到抑制；康莱特注射液术前应用可使肿瘤病灶坏死，显示出潜在的应用价值。对于术后患者常出现的气短、乏力、汗出、恶风等元气亏损、卫表不固的症状，采用玉屏风散加味治疗，可明显改善症状，加速体力恢复，防止上呼吸道感染；对于术后出现的食欲减退、腹部胀满、神疲乏力、便秘等，应用益气健脾、和胃消导中药（如补中益气汤、香砂养胃丸、参苓白术散等）治疗后，上述症状明显改善，患者生活质量也得到提高。

肿瘤不仅通过肿瘤血管从宿主获得丰富的营养，而且还通过肿瘤血管向宿主输出大量的恶性细胞，导致肿瘤的不断生长和转移。肿瘤转移复发与人体脏腑功能减退、气血阴阳失调、正气亏虚及机体抗病能力降低等内环境失去平衡有关，瘀血内阻（类似于现代医学的血液高凝状态）是肿瘤复发、转移的重要因素，活血化瘀药物对防止肿瘤复发、转移具有重要意义。人参皂苷 Rg3 在抑制 Lewis 肺癌瘤体生长的同时，对肿瘤诱导新生血管的形成同样有明显的抑制作用；康莱特注射液系从中药薏苡仁中提取的有效抗癌活性成分，此药能显著抑制新生血管的形成。免疫功能低下是恶性肿瘤复发、转移的重要因素，中药扶正则可提高对癌症的免疫功能和减少肿瘤细胞表面活性物质；消化道肿瘤处于脾虚状态特别多，所以健脾益气有可能抑制肿瘤的转移复发。扶正培本药物还具有改善骨髓造血功能、提高内分泌体液的调节功能、调节细胞内 cAMP 含量及 cAMP/cGMP 的比值等作用，从而影响肿瘤细胞生长所必需的条件。既往的基础研究也证实，中医药在干预抗复发和转移的研究中显示出较好的苗头，将是今后中医药临床与基础研究的重要方向之一。

（4）中药抗肿瘤成分的研究进展：随着生命科学的发展，药理学研究从整体发展到组织、细胞和分子水平。现代分子生物学的发展，为药理学研究提供了更丰富的手段。天然中草药是我国传统医学的瑰宝，其有效成分主要有：多糖、生物碱、蛋白质、苷类、油脂等生物活性物质。研究表明，中药多糖具有免疫调节、抗肿瘤、抗炎、抗病毒、抗氧化、抗辐射、降血糖、降血脂、保肝等多种功能。其中，中药多糖的免疫调节活性及抗肿瘤作用倍受关注，中药多糖作为特异性的免疫调节剂，主要是通过影响内皮系统的功能来实现免疫调节。大量药理试验证明，多糖不仅能激活 T 淋巴细胞、B 淋巴细胞、巨噬细胞、天然杀伤细胞（NK）、细胞毒细胞（CTL）、淋巴因子激活的杀伤细胞（LAK）、树突状细胞等免疫细胞，还能促进细胞因子生成，激活补体系统，促进抗体产生，对免疫系统发挥多方面的调节作用。清热解毒类药物具有较广的抗菌谱，能抑制病毒，提高机体非特异性免疫力；对一些实验动物肿瘤有一定抑制作用；对癌细胞和白细胞也有杀伤活性，因而具有消炎、杀菌、抑癌、排毒和退热等作用。它们中不少药物已分离出有效的抗癌活性成分，如喜树碱、多糖、三尖杉碱、靛玉红、长春碱等。活血化瘀类药物能减低血小板凝集，可以使癌细胞不易在血液中停留、聚集、种植，从而减少转移；能影响微循环，增加血管通透性，以改善实体瘤局部的缺氧状态，提高治疗敏感性，这样有利抗癌药物，免疫淋巴细胞及其细胞毒素到达肿瘤部位，具有抗癌作用。有些药物能提高机体补体水平,增强机体免疫力,抑制成纤维细胞亢进的胶原合成作用,减少粗糙型成纤维细胞生成,因此可以预防或减少治疗引起的组织纤维化。中草药宝库需要我们利用现在科技手段来发掘,结构修饰是开发天然抗癌药物的捷径。紫杉醇和喜树碱引发了对喜树碱类药物研究的热潮,很多研究者和厂家相继通过结构修饰得到了大量的衍生物和类似物。我国喜树碱的原料丰富,而且从全合成角度讲,喜树碱的合成也较容易,所以其研究开发一直很有潜力。利用免疫抑制作用来筛选抗肿瘤药物,许多经验告诉我们这是个普遍的规律。雷公藤具有很强的免疫抑制功能,但它毒性大,古称"断肠草"。其主要成分雷公藤内酯醇可抑制肿瘤坏死因子(TNF)诱导的核因子 κB(NF-κB)的活化,但并不依赖 P53 基因;它与紫杉醇存在协调作用,某些方面比紫杉醇还要优越。通过增加水溶性进一步改造其结构,可以提高雷公藤内酯醇的含量。

我国已经批准的一类新药参一胶囊(人参皂苷 Rg3)是由中药人参提取而成。人参大补元气,固脱生津,是自古以来治疗虚证之要药。可补阳中之阴,阴中之阳;鼓舞脾胃,益气养血。药效学试验结果证实,该药有明显的抑瘤作用和抗转移作用,即对小鼠移植性黑色素瘤、Lewis 肺癌、S180 肉瘤有抑制作用;对裸鼠移植人体 B_{16} 黑色素瘤实验转移、Lewis 肺癌自发转移、Lovo 人体肠癌转移、MGC 人体胃癌转移模型有抑制作用。临床研究表明,参一胶囊与化疗合并用药对气虚证肿瘤患者有增效减毒作用,能够改善气虚证候,提高免疫功能和生存质量,增加体重,是安全有效的中药一类新药。最近研究发现,大蒜新素在抗肿瘤和抗真菌方面已经显露出良好的苗头,值得关注。

(5)今后的研究方向:可以预见,今后我国肿瘤防治的模式,是根据肿瘤的生物特性和病程特点,将循证医学的理念和方法引入临床治疗,强调将宏观与微观、辨病与辨证、整体与局部、治本与治标、扶正与祛邪相结合，制定出规范化的治疗方案和疗效评价体系。随着传统医学与现代生物、物理技术的不断融合、多领域跨学科的交叉渗透，中医药多层次、多环节、多靶点的作用特点将会得到充分的发挥，也将有利于创造出优于其他任何单一疗法或医学体系的新医学模式。

当然，在目前的中医临床研究质量上存在问题，缺乏严谨合理的设计和严格的循证规范；不但随机对照试验资料极少，统计方法相对落后，且盲法应用较少，缺少对临床不良反应和预后终点的评价，尚未建立起充分反映自身学科特点的科学的辨证与临床疗效评价体系。因此，在中医理论框架内进行专业设计，对中医肿瘤证候学分布规律进行研究，对现有治疗方案进行有效性评价，促进中医、中西医结合肿瘤临床的辨证与疗效评价体系规范化和决策的科学化，是有益和可行的。另外，当前中医疗效的评价多数以计分的方式，对症状、体征、生活质量等进行观察，结果的判定或多或少有些主观随意性；可否通过随机对照、大样本、多中心的研究，对中医药干预调节某些特异性肿瘤标志物表达进行前瞻性研究及探索，以期最终将恶性肿瘤标志物引入到中医药有效性评价，以促进中医肿瘤疗效评定的客观化。有计划地把中药治疗和手术、放疗、化疗、免疫疗法相结合，达到既增加疗效，又减轻不良反应，并最终减轻癌症患者的痛苦，提高生活质量和疗效的目的。

35. 肿瘤标志物与中医辨证分型的关系是什么

有人报道了肺癌肿瘤标志物与中医辨证分型相关性研究，通过观察与肺癌相关的多项肿瘤标志物水平的变化，探讨其与肺癌病理分类及中医辨证分型的关系。采用多肿瘤标志物蛋白芯片检测系统测定 54 例原发性肺癌患者和 30 例正常人血清中 12 项肿瘤标志物（CA19-9、NSE、CEA、CA242、CA153、CA125、SF、AFP、HGH、HCG、f-PSA 及 PSA）的水平。结果表明，小细胞未分化性肺癌组 NSE 浓度显著高于其他类型组；腺癌组 CEA、CA125 浓度较其他各类型组偏高；肺癌组 CEA、CA19-9、CA125、NSE、SF 浓度显著高于正常对照组，CEA 浓度依气血瘀滞组、气阴两虚组、热毒炽盛组、痰湿蕴肺组降低，气阴两虚组及热毒炽盛组 CA125 和 NSE 浓度显著高于气血瘀滞组和痰湿蕴肺组，但气阴两虚组、热毒炽盛组间和气血瘀滞组、痰湿蕴肺组间无显著差异，气阴两虚型组 CA19-9 浓度显著高于其他各证型组，但其他各组间无显著差异，各证型组 SF 浓度无显著差异。因此，NSE、CA19-9、CEA、SF、CA125 联合检测不仅是诊断原发性肺癌的重要依据，且与中医辨证分型有一定关系。

有人也报道了肺癌患者肿瘤标志物与中医辨证分型的关系研究，通过观察 5 项肿瘤标志物（CEA、CA19-9、CA125、NSE、CYFRA21-1）水平的变化，探讨其与中医辨证分型的关系。采用电化学发光技术测定 90 例原发性肺癌患者和 60 例正常人血清中 5 项肿瘤标志物的水平。结果表明，肺癌患者各证型组 CEA、CA19-9、CA125、NSE、CYFRA21-1 水平均高于对照组。CEA 浓度以瘀阻肺络型最高，并依气阴两虚型、阴虚毒热型、痰湿蕴肺型依次降低。气阴两虚型 CA19-9、NSE、CA125 水平高于其他各组，但阴虚毒热型、痰湿蕴肺型、瘀阻肺络型各组间无差异。肺癌各证型组间 CYFRA21-1 无差异。因此，CEA、CA19-9、CA125、NSE、CYFRA21-1 联合检测不仅是诊断原发性肺癌的重要依据，且与中医辨证分型有一定关系。

36. 抗瘤增效方联合化疗对中晚期非小细胞肺癌患者肿瘤标志物的影响是什么

有人报道，某些肿瘤标志物在临床上广泛应用并成为判断肺癌疾病进展情况的一个重要观察指标，中医药与化疗联合治疗肺癌能否改善肿瘤标志物水平也成为临床医生逐渐关注的一个问题。探讨抗瘤增效方对中晚期非小细胞肺癌（NSCLC）化疗患者血清糖类抗原 50（CA50）、细胞角蛋白 19 片段（CYFRA21-1）、癌胚抗原（CEA）的影响及其与临床疗效的关系。采用设计、场所、对象和干预措施,所有患者均为 2008 年 10 月至 2009 年 12 月在上海中医药大学附属龙华医院肿瘤科及上海市浦东新区浦南医院肿瘤科治疗的住院患者,采用前瞻性、随机、对照的临床研究方法,将 74 例中晚期 NSCLC 患者分为治疗组（抗瘤增效方＋化疗）、对照组（单纯化疗）各 37 例,均采用 NP 方案（长春瑞滨＋顺铂）化疗 2 个疗程,治疗组在化疗同时口服中药抗瘤增效方。检测治疗前后 NSCLC 患者 CA50、CYFRA21-1、CEA 水平并观察疗效、中医症状、生活状态评分（Karnofsky 评分）,探讨疗效与 CA50、CYFRA21-1、CEA 水平变化的关系。结果表明,两组患者均未达到完全缓解。治疗组近期稳定率（部分缓解＋稳定）为 89.20%（33/37）,优于对照组的 70.30%（26/37）。治疗组治疗后血清 CA50、CYFRA21-1、CEA 水平均较对照组明显下降,稳定患者治疗后血清 CA50、CYFRA21-1、CEA 水平也下降,对照组变化不明显,甚至有升高趋势。此外,治疗组治疗后中医证候改善率为 51%（19/37）,优于对照组的 11%（4/37）。

37. 乙型肝炎病毒肿瘤标志物及肝癌的发病关系是什么

有人报道,为了探讨中药对乙型肝炎病毒肿瘤标志物及肝癌的发病关系。研究了 120 例乙肝病毒携带者,其中 60 例用红花清肝十三味丸治疗,30 例用护肝胶囊治疗,30 例不用任何药物治疗,观察 3 组肿瘤标志物的变化,采用并进行 5 年后的长期随访,荧光定量聚合酶链反应（FQ-PCR）方法检测血清乙肝病毒标志物（HBV-DNA）含量。另外,实验室用四氯化碳造成肝损伤模型,观察红花清肝十三味丸的保肝作用。结果表明,护肝胶囊组和红花清肝组对 AFP、AFU、γ-GT、CEA 4 种肿瘤标志物浓度的降低明显优于非用药组;长期随访(5 年后)对 HBV-DNA 的降低护肝胶囊组和红花清肝十三味丸明显优于非用药组;长期随访(5 年后)护肝胶囊组和红花清肝组的癌变率明显低于非用药组;动物实验表明,红花清肝十三味丸能使肝损伤大鼠丙氨酸氨基转移酶降低,具有显著的抗肝损伤作用。因此,HBV 携带者必须治疗,经治疗可降低血清中肿瘤标志物的浓度,使血清 HBV-DNA 浓度明显下降,预防肝细胞癌的发生。提示血清肿瘤标志物的浓度与血清 HBV-DNA 的浓度呈正相关,与肝细胞癌的发生率呈负相关。

38. 中药与肿瘤的诱导分化治疗实验结果是什么

有人报道,对肿瘤细胞的诱导分化治疗是肿瘤治疗研究的热点,应用中药进行肿瘤细胞的诱导分化研究在国内已广泛开展,随着细胞生物学和分子生物学的发展,肿瘤的发生机制得到了进一步的认识。无限增殖是癌细胞唯一明确的特征,而增殖与分化呈负相关。诱导分化治疗的特点正是应用一些特定的制剂在不杀死肿瘤细胞的同时,诱导肿瘤细胞分化成正常或接近正常的细胞,从而也抑制了细胞的增殖。在国内,应用中药进行肿瘤细胞的诱导分化研究已广泛开展,按传统分类的补益、理血、清热、泻下等中药的应用。

(1)苷类:有人报道,人参皂苷(GS)对 CD34$^+$ 造血干/祖细胞的作用研究表明,其不但能促进 CD34$^+$ 造血干/祖细胞的增殖,并且能诱导定向分化,具有类生长因子和协同生长因子的作用。有人也报道了人参总皂苷(TSPG)对人肝癌细胞株 HepG2 碱性磷酸酶活性及甲胎蛋白(AFP)生成的影响。结果显示,$400\mu g/ml$ TSPG 使反映肝细胞分化的 ALP 活性明显升高,并使肝癌标志蛋白 AFP 合成明显下降。因此,TSPG 具有使 HepG2 细胞的胞质中某些表型逆转,向正常细胞的方向诱导分化的作用。对其作用机制,学者们认为诱导使细胞内 cAMP 增加及蛋白激酶 A 的进一步作用,以及阻止细胞由 G_0/G_1 期向 $G_2/M+S$ 期过渡有关。三七总皂苷(PNS)是中药三七的有效成分之一,有人研究发现,经 PNS 诱导后,HL-60 细胞(人早幼粒白血病细胞株)形态趋向成熟分化,氯化硝基四氮唑蓝(NBT)还原反应阳性细胞和过氧化物酶(POX)染色阳性细胞数增加,CD14、CD15 表达阳性细胞数也显著提高,提示 PNS 诱导 HL-60 细胞向粒系分化为主。有人用 PNS 在体外定向诱导 SD 青年鼠骨髓间质干细胞(rMSC)分化为神经元样细胞的实验中,PNS 可诱导骨髓间质干细胞分化为神经元样细胞。实验中在诱导细胞分化的同时,对其增殖有明显的抑制作用,提示 PNS 抑制了 DNA 及 RNA 合成,这种抑制可能导致细胞增殖减慢并干扰了细胞基因的表达,促进其分化。淫羊藿苷(ICA)是淫羊藿中提取的单体成分,有人观察了 ICA 对白血病细胞端粒酶活性及增殖分化的影响,显示 ICA 可明显抑制端粒酶活性,对白血病细胞有较明显的诱导分化和抑制增殖作用,作用机制为 ICA 具有抑制急性早幼粒白血病细胞端粒酶活性的作用。有人将 ICA 作用于人高转移肺癌细胞 PG,结果表明,ICA 虽然直接抑癌作用较弱,但却能影响 PG 细胞周期的时相分布,使 S 期减小,并能升高细胞内 cAMP 水平,降低 cGMP 水平,提高 cAMP/cGMP 比值,同时降低 PG 细胞对胞外基质的黏附性及侵袭、运动能力,从而逆转肿瘤细胞的恶性表型,表明药单体 ICA 是一种新型的生物反应调节剂和诱导分化剂。豆苷元(DA)为异黄酮苷中的一种苷元,有人观察 DA 对 YAC-1 细胞及小鼠 ESC 艾氏肉瘤生长的抑制作用及对免疫功能的影响,显示其剂量依赖性抑制 YAC-1 细胞生长,增强非特异性免疫功能。其他异黄酮如染料木素、黄豆黄素(GL)、金雀异黄素等也具有诱导分化作用。有人观察染料木素、DA 和 GL 对列腺癌细胞(PC-3)凋亡的影响,发现染料木素、DA 和 GL 对 PC-3 细胞处理后,二倍体细胞(G_1 期细胞)

相对减少,亚二倍体细胞峰(即细胞凋亡率)逐渐增加,即凋亡细胞比例逐渐增多。DNA 凋亡片段凝胶电泳和细胞苏木素染色结果也显示,三种受试物能够诱导 PC-3 细胞凋亡,且这种作用存在剂量-效应关系。结果表明,异黄酮类化合物染料木素、DA 和 GL 均具有诱导 PC-3 细胞凋亡的作用,提示该类物质可通过诱导细胞凋亡而发挥其抗肿瘤作用。

(2)有机酸类:桂皮酸类中药含桂皮酸及其衍生物,有人用 2mmol/L 终浓度肉桂酸作用于人肺腺癌 A549 细胞,观察到细胞体外生长速度减慢,双层软琼脂集落形成减少,细胞 DNA 合成能力降低,细胞周期出现向 G_1/G_0 期移行的特征性动力学改变,并通过激活人肺腺癌细胞分化相关基因表达启动细胞分化并达到恶性逆转。有人用桂皮酸对 NB4 细胞诱导分化,结果显示,桂皮酸作用 NB4 细胞后,CINN 可诱导 NB4 细胞向终末细胞分化,分化率较对照组差异明显,细胞 AgNORs 颗粒数明显减少,CD11b 表达升高,CD33 表达下降,c-myc 表达下降,c-fos 蛋白表达升高。因此,桂皮酸能使 NB4 细胞分化成熟,增殖能力下降,其机制可能是通过调控 NB4 细胞的增殖、分化相关的基因 c-myc、c-fos 表达来抑制细胞增殖,诱导细胞分化。

(3)胆酸盐类:有人观察药用猪胆酸钠诱导体外培养的人早幼粒白血病细胞系 HL-60 细胞分化过程中超微结构的变化及其细胞呼吸爆发功能特征见到猪胆酸钠(400mg/L 终浓度)诱导 HL-60 细胞分化过程中,细胞超微结构发生明显改变,细胞核浆比例降低,细胞核变小,核仁减少,胞核出现深浅不等的凹陷,多数细胞出现不规则的表面突起,细胞表面伸出不规则大型钝形伪足,细胞质内可见部分线粒体空泡化及内质网扩张。核内染色质凝聚成块并边集,核扭曲,断裂。同时,用电子自旋共振波谱仪直接检测到猪胆酸钠诱导分化的 HL-60 细胞发生呼吸爆发时产生羟自由基,并消耗细胞外介质中的氧。

(4)生物碱类:有人报道用一定浓度的苦参碱作用 K562 细胞后,采用分子生物学 Northen 印迹法和 Dot 印迹法杂交技术分析 c-myc、N-ras 及 P53 mRNA 在 K562 细胞诱导分化过程中表达水平改变,不仅抑制细胞的生长增殖,也是较好的诱导分化效应,在诱导 K562 细胞分化启动时,能明显改变早期相关癌基因的表达。在对一定浓度的苦参碱能诱导 K562 细胞分化机制的研究中,有人用链亲和素-生物素放大系统结合的酶联免疫法,动态检测苦参碱作用于 K562 细胞后,K562 细胞膜相及胞质内的蛋白酪氨酸激酶和磷酸酶活性的变化。结查显示,苦参碱能抑制 K562 细胞内的蛋白酪氨酸酶活性,在<0.1mg/ml 的浓度范围内,抑制作用具有浓度依赖性。苦参碱作用 K562 细胞后,伴随蛋白酪氨酸激酶的活性变化,蛋白酪氨酸磷酸酶的活性也有一短暂的下降。同时,苦参碱诱导 K562 细胞分化的过程中,涉及蛋白酪氨酸激酶的活性改变。膜相中蛋白酪氨酸激酶的活性改变先于细胞质内的改变,提示有一个信号的跨膜转运过程并伴有蛋白酪氨酸磷酸酶的活性变化,反映了胞内的蛋白酪氨酸残基磷酸化与去磷酸化的即时调节机制。苦参碱对蛋白酪氨酸激酶活性的抑制作用具有特异性及饱和性的特点,还提示有相应的受体存在。

(5)其他:有人用丹参酮ⅡA(TanⅡA)对原代培养的人急性早幼粒细胞白血病(APL)细胞进行诱导分化作用的研究发现,0.5μg/ml TanⅡA 可诱导 82.5%±4.8%的 APL 细胞向终末细胞分化,并使细胞生长明显受抑,作用机制为 TanⅡA 将 APL 细胞阻滞于 G_0/G_1 期,S 期细胞数明显减少。同时,有人研究 TanⅡA 对 HL-60 和 K562 细胞的诱导分化作用时发现,TanⅡA 抑制 HL-60 和 K562 细胞生长,诱导细胞向终末细胞方向分化,作用机制与端粒酶活性明显下降有关。

有人研究中药葛根的提取物葛根黄素(普乐林)对 HL-60 细胞的诱导分化和促凋亡作用中发现,一定剂量的普乐林对 HL-60

细胞具有诱导分化效应,可影响 HL-60 细胞的细胞周期进展,且随其浓度的增高,亚 G_1 期细胞所占比例增加。有人在巴豆液对 HL-60 细胞诱导分化的作用研究中发现,不同浓度巴豆液与 HL-60 细胞共同孵育一定时间后,对 HL-60 细胞生长有显著的抑制作用,且随着药物浓度加大及作用时间延长而增强,诱导细胞向正常方向分化。

有人报道,榄香烯乳对 B_{16} 黑色素瘤细胞株具有诱导分化作用,其对体内外 B_{16} 黑色素瘤细胞株均有抑制作用。药物作用后,瘤细胞生长抑制,增殖减慢,接触抑制恢复,成瘤性降低,电镜观察细胞恶性度下降,出现较为成熟的黑色素颗粒。在低浓度时,榄香烯乳对 B_{16} 黑色素瘤细胞株具有诱导分化作用。有人在研究大蒜素对肿瘤细胞中核转录因子 $B(NF\kappa B)$ 活性的影响时,发现用大蒜素处理后可观察到肿瘤细胞有增殖减慢及诱导分化等现象,$NF\kappa B$ 结合 DNA 的活性降低。因此,认为大蒜素的抗肿瘤作用可能是通过 $NF\kappa B$ 信号途径起作用的。

有人报道,中药蟾酥的主要活性成分蟾蜍毒素通过促进肿瘤细胞分化、诱导肿瘤细胞凋亡而具有很强的抗肿瘤作用,其作用机制与干扰细胞生长周期、抑制细胞膜 Na^+/K^+-ATP 酶、降低拓扑异构酶活性、增强有丝分裂原激活蛋白酶活性、改变肿瘤细胞包基因素达等有关。

过去,对中医药抗肿瘤的研究,往往只从调节机体功能失调、增强免疫力、扶正固本等方面进行,而以上应用中药进行肿瘤细胞的诱导分化研究,对中医药治疗肿瘤提供了新的思路、研究方法和技术路线。肿瘤细胞与正常细胞一样具有分化潜能,应用不断发现的中药诱导分化制剂使其进一步发育完全、丧失恶性特征,也应是一种新概念的扶正固本治疗方法。中药来源丰富,基础广泛,研究方法不断更新,都为中药进行肿瘤细胞的诱导分化研究的前景提供了可靠的保证。

39. 中医药对肿瘤标志物调节的临床应用是什么

肿瘤标记物的含量,会随着治疗的效果而改变或消失。医学界在研究肿瘤标记物产生的可能过程和癌症的治疗效果时发现,这些化学物质与中医的证候之间存在一定关系。例如,肺癌是目前我国发病率最高的癌症,从辨证分型来说,气阴两虚型最多,患者的 CA125 含量最高在 50U/ml 以上,CA19-9、NSE 也在 40U/ml 以上,而在对症治疗的同时,强化气阴两补。另外,在只有 CA19-9、CA125 的一个阳性或两个阳性,而其他指标不存在时,非癌症患者也从气阴虚来调节。肺癌患者的 CEA 在达到 35U/L 以上时,可以视为瘀阻肺癌型,以活血化瘀论治,而 CEA、CA19-9、CA125、NSE 都较低,CYFRA21-1 较高时,可以认为是阴虚型、湿热型,以清热利湿论治。对于肝癌患者,AFP 是主要的肿瘤标记物,一般 AFP >1 300µg/L 时,可以视为湿热型,可强化清湿热。但是,中医对清湿热,假如不抓住湿热这个顽症,很难治疗见效。而肝癌患者 CA19-9>420µg/L 时,需考虑肝郁脾虚。CEA>70µg/L 时,要将重点放在活血化瘀上。而 AFU>300U/L 时,可视为肝肾阴虚型。SF>700mg/L 时,就属于气滞型了。当然,这些分型要结合所有指标和血常规来确定,但要充分考虑到肿瘤标志物在治疗的过程中会发生的变化,从而中医辨证治疗也要进行相应的调整。其他肿瘤也可采用如上的较系统的分析,提高癌症的防治水平。分析肿瘤标记物及肿瘤或健康的动态变化规律,可以用中医药理论的辨证方法进行提前干预和调整。也就是说,无论是健康人还是癌症患者,当检测到肿瘤标记物时,均可用中药进行调整,特别是采用药食同源的方法,这些食物不良反应小,也不会与各种治疗方法相抵抗,所以可长期、广泛地使用。

单纯肿瘤标志物高,并不具有特异性,手术只是切除局部肿瘤,癌细胞在血液和淋巴中也存在,术后继续抗肿瘤治疗是非常必要的,如果身体情况允许可以考虑术后化疗,但单纯化疗的不良反应大,可以配合抗肿瘤的中成药口服液,提高机体免疫力,增强体质,预防复发和转移,提高生活质量。

临床上,检测 CA125 主要用于已接受首次治疗的卵巢癌患者,其癌组织残留或复发的判定。持续升高与进行性恶性或治疗效果不佳有关,CA125 升高还见于子宫内膜癌、乳腺癌、胃肠道癌、肝硬化、肝炎、多种妇科良性疾病、妊娠早期等。CA125 的特异性不高,却是目前用于监测卵巢癌患者治疗效果及观察疾病发展的最重要指标。患者如 CA125 偏高,建议患者定期复查,并配合术后的巩固治疗,可采用中医中药的治疗方法,控制和稳定病情,达到较好的后续治疗效果。

40. 中医药调节肿瘤免疫逃逸机制研究是什么

肿瘤的发生、增殖、浸润和转移的过程,就是肿瘤不断逃避机体免疫系统攻击的过程。肿瘤的免疫逃逸机制复杂,涉及肿瘤和荷瘤机体两方面的因素,有些机制还不是很明确,尚需进一步探讨。这些机制主要涉及以下几个方面:①肿瘤抗原的免疫原性弱及抗原调变,抗原遮盖或封闭。②肿瘤细胞表面主要组织相容性复合体(MHC)分子表达下降或缺陷,或处理递呈抗原肽的血小板活化因子(FDG)、人免疫球蛋白(HIG)等缺陷;或肿瘤细胞通过表达非经典的组织相容性抗原(HLA)分子(如 HLA-G 和 HLA-E)向天然杀伤细胞(NK 细胞)传递抑制性信号,下调 NK 细胞的功能,以逃避 NK 细胞的攻击。③共刺激分子 B7/CD28/CTLA-4 及其他黏附分子表达下降。④肿瘤细胞可以自分泌或旁分泌一些免疫抑制性细胞因子,如转化生长因子-β(TGF-β)、白细胞介素-10(IL-10)、前列腺素 E_2(PGE$_2$)等,削弱免疫系统对肿瘤的排斥效应,或通过诱导产生免疫抑制细胞诱发免疫抑制。⑤肿瘤细胞可释放出可溶性抗原分子,并与抗体结合成复合物,通过抗体的 Fc

段与淋巴细胞、NK 细胞或巨噬细胞的 Fc 受体结合,从而封闭 ADCC 效应。⑥肿瘤细胞分泌可溶性活化受体的配体,如 NK 细胞活化受体 NKG2D 的配体 MICA,下调免疫细胞表面活化受体的表达,使免疫效应细胞功能丢失或下降。⑦肿瘤细胞高表达 FasL,可通过 Fas/FasL 途径介导肿瘤特异性 T 细胞凋亡,另一方面,肿瘤细胞低表达 Fas 或某些 Fas 信号传导分子缺陷,可抵抗 Fas 介导的细胞凋亡。⑧肿瘤抗原诱发免疫耐受。此外,荷瘤机体免疫功能的异常,如树突状细胞 DC 不能有效提呈抗原,T 细胞高表达 Fas 对 FasL 诱导的凋亡敏感及 Th1/Th2 漂移等,也与肿瘤的免疫逃逸相关。这些逃逸的机制可以相互协同影响,同一肿瘤可有几种免疫逃逸方式,不同肿瘤、肿瘤的不同分化阶段,其免疫逃逸的方式亦不相同。

目前,现代医学通过基因转导等技术改变肿瘤的免疫逃逸状态,已经成为肿瘤免疫治疗研究的热点。中医药抗肿瘤的机制研究主要集中在诱导肿瘤细胞凋亡、逆转肿瘤多药耐药和提高机体免疫系统功能等方面,对肿瘤免疫逃逸的影响研究还比较欠缺。

(1)中药对肿瘤细胞 Fas/FasL 系统的影响:许多研究均已表明,Fas/FasL 系统在肿瘤的免疫逃逸过程中起重要作用。一方面肿瘤细胞通过主动表达或分泌功能性的 FasL 而对 Fas 阳性的免疫细胞进行杀伤,削弱机体的免疫力;另一方面,由于肿瘤细胞本身只表达少量或不表达 Fas,使其可以免受自身或免疫细胞的攻击,因而达到免疫逃逸的目的,此即肿瘤的“Fas 反击假说”。

研究结果表明,淫羊藿苷(ICA)可明显提高人高转移性肺癌细胞株 PG 细胞 Fas 的表达率,同时明显降低 FasL 的表达,并且在 PG 细胞与 Jurkat T 细胞共培养中,降低 Jurkat T 细胞的凋亡率,提高 CD3AK 细胞对 PG 细胞的杀伤活性,提示淫羊藿苷可能通过影响 PG 细胞 Fas/FasL 系统而逆转肿瘤细胞的免疫逃逸。其他的一些研究表明,药物对肿瘤细胞 Fas/FasL 系统的调控结果不同可能与药物的不同作用机制相关。有人研究发现,化痰散结方可上调人肺癌 SPC-A1 细胞 Fas 表达,而下调 FasL 的表达。可以推测,此类药物除了在上调肿瘤细胞 Fas 表达,增加其凋亡敏感性外,还可能通过下调肿瘤细胞 FasL 的表达而降低其"反击能力"。有人对樟脑和柴胡提取物的研究中发现,两种药物均能分别提高人肝癌细胞和非小细胞肺癌细胞 Fas/FasL 的表达。有人在三氧化二砷对非 M3 的急性髓细胞白血病(AML)细胞及急性淋巴细胞白血病(ALL)细胞 Fas 和 FasL 蛋白影响的研究中亦得到类似结果。同样可以推断,这些药物在上调肿瘤细胞 Fas 表达增加其对自身或免疫细胞 FasL 的凋亡敏感性外,其 FasL 的表达增高有可能会加强肿瘤细胞在荷瘤机体内反击免疫细胞的能力。尽管上述研究只是从药物对 Fas/FasL 的表达影响与凋亡的相关性方面进行探讨,但从肿瘤 Fas/FasL 表达与免疫逃逸的关系的角度值得进一步深入。

另外,研究表明扶正抑瘤颗粒可以抑制荷瘤(H22)小鼠 T 淋巴细胞 Fas 蛋白表达,增加 FasL 的表达。有人也通过桂枝茯苓丸纠正了荷瘤小鼠 T 细胞 Fas 表达的异常,使其恢复正常。这些研究提示,中药也可能下调免疫细胞 Fas 的表达,从而免于自身或肿瘤细胞 FasL 触发的凋亡,防止肿瘤细胞免疫逃逸,发挥抗肿瘤作用。

(2)中药对肿瘤细胞分泌抑制性细胞因子的影响:肿瘤细胞能够分泌细胞因子 TGF-β、IL-10 和 PGE$_2$ 等,抑制荷瘤机体的免疫功能,从而逃避免疫攻击。除了 TGF-β 通过调控细胞周期,抑制细胞增殖,诱导细胞凋亡的方式对早期肿瘤有抑制作用外,这些细胞因子主要是通过抑制 T 细胞、NK 细胞、树突状细胞等免疫细胞的增殖活化,阻断免疫活化细胞的信号转导,抑制 Th1 型细胞因子的产生和活性,促进 Th2 漂移等机制来实现其免疫抑制功能。

中药在调控肿瘤细胞因子分泌方面也进行了研究。有人研究发现,黄芪和猪苓多糖均能明显上调肿瘤细胞 S180 培养上清对 ConA 诱导的小鼠脾细胞增殖、IL-2 产生对小鼠脾细胞的杀伤活性,上调 CTLL-2 细胞对 IL-2 的反应性及小鼠脾细胞表面 IL-2Rα 的表达,可见黄芪和猪苓多糖可抵消肿瘤上清的免疫抑制作用,下调肿瘤细胞 S180 合成和(或)分泌免疫抑制物。有人发现,复方泽漆散能够抑制 Lewis 肺癌肿瘤细胞生长,稳定病灶,下调 TGF-β_1 的表达,提示复方泽漆散对小鼠 Lewis 肺癌具有明显疗效,其作用机制与降低 TGF-β_1 的表达有关。此外,发现枸杞多糖和三氧化二砷也可下调肿瘤 TGF-β 的水平。

在中药调控肿瘤细胞分泌 PGE_2 的研究中,有人以结肠癌细胞系 HT-29 为研究对象,培养后加入不同浓度的黄连素,用放射免疫法观察黄连素对 PGE_2 的抑制作用,结果黄连素在浓度超过 1.0 $\mu mol/L$ 时对 PGE_2 有抑制作用,与时间和浓度正相关。苦参碱也可抑制大肠癌 HT-29 细胞环氧合酶(COX)-2 mRNA 蛋白表达及 PGE_2 合成水平。

(3)中药对荷瘤机体 Th1/Th2 漂移的影响:根据细胞因子分泌模式,CD4$^+$T 细胞可分为 Th1 和 Th2 亚群,Th1 细胞主要分泌 IL-2、IL-12、IFN-γ 和 TNF-β 等细胞因子,介导细胞免疫,细胞毒性 T 细胞和巨噬细胞活化及迟发型超敏反应等;Th2 主要分泌 IL-4、IL-5、IL-6、IL-10 和 IL-13 等细胞因子,介导体液免疫,B 细胞和嗜酸性粒细胞活化及免疫球蛋白(Ig)E 的生成等。Th1 和 Th2 亚群,两者之间有相互拮抗作用,它们之间的不平衡会导致某类细胞的过度增殖,从而产生免疫功能紊乱。

现已发现,非小细胞肺癌、直肠癌、卵巢癌等多种荷瘤机体内 Th2 型细胞因子占优势,且其漂移与肿瘤的恶性程度呈正相关。有人采用反转录聚合酶链反应(RT-PCR)和酶联免疫吸附测定(ELISA)法检测发现,牛膝多糖能在转录水平和翻译水平促进

Th1 类细胞因子 IFN-γ 的分泌,而抑制 Th2 类细胞因子 IL-4 的分泌(呈时间和剂量依赖性),能初步纠正肺癌患者 Th1 和 Th2 细胞因子的失衡。赤芍总苷也能提高荷瘤鼠 IL-2、TNF-α 的分泌,维持 Th1 的优势状态;人参皂苷 Rg3 能使肿瘤放疗患者外周血 Th1/Th2 向免疫增强的方向漂移。在复方研究中,有人研究发现,"参阳"方可显著增加舌鳞癌 SD 大鼠血清 Th1 型细胞因子 TNF-α 和 IL-2 的含量,对血清中 IFN-γ 的含量也有一定的增加作用,同时能显著降低 Th2 型细胞因子 IL-4 和 IL-10 的表达。而益气散结泄水复方(人参、生黄芪、椒目、桑白皮等)配伍温热药(白术、桂枝、附子、干姜)较单用该复方更能延长癌性胸水模型小鼠的生存期,提高胸腔积液中 IL-2、IFN-γ 含量,而单用温热药未见此效果。

荷瘤机体内细胞因子的分泌和调控是一个非常复杂的机制,除考虑机体本身的免疫状态外,肿瘤细胞分泌的细胞因子对机体的免疫状态也有明显的影响,肿瘤细胞分泌的 TGF-β、IL-10 等,均可引起荷瘤机体局部或全身 Th1/Th2 的漂移。在抑制肿瘤分泌抑制性因子的同时,增加其分泌 Th1 型细胞因子也是改善肿瘤局部微环境免疫抑制状态的有效途径。研究表明,黄芪能下调肿瘤细胞 Th2 型细胞因子而诱生 Th1 型细胞因子。

总之,肿瘤本身就是一个多因素、多基因的疾病。肿瘤能在人体内发生并持续发展,是由于肿瘤细胞在长期的形成过程中,形成了多重免疫逃逸机制,躲避了免疫系统的监视。这些逃逸机制涉及肿瘤细胞免疫过程中肿瘤抗原表达,抗原识别加工和提呈,T 细胞增殖活化和分化及免疫效应的产生这一系列环节。预防根治肿瘤,就必须对肿瘤本身和机体免疫系统从各个水平、各个环节、多个靶点同时调整。而西药为单一化合物,有特定的作用靶点和专一的作用方式,对抗是其主要作用机制,其作用靶点单一。肿瘤疫苗等生物疗法也是通过单靶点作用来激活多环节、多靶点受抑的免疫系统,其应用前景也很难预知。传统中药与西药的作用模式不同,有多种天然有效成分的单味中药和经过君、臣、佐、使配伍的复方都是活性物质群,可同时作用于多个靶点,呈现多效性。既然多环节逃离免疫系统的监视是肿瘤发生的根源,在整体观指导下运用多靶点多效应的中药或复方来防治肿瘤就有显而易见的优势。然而,中药抗肿瘤主要还是集中在诱导凋亡、调节机体免疫功能等方面,中药调控肿瘤免疫逃逸的研究还非常有限。已有研究基本上只涉及相关分子的表达,未能深入到基因水平和信号转导等具体机制。此外,目前的研究方法多把单味中药、复方或组分作为一个化学药物进行研究,未能突出中医药理论指导下中药的作用特点。

41. 中药治疗肿瘤细胞的多靶点效应是什么

中药治疗肿瘤细胞有多靶点效应,目前较为流行的观念是,中药治疗肿瘤细胞的多靶点效应当属其重要特点和优势之一。中药对肿瘤细胞多靶点效应的主要机制有如下几方面。

(1)影响肿瘤细胞 DNA、蛋白质合成及细胞生长周期:大多数抗肿瘤药物为细胞周期特异性药物,主要杀伤处于增殖期的肿瘤细胞,特别是 S 期和 M 期细胞最为敏感。丹参的成分丹参酮对肿瘤细胞 DNA 合成有抑制作用。丹参酮作用于肿瘤细胞分裂的 S期,其机制是抑制肿瘤细胞增殖细胞核抗原(PCNA)表达升高和 DNA 多聚酶 D 活性。西洋参多糖能有效阻止肝癌细胞 S 期的 DNA 合成。

(2)直接抑制或杀灭肿瘤细胞:中药姜黄的主要成分姜黄素,对人胃腺癌细胞 SGC-7901 有浓度依赖性的细胞毒作用,明显抑制 SGC-7901 细胞增殖,同时具有一定的杀伤作用。电镜下可见细胞出现线粒体肿胀,内质网扩张,细胞溶解坏死。许多抗肿瘤和扶正中药(如莪术、淫羊藿、人参、绞股蓝等)及其方剂是通过改变癌细胞 DNA 和蛋白质代谢,降低 S 期细胞的比例来影响肺腺癌细胞增殖与分化的。

(3)对抗致癌启动子:自从提出化学致癌的二阶段或多阶段学说以来,在环境中的致癌启动子具有很重要的意义。开发抗致癌启动子的药物对防治肿瘤有积极作用。用强力致癌剂 TPA 诱发的 EB 病毒早期抗原(EBV-EA)作为指标的协同性一次筛选法,发现皂荚、藤瘤、薏苡仁、三七等中药中含有对抗致癌启动子的成分。

(4)影响肿瘤细胞端粒酶活性:端粒酶是一种 RNA 反转录酶,能以自身 RNA 为模板催化合成染色体端粒,从而延长细胞寿命。端粒酶是肿瘤特异标志物,即肿瘤细胞端粒酶表达,正常体细胞则为阴性。肿瘤细胞由于缺乏调节端粒酶的机制,因而有无限增殖的能力。因此,调节端粒酶活性成为治疗肿瘤的新的探索途径。端粒酶又是一种可调节酶,外加因素干预可抑制端粒酶表达。因此,有人提出以端粒酶作为"靶"的肿瘤治疗新策略。如果某一药物仅抑制端粒酶活性而不影响正常细胞,那将是一种极理想的抗癌药。

(5)诱导肿瘤细胞凋亡:细胞凋亡又称程序性细胞死亡,是指机体为维护内环境稳定,通过启动自身遗传机制(主要是通过激活内源性 DNA 内切酶)而发生自发的、主动的死亡过程。它是细胞固有的程序化现象,其意义主要是:①将机体的组成成分限制在生理需要的范围内,使细胞增生和细胞死亡处于动态平衡状态,以保持细胞总数相对稳定。②清除损伤、衰老和多余的细胞,防止细胞癌变。③维持正常胚胎发育和免疫系统中的克隆选择。细胞凋亡是机体免疫自稳和免疫监视功能的重要组成部分,对肿瘤的发生、发展及药物治疗有重要影响。天花粉蛋白可诱导小鼠黑色素瘤细胞凋亡,作用 24 和 48 小时均出现明显的细胞凋亡现象。从天然植物红豆杉中提取的抗癌新药紫杉醇,可诱导白血病细胞

（HL-60）和乳腺癌细胞凋亡。

（6）诱导肿瘤细胞分化：诱导肿瘤细胞分化是国际上肿瘤治疗研究的热点和新途径。其基本特点在于不是杀伤肿瘤细胞，而是诱导肿瘤细胞分化为正常细胞或接近正常细胞甚至抗肿瘤细胞。我国学者在最近 10 多年来，已进行中药诱导肿瘤细胞分化的研究。到目前为止，已发现了几十种中药提取物显示出诱导肿瘤细胞分化的作用。这在补益、理血、清热、泻下类中药中均有。例如，苷类包括人参皂苷、三七皂苷、淫羊藿苷、黄芩苷、大豆苷元；多糖类包括茯苓多糖（从茯苓多糖粗提物中提取的小分子化合物）、香菇多糖。

（7）调节肿瘤细胞信号通路：信号系统的研究是细胞生物学前沿，而且近年来肿瘤生物学也更新了许多观念。机体内任何化学物质，如激素、神经递质、生长因子及各种药物分子，都不可能直接进入细胞产生效应，必须与细胞相关受体结合，经信号转换，在细胞内生成相关第二信号系统，把信息传递到靶部位而产生作用。因此，从信号通路的角度研究中药抗癌机制具有重要意义。近年来，通过调控细胞信号系统来设计和发展新型抗肿瘤药物倍受科学家重视，也是目前国际上研究热点之一。因此，许多专家认为信号系统中的这种正负调控与中医阴阳调控学说相符合。

（8）影响肿瘤细胞化学成分及代谢：茯苓多糖能通过影响肿瘤细胞化学成分及代谢而抑制肿瘤细胞增殖。这已经通过检测细胞琥珀酸脱氢酶活性得到证实。

（9）增强荷瘤机体的抗肿瘤免疫功能：许多中药能激活和增强人体免疫细胞、免疫分子的抗肿瘤机制。而且，人体是一个有机整体，免疫系统又与神经内分泌系统密切相关，构成人体复杂精细的神经内分泌免疫调节网络。中药可以通过影响免疫系统，进而影响神经内分泌系统；也可以通过影响神经内分泌系统而间接影响免疫系统，使机体更好地发挥抗肿瘤作用。从以上可以看出，中药对肿瘤细胞的杀伤或抑制,是从多个层面、多个环节、多个部位发挥作用的,显示出明显的多靶点效应。中药对肿瘤细胞的多靶点效应主要是由于其化学成分复杂。单味中药本身就含有多种成分,而且中医多用复方治病,复方中有效成分就更为复杂多样,因此中药抗肿瘤的多靶点效应就十分明显。这是中药抗肿瘤的重要特色和优势所在。加之中药不良反应小,与化疗、放疗合用,具有减毒增敏作用;也可减轻手术后对机体的损伤,减轻肿瘤患者因手术造成的免疫抑制和炎症反应,对于延长患者生命,提高患者生存质量均有重要作用。加强中药对肿瘤细胞多靶点效应的研究,对于深入探讨中药抗肿瘤机制,开发新的抗肿瘤药物都具有十分积极的意义。

中医学认为,肿瘤的形成是机体正气不足,尔后邪气踞之所致,并且正气虚伴随着肿瘤的发生、发展,以及治疗和预后的全过程。扶正培本是中医药防治肿瘤的基本法则,而最突出的就是提高患者的免疫功能。

42. 肿瘤标志物谱对常见肿瘤的筛查意义是什么

有人探讨了用简单的肿瘤标志谱来筛查提高常见肿瘤的检出率。将甲胎蛋白(AFP)、癌胚抗原(CEA)、铁蛋白(SF)、唾液酸(SA)组合为简单的肿瘤标志物谱——"癌谱",用定量酶联免疫吸附测定(ELISA)法检测"癌谱"中的 AFP、CEA、SF,用化学法检测SA。将临床确诊的各类常见肿瘤患者、良性疾病人群及健康体检人群进行"癌谱"测定,结果经统计分析进行肿瘤诊断的阳性率、特异性、阳性预测值、阴性预测值评价。结果表明,"癌谱"对肿瘤组的阳性率为89.7%,特异性为90.3%,阳性预测值为90.1%,阴性预测值为89.9%,常见肿瘤的灵敏度分别为:肝癌95.6%、肺癌(腺癌和鳞癌)92.1%、胃癌86.6%、直结肠癌81.6%、乳腺癌84.2%、绒癌93.8%、卵巢癌88%,因此认为"癌谱"是一种筛查常见肿瘤的简单、廉价的实验室检查方法。

肿瘤标志物在肿瘤的诊断及疗效评估上应用广泛,但其不足之处是灵敏度及特异性都还不够理想,特别是因灵敏度不够常造成漏诊而延误治疗。一些研究者将多个肿瘤标志物加以组合起到了提高肿瘤标志物灵敏度的作用,但这些研究大多是为提高某个肿瘤诊断的灵敏度而言的。

43. 探索中医中药预防性治疗可疑癌症的新思路是什么

(1)预防医药是中医药的精髓之一:从远古到现今,中医的预防医学经历了从萌芽到成熟、从被动到主动、从简单到复杂、从零碎到完整,直到现在的中医三级预防理论,即一级预防为"治未病",二级预防为"救其萌芽",三级预防为"肝病实脾"。

《淮南子·卷十六》中指出的"良医者,常治无病之病,故无病;圣人常治无患之患,故无患"和《素问·四气调神大论》所云:"圣人不治已病治未病,不治已乱治未乱,此之谓也。夫病已成而后药之,乱已成而后治之,譬犹渴而穿井,斗而铸锥,不亦晚乎"的论述奠定了中医预防医药的理论根基。《汉书·贾谊传》亦认识到:"贵绝恶于未萌,而起教于微渺。"《素问·上古天真论》指出:"虚邪贼风,避之有时,恬淡虚无,真气从之,精神内守,病安从来?"针对"已病防变",《金匮要略》说:"夫治未病者,见肝之病,知肝传脾,当先实脾"等。这些宝贵的预防医学知识,不但丰富和拓展了基础理论,而且对世界医学界产生了不可估量的影响。如著名的《赫尔辛基宣言》就讲到医学的进步是以研究为基础的。现代肿瘤研究的根本目的是降低死亡率和发病率,降低死亡率主要靠治疗,而降低发病率主要靠预防。

(2)中医称谓之"病"和"癌":认识和理解中医称谓之"病"和"癌"很有必要。说得通俗些,"病"就是不健康或者是亚健康。说得严格些,"病"就是不平衡。平衡是相对的,不平衡是绝对的。所以,从中医的角度看问题,人绝对是有病的,所不同的只是小病与大病,轻病与重病,普通病与疑难杂病之分。这就是有些人所讲中医为什么能对每个人开药方的道理所在。目前,世界上有几十亿人有这样或那样的身心不适,甚至痛苦不堪。每年有 1 000 余万人死于亚健康或"过劳死"。这些事实却被现代医学经过所谓的检查后说成是"没病"。而正是在这一点上,中医学能从宏观或微观上认识、理解、解释、治疗"存在"的病,当然这一切不能是十全十美,也不可能十全十美。对于绝对的"有病"说成是"没病",每年有许多死亡病例,却无法用现代医学来解释。但是,用现代医学无法解释和证明的事实,并不能证明事实不存在,只能证明现代医学的欠缺,需要现代医学不断地研究和提高。仅凭这一点,就从一个侧面证明了中医是很科学、很唯物的,某些方面是优于西医的。

对于"癌",甲骨文中有"瘤"字的记载。《内经》中论述的"积聚"和"乳岩"等与"癌"有关。元代的《丹溪心法》中对癌症的病因有较详细的论述,用"癌"字系统地统称恶性肿瘤始于明代。从历史文献记载的证候、病因等内容概括,中医所讲的"积证"和现在的肿瘤、癌相似。广义来看,中医学认为"病"与"癌"有密切关联,"癌"由"病"转变而成。如过度的风、寒、暑、湿、燥、火使"邪侵",过度的喜、怒、忧、思、悲、恐、惊使"气机逆乱",跌打损伤使"瘀阻",虫兽伤使"毒留",劳力过度、劳神过度、房劳过度等使"正亏"等。这些因素导致了不平衡的产生,如果不及时调整,使病"留而不去,传舍于胃肠之外,暮原之间,留着于脉,稽留而不去,息而成积"(《灵枢·百病始生》)。

(3)可疑癌症的表现及诊断:中医认识到"病"与"癌"有密切关联。西医称可疑癌症为癌变前期或癌前病变。我们可通过临床种种症状,结合相关病史及检查,对可疑癌症进行诊断。①可疑肺癌。主症:刺激性干咳、不固定的胸背痛、发热、血痰等。结合主动和被动吸烟史、电脑辐射史、致病职业史、肺结核史、病毒感染史、家族史等可以拟诊。该病属于中医"肺积"范畴。②可疑鼻咽癌。主症:长期鼻塞、血涕、头痛、神经痛、眼球麻痹、耳鸣、耳聋、颈部淋巴结肿大等,结合 EB 病毒感染史、家族史等可以拟诊。该病属于中医"颃颡岩"范畴。③可疑食管癌。主症:进食梗阻,有针刺感、牵拉感、摩擦感,以及食管疼痛、胸闷呕吐、打嗝、上腹部饱胀等。结合长期吸烟饮酒史、食管炎史、不良饮食习惯史、家族史等可以拟诊。该病属于中医"噎膈"范畴。④可疑胃癌。主症:胃痛、上腹部饱胀、食欲缺乏、消瘦乏力、恶心呕吐、黑粪等。结合萎缩性胃炎、胃息肉、胃溃疡、幽门螺杆菌感染、肠化生、黑棘皮病、红皮病、皮肌炎、家族史等病史可以拟诊。该病属于中医"胃脘痛、反胃"等范畴。⑤可疑大肠癌。主症:腹泻和便秘交替,排便不畅,大便性状改变,便血与疼痛无关,以及果酱样便、脓血便、腹胀腹痛、贫血、消瘦乏力等。结合溃疡性结肠炎史、大肠息肉史、不良饮食史、致病职业史、家族史等可以拟诊。该病属于中医"肠风、下痢、脏毒和锁肛痔"等范畴。⑥可疑肝癌。主症:右胁疼痛、上腹饱胀、食欲减退、恶心呕吐、黄疸、黑粪、腹水等,结合乙型肝炎病史、丙型肝炎病史、家族史等可拟诊。该病属于中医"肝积、积聚、水臌"等范畴。⑦可疑前列腺癌。主症:尿频、尿急、尿流量小、变细、分叉、排尿困难等。结合过量饮酒和喝咖啡史、淋巴球菌感染史等可以拟诊。该病属于中医"淋证"范围。⑧可疑子宫内膜癌。主症:不规则阴道出血、阴道浆液性和脓血性排出增多等。结合肥胖症、高血压、糖尿病、不孕症、滥用抗生素等病史可以拟诊。该病属于中医"带下病"范畴。⑨可疑白血病。主症:贫血、出血、发热、肝脾大、头晕头痛、淋巴结肿大、关节疼痛等。结合病毒感染、致病职业史、电脑辐射史、家族史等可以拟诊,该病属于中医"虚损、血证、热证、痹病"范畴。⑩可疑甲状腺癌。主症:甲状腺肿大、发音嘶哑、呼吸不畅、吞咽障碍、反复腹泻等。结合碘缺乏、放射线影响及抗甲状腺药物影响等病史可以拟诊。该病属于中医"瘿瘤、肉瘿"范畴。
⑪可疑乳腺癌。主症：乳房肿块、乳头溢液、乳房疼痛、乳房皮肤改变等。结合乳房良性肿块史、电离辐射史、雌激素过量、脂肪食物过量等病史可以拟诊。该病属于中医"乳岩"范畴。

（4）肿瘤标志物的应用：肿瘤标志物亦称免疫学检查，目前用于临床的肿瘤标志物有 100 多种，常用的有以下几种：①癌胚抗原（CEA）。可见于结肠癌、直肠癌、胃癌和肺癌。正常上限值：<5.0U/L。②甲胎蛋白（AFP）。是原发性肝癌最灵敏、最特异的肿瘤标志物。正常上限值：<20 μg/L。③癌抗原 125（CA125）。是卵巢癌、子宫内膜癌的标志物。男性的癌性胸腹水患者亦可增高。正常上限值：<35 U/ml。④糖链抗原 CA19-9（CA19-9）。胰腺癌和结肠癌、直肠癌的特异性肿瘤标志物。正常上限值：<35 U/ml。⑤糖链抗原 CA242（CA242）。消化道肿瘤时，其值明显升高。正常上限值：<20 U/ml。⑥癌抗原 15-3（CA15-3）。大多数乳腺癌患者 CA15-3 值明显升高。正常上限值：<53 U/ml。⑦（游离）前列腺特异性抗原（f-PSA）。PSA 是目前前列腺癌中最敏感、最特异的标志物；部分乳腺癌也会上升。正常上限值：PSA<5.0 μg/L，f-PSA<1.0 μg/L。⑧神经特异性烯醇化酶（NSE）。神经母细胞瘤和小细胞肺癌的标志物。正常：（－），异常：（＋）。⑨人绒毛膜促性腺激素（β-HCG）。对妇科肿瘤有较高的特异诊断价值，正常为（－），异常为（＋）。⑩铁蛋白（SF）。铁蛋白是从恶性肿瘤细胞株中分离出的糖蛋白。白血病、原发性肝癌、乳腺癌、肺癌、再生障碍性贫血及难治性贫血、肝脏疾病、心肌梗死等可增高。正常上限值：男性<322 μg/L，女性<219 μg/L。

根据专家实践经验，肿瘤标志物单项检测明显高于正常值或数项检测高于正常值患早期恶性肿瘤或恶性肿瘤的可能性极大。当然，根据不同病史、病情，还可做 B 超、食管镜、纤维胃镜、纤维结肠镜、纤维乙状结肠镜、支气管镜、膀胱镜、电子计算机横断体层摄影(CT)、放射性核素检查、功能代谢显像和解剖结构显像同机融合(PET-CT)检查等以求明确诊断。

(5)诊断可疑癌症的公式：可用如下公式诊断可疑癌症：中医证候→中医病名＋肿瘤标志物阳性(相关理化检查阳性)＝可疑癌症。如咳嗽、胸闷、发热、血痰→肺积＋NSE(＋)、铁蛋白高于正常值(X线胸片有疑问)＝可疑肺癌。以此类推，我们可用此公式诊断所有的可疑癌症，为预防性治疗打下基础。

(6)预防性治疗癌症的中草药：从广义上说，迄今为止记载的所有中草药均有预防治疗癌症的作用。如上呼吸道感染能转为气管炎、支气管炎、肺炎、肺癌。治风寒感冒的麻黄、桂枝，治风热感冒的金银花、连翘都能预防性治疗肺癌。同样，清热化痰的胆南星、天竺黄、蒲公英、鱼腥草亦能预防性治疗肺癌。从狭义上看，中医中药主要是通过扶正培本、清热解毒、活血化瘀等传统治则来抗癌防癌的。这样讲，中医比较能接受，西医可能不易接受。因此，从另一角度——被现代药理证实有治癌抗癌作用的中草药来着手了解。当然，利用现代科学技术揭示中草药的作用机制是中药现代化、科学化、国际化的需要，也是抗癌中草药开发领域研究的重要课题。中草药抗肿瘤的作用机制包括抗突变作用、直接的细胞毒作用、调节机体免疫功能、抑制肿瘤细胞增殖和诱导其分化、诱导肿瘤细胞凋亡、逆转肿瘤细胞多药耐药性、抑制肿瘤血管形成、对肿瘤细胞膜的影响、对癌基因和抑癌基因表达的影响等方面，需要从抗肿瘤的中草药中分离得到相关的活性成分来起作用。目前，世界上能从高等植物中筛选出的抗癌活性成分有67万种。动物、海洋生物中也存在着大量的抗癌活性成分。我国已从28余科属，3 000种以上的中草药中筛选出200种以上的抗癌活性成分。研究人员已从实践中证实从天然动、植物中进行筛选要比合成药物中筛选命中率要高得多。这方面还需要科研工作者进行大量、长期的艰巨工作。

现从传统中医角度摘录部分对抗癌有效的中草药：①扶正培本方面的主要有黄精、灵芝、紫河车、黄芪、党参、女贞子、淫羊藿、锁阳、菟丝子、附子、补骨脂、当归、何首乌、百合、冬虫夏草、人参、白术、生地黄、银耳等。②清热解毒方面的主要有一枝黄花、七叶一枝花、半支莲、半边莲、白花蛇舌草、野菊花、山豆根、苦参、芙蓉叶、败酱草、土茯苓、白毛藤、猫爪草、天南星等。③活血化瘀方面主要有丹参、莪术、鸡血藤、王不留行、三七、桃仁、红花、葛根、郁金等。其他方面主要有全蝎、蜈蚣、斑蝥、水蛭、龟甲、鳖甲、穿山甲等。

（7）其他：有学者认为，肿瘤标志物、CT、MRI、PET-CT 等都是西医和现代化的东西。弦外之音，这些现代化的东西中医不能用，或者说中医怎么可以用现代化的东西呢？然而现代化是科学，是不断探索、不断提高、不断发展、不断创新中的科学。西医要现代化，中医亦要现代化，现代化要为西医服务，现代化亦要为中医服务。只有这样，才能形成良性循环，才能不断提高中医水平。目前，临床上广泛应用的抗肿瘤药"康莱特、艾迪、复方苦参素、揽香稀、鸦胆子注射液"等分别主要是从中药薏苡仁、斑蝥、苦参、莪术、鸦胆子等中提炼出来的，其临床疗效好，是现代化技术应用的结晶。

（8）预防性治疗可疑癌症的思路：目前，我们可以确立预防性治疗可疑癌症的思路。可疑什么癌→属中医什么证什么型→中医治则→主方→加预防性治癌的中草药→预防性治疗可疑什么癌。例如，可疑肝癌→积证（血瘀气滞型）→活血软坚散结→膈下逐瘀汤合鳖甲煎丸→加蜈蚣、全蝎、穿山甲片等→预防性治疗可疑肝癌等。以此类推，用此思路可预防性治疗一切可疑癌症。

44. 对癌症的病因研究进展如何

对癌症病因的研究，始终是人们寻求打开治愈癌症之门的一把钥匙。人们在不断地研究中已经认识到：无论什么致癌因素，只有在一定体内环境条件下，才能发挥致癌作用。并且发现，在不同外界因素下,肿瘤在形成过程中都有一个共同现象,即都表现在人染色体的畸变。而引起染色体畸变异常的本质是定位于这些染色体上的基因发生突变。所以肿瘤从根本上讲,是一种基因的病变。

什么是基因?基因是保证种族繁衍的"遗传密码"。如某基因决定头发的颜色,某基因决定眼睛的大小等。并将这些基因遗传到子代,每个基因都在特定地定位在染色体上。那么,什么是癌基因?癌基因是使细胞的生长处于无序和失控状态,不是按照机体需要,而是持续不断地繁殖出一代又一代异常细胞,不仅使细胞增生在数量和速度是过度的,还能把异常的形态和功能一代代传下去,最终形成癌症。癌基因是人体正常基因的一部分,它们生来就有。当人出生后,这些基因就被关闭进入"休眠"状态,没有活性,故不影响正常基因对生长细胞的调节和控制,不会产生癌变。一旦这些处于休眠状态的癌基因被激活而"苏醒",就可能使细胞增殖无所约束而发生癌变。如癌发病与机体免疫功能低下、细胞内的癌基因和抑癌基因的结构异常表达,与细胞的增殖、分化、凋亡等功能紊乱密切相关。

使癌基因苏醒复活的因素如下:①基因突变。外界环境中许多理化生物致癌因子,如射线、病毒、化学污染物等长期刺激机体而引起基因突变。②基因调控失常。③抑癌基因的失活。人体正常基因严格控制并调节细胞的生长、繁殖,加之抑癌基因制约与保护,绝大多数癌基因在人出生后即被"永久性关闭"或处于长期休眠状态,只有当机体长期处于受外界环境致癌因子连续刺激下,才有可能使癌基因重新启动,这就是癌基因人人生来就有,但不是人人都会得癌的道理。

现代医学科学证实,人体内所有细胞均含有一种酶,称为端粒酶,这种酶掌管人体肿瘤的"生杀大权",且控制细胞衰老过程。在正常人的细胞中,端粒酶处于休眠状态。但是,人体内生长的癌细胞常常能获得重新激活端粒酶的能力,"睡醒"后的端粒酶允许癌细胞无限复制,继而出现癌症的典型症状。而抗癌合剂在很大程度上抑制了端粒酶活性,使癌细胞中的端粒酶再度"休眠",癌细胞停止生长,最终分化、凋亡。癌症患者在服用抗癌合剂的同时,服用扶正合剂,可以扶助人体正气,调节全身紊乱的免疫功能,充分发挥免疫系统对癌细胞的监控和吞噬作用,两者相得益彰,做到了药力和免疫力一齐上阵,形成了歼灭癌细胞的"合力"。

45. 中医对癌症辨证论治和辨病治疗的内容是什么

(1)辨证论治:是中医学认识疾病和治疗疾病的主要方法。中医治疗肿瘤的优势在于辨证论治。辨证,就是运用四诊八纲为主要手段综合临床各种证候表现,来研究疾病的病因、病机及发生、发展的规律,认识和辨别疾病的部位、寒热、虚实及传变转归等,然后确定治疗的方法。它特别强调治病求本、审证求因,重视内因的主导作用。因此,在治疗癌症的时候,如果想用一张方子或1~2种药物就能解决各种不同的肿瘤,是不现实的,只能根据不同病因、病机和体质进行辨证施治。临床用药,除应注意各种癌症的特点外,还要注意患者的个体差异。不能只注重一方一药,要对患者机体内外环境的不同情况进行具体的分析,进行辨证论治,这样才能认识和掌握肿瘤的治疗规律。近年来,有关肿瘤常见证型的辨证施治大体可归纳为如下几个方面。

①气滞。气为血之帅,亦为津液运行之帅,气是整个机体功能活动的动力,气顺则气血津液皆顺。外感六淫、内伤七情,以及痰饮、湿浊、宿食、瘀毒等原因均可能影响人体气的正常运行,引起气滞、气郁、气逆等病证,这些病证因部位不同而各异。一是肝郁气滞:肝为刚脏,性喜条达,肝气以疏为顺,如因情志不遂,郁怒忧思,均可引起肝气郁滞,产生易激动、两胁胀痛、少腹气痛、乳房胀痛、结块、阴囊胀痛等症状,见于乳癌初起、肝癌、腹腔肿瘤的早期症状阶段。治宜疏肝解郁,方用柴胡疏肝汤加减。药用柴胡、青皮、陈

皮、香附、郁金、当归、橘叶、夏枯草、预知子、枳壳、枳实等。二是肺气壅滞：当外感风寒，过于肺脏，或肺气失于宣降，壅滞于内，或因痰涎壅盛，阻塞气道，均可引起肺气壅滞。症见喘咳上气、胸闷、气短气促、呼吸不畅，脉细涩或滑弦，常见于肺癌或肺转移癌，或合并有肺气肿、支气管及肺部感染的其他癌症结患者。治宜宣通肺气，或肃降肺气，方用五磨饮子加减。药用沉香、木香、槟榔、乌药、枳壳、杏仁、川贝母、紫苏子、桔梗、射干等。三是胃失和降：胃气以降为顺，以通为行。如胃气不降即可上逆，可见嗳气、恶心、呕吐、呃逆、反胃、胃脘作胀、不思饮食等消化系统症状，常见于食管癌、胃癌、贲门癌、肝癌等患者，亦可见于放疗、化疗后的不良反应，以及其他恶性肿瘤引起的胃肠症状。治疗常选用和降胃气之法，方用旋覆代赭汤加减。药用旋覆花、代赭石、枳壳、半夏、厚朴、佛手、香橼皮、绿萼梅、柿蒂、黄荆子、甘松、檀香、砂仁等。四是腑气不通：六腑以通为顺，泻而不藏，若因寒热侵袭、食积停滞、腑气不通，出现腹胀、腹痛、肠型包块、大便秘结，甚则呕吐、腹中绞痛，脉来弦紧或弦数。治宜通腑化滞，通里攻下，方用承气汤加减。药用莱菔子、山楂、枳实、槟榔、大腹皮、厚朴、大黄、芒硝、火麻仁、郁李仁等。

②血瘀。包括气滞血瘀、气虚血瘀、血瘀经络、血瘀癥积。一是气滞血瘀：气为血之帅，气行则血行，气止则血停，气滞日久必然要影响到血运而导致血瘀，气血凝滞不通，积瘀而发肿瘤，所以从古至今善治肿瘤者无不着重从瘀血着手，特别是那些有疼痛而且肿块固定的肿瘤，故治疗常用理气活血软坚散结之法，常用木香、乌药、降香、预知子、川芎、丹参、桃仁、红花、三棱、莪术、泽兰、鸡血藤、石见穿、喜树根、五灵脂、毛冬青等药。二是气虚血瘀：气为血之帅，血为气之母，气不能帅血运行亦可发生瘀血，这在肿瘤患者中更为多见。临床上气虚血瘀证，多见于一些中晚期癌症患者，或是手术及放疗、化疗后的肿瘤患者。临床可见疲乏无力，纳谷减退，面色萎黄，脘腹结块或其他部位有结块固定疼痛，舌淡胖而有

齿痕,苔薄白,脉细涩无力。这种患者万不可一味采用攻法,盖因虚而瘀,治疗当用益气活血之法,此所谓"正气不复,瘀血难行"。常用生黄芪、人参、丹参、赤芍、鸡血藤、红花、益母草、延胡索、三七等。三是血瘀经络:经络内连脏腑,外达四肢百骸,肌肤筋肉,许多肿瘤患者血不循经,溢于经络,形成皮下瘀斑、瘀点,皮下肿物青紫肿痛,面色黧黑,口唇有黑斑块,爪甲有暗黑色素沉着。部分患者化疗后,沿静脉血管有色素沉着,或有血栓性静脉炎,此为血瘀经络。治宜舒经通络、祛瘀活血,方用桃红饮加减。药用当归、赤芍、桃仁、红花、威灵仙、桂枝、三棱、莪术、延胡索、丝瓜络、川芎等。四是血瘀癥积:瘀血内停,形成癥积肿块,胸腹部肿物壅积均有血瘀或死血。《古今医统》描述食管癌时曾说:"凡食下有碍,觉屈曲而下,微作痛,此必有死血。"《医林改错》指出:"肚腹结块者,必有形之血。"临床见胸腹部肿块坚硬疼痛,疼痛部位固定不移,肌肤甲错或面色黧黑。治宜破血祛瘀,攻坚消积,方用鳖甲煎丸。药用桃仁、红花、穿山甲、水蛭、乳香、没药、土鳖虫、蜣螂、斑蝥、鼠妇、苏木、急性子、石见穿、郁金、毛冬青根、干漆、五灵脂等。

③痰饮凝聚。痰饮同出一源,异名同类,两者皆为脏腑病理变化的产物,其浊而稠者为痰,清而稀者为饮,且与肺、脾、肾三脏功能失调相关,咳吐可见者为有形之痰,痰注全身无处不到者为无形之痰。古人有"怪病多痰"之说。肿瘤的形成与痰浊关系更为密切,综观历代医家治疗肿瘤,多以痰论治。一是痰气交阻:痰因气滞而结,痰随气升,无处不到,治痰必先治气,气降痰自降,气行痰自消。痰随气动,犯于肺可见咳嗽、气喘、喉中痰鸣、胸闷,脉弦滑,舌淡红,苔白润为痰气结于气道,常见于肺癌偏于痰湿患者。方用三子养亲汤。药用紫苏子、莱菔子、白芥子、旋覆花、陈皮、枳壳、厚朴、葶苈子、牛蒡子、瓜蒌、桔梗、天南星、半夏等。食管癌患者亦可见到痰气互结,咳吐痰涎黏胨,胸闷发堵,噎塞不通,饮食不顺。治以化痰降气通道消噎之品,除上述诸药外,常加丝瓜络、威灵仙、急

性子、木鳖子等,可有效改善症状。二是痰火互结:痰不见火不稠,痰火互结,可见于肺癌合并肺部感染患者,表现为咳吐黄痰,黏稠有块,面赤发热,口干唇燥,舌苔黄厚腻,脉滑数。治宜解毒化痰,方用清金化痰汤加减。药用桑白皮、瓜蒌、黄芩、鱼腥草、金荞麦、蒲公英、金银花、柴胡、知母、生石膏、天花粉、浙贝母等。三是痰瘀互结:流注于皮里膜外,表现为瘿瘤、瘰疬、恶核、失荣、石疽等。治宜化痰祛瘀,软坚散结。药用夏枯草、生牡蛎、海藻、昆布、瓦楞子、半夏、桔梗、白芥子、天南星、黄药子等。四是痰浊阻窍,随气上逆,蒙蔽清窍:症见头痛有定处、恶心呕吐、咯吐痰涎、胸膈满闷、气短,甚则出现神志不清,舌暗红,苔白腻,脉弦滑。可见于脑瘤或脑转移癌患者。治宜涤痰化浊通络开窍,方用半夏白术天麻汤加减。药用苍术、白术、半夏、石菖蒲、远志、僵蚕、全蝎、天麻、佩兰、蜈蚣、天南星等。

④热毒。肿瘤患者抵抗力低下,易感受外邪,出现恶寒、发热等肺卫表证;肿瘤组织坏死,毒邪内蕴,郁而化热,常表现为持续低热或局部皮肤温度升高,口干口苦,烦躁咽干,亦有部分患者表现为高热持续不退,如恶性淋巴瘤;若热入营分,可见高热、烦躁、皮下瘀斑,甚则出现神昏、抽搐,舌红绛,苔焦黄,脉细数;毒热内蕴,久则耗伤阴液,症见低热不退,午后潮热或心烦不寐、盗汗、口干,舌红少苔,甚则光红无苔,脉沉细数。热毒壅盛,灼及脏腑,表现为肺热、心火、肝胆郁热、胃热、大肠热、膀胱湿热等证,可根据辨证予以不同证治。如心火盛,口糜舌疮或心移热于小肠,小便热淋涩痛等证时,以导赤散清心泻热;肝胆实热时,口苦烦躁,胁痛目赤,以龙胆泻肝汤泻肝胆实火,清肝胆湿热;胃有积热,牙肿疼痛,口气热臭,口干舌燥,舌红苔黄,脉滑大数,以清胃散清胃降火;大肠热毒伤于血分,出现湿热痢,以白头翁汤解毒凉血;膀胱湿热用八正散清利湿热,通淋解毒。如肿瘤余邪未尽,阴虚内热,低热不解者,可用青蒿鳖甲汤以养阴清热。

⑤正虚。中医学认为,"邪能伤正"和"正能胜邪"。肿瘤临床多见正虚邪实,如果久病邪毒不盛而见以虚损为主时,则主要表现为正气亏虚,即阴阳气血脏腑功能的虚损和失调。对晚期肿瘤及气血衰败患者,多主张补益气血,调理脏腑阴阳平衡。营养状况好,身体抵抗力强,后天脾胃消化功能佳的患者,即使手术,术后的恢复也会更快、更好,而对放疗、化疗的耐受性强,能接受更大的剂量,这就为祛邪抗癌治疗提供了条件。

(2)辨病治疗:现代科学的发展,弥补了中医在诊断和治疗方面的不足,在对疾病做出明确诊断,以制定完善的治疗方案方面,提供了科学论据和条件。运用现代科学理论和工具,通过物理、生化等各方面的检查,可以比较明确地阐明疾病发生的原因、病理变化及组织细胞的损害程度,做出比较准确的诊断,并从病因学角度上找出治疗的依据,确定治疗原则。辨病治疗是根据肿瘤的发病部位和肿瘤细胞的特性,选择一些对肿瘤治疗作用比较强的药物。如食管癌可选用石见穿、石打穿、急性子、蔜树子、黄药子、菝葜;胃癌可选用白花蛇舌草、铁树叶、菝葜、半边莲、马钱子;结肠、直肠癌可选用凤尾草、苦参、白花蛇舌草、黄药子、水杨梅根等;肝癌可选用垂盆草、龙胆草、七叶一枝花、半枝莲、矮地茶、虎杖、预知子、山慈菇等;肺癌可选用生半夏、土贝母、生天南星、龙葵、蛇莓、蜀羊泉、生薏苡仁、鱼腥草等;乳腺癌可选用蒲公英、半边莲、木芙蓉、天冬、威灵仙、王不留行等;宫颈癌可选用莪术、漏芦、核桃树枝、紫草根、墓头回等;白血病可选用猪殃殃、羊蹄根、雄黄、青黛等。

癌是一类常见病、多发病,现代医学认为无论哪种癌症都有其一定的生物特性,大致相同的发生、发展规律,有其形态学变化的共同基础及病理生理、生化改变的规律,这些都是辨病的基础。我们在辨病的同时一定要结合中医的证来进一步分清该病属于哪一个证型,这个证型随时有可能变化,只有做到这些才能更好地辨证施治,以取得更好的疗效。如鳞状上皮细胞癌,由于患者个体差异与病理不同,可以表现多个不同的类型,如气阴两虚型、痰湿蕴结型、毒热内炽型、气滞血瘀型。只有很好地把辨病和辨证结合起来,不但从宏观到微观,从局部到整体,诊断清楚是哪种癌症,而且还可进一步分清是哪种类型,气血脏腑损伤的程度,正邪胜负进退变化,这对于掌握治疗和预后非常重要。

46. 中医治疗癌症的治则及治法是什么

(1)癌症治则

①正确处理局部与整体的辨证关系。局部与整体,个性与共性是对立统一的辨证关系,病灶虽在局部,可它会影响到整体,引起全身性功能失调和形态变化。反之,全身整体状况的好坏又往往能左右治疗的成败及局部治疗的效果。判断一个癌症患者整体情况的好坏对于局部病灶的正确治疗显得十分重要。全身情况好,局部病灶好转消散就快,在用药上就以攻为主。而一些晚期癌症患者,全身衰弱,或者肿瘤负荷很大,或者已广泛转移,或者出现恶病质时,则必须侧重整体功能的维护,当以扶正为主,特别是要调整脾胃,补气养血,以保"后天之本",增强抗病能力。若一味追求肿块体积的缩小,患者在经受手术或放疗、化疗等治疗后,一方面要忍受治疗所带来的痛苦,另一方面生存质量、存活时间并未得到明显改善。这类患者,治疗的重点在于延长其带瘤生存时间,缓解症状,减轻痛苦,提高其生存质量,有望使部分癌症患者死里逃生,这也正是中医药治疗的优势所在。若只注意整体条件,而忽略局部如癌症大小、种类、性质、发展浸润情况等,攻伐力度不当,可使某些早期患者失去根治性治疗的机会,或者忍受一些不必要的痛苦。掌握局部与整体的辨证关系,对于指导临床,提高疗效意义重大。

②八纲、脏腑、气血三大辨证互参。恶性肿瘤中医诊断最常用的是八纲、脏腑、气血三大辨证方法。首先,要分清阴阳、虚实、寒

热。其次,要确定病位,即属哪一脏腑。再者,要辨证在气、在血。只有这三种辨证方法互参而得出的证候,才是正确施治的依据。

③分清轻重缓急,灵活变通。肿瘤患者在临床表现上错综复杂,特别是晚期患者,肿瘤原发部位的症状,浸润、转移症状及并发症掺合在一起,给审证辨治带来很大的困难。必须根据具体情况,分清标本、缓急。急则治其标,缓则治其本。抓住根本,采用正治、反治、同病异治、异病同治等不同方法,并因时、因地、因人制宜,辨证与辨病相结合,灵活变通施治,只有这样,才能收到较好的治疗效果。

(2)癌症治疗主要法则

①扶正培本法。恶性肿瘤是机体全身性疾病的局部表现,中医学对肿瘤的认识更重视整体性。《内经》云:"正气存内,邪不可干,邪之所凑,其气必虚。"《医宗必读》云:"积之由也,正气不足而后邪气踞之。"《外源医案》更明确指出:"正气虚则成岩。"癌症的发生和发展,是一个邪正相争的过程。患者整体多表现为正虚,而病灶局部则多表现为邪实。各种外因多在人体正虚的情况下,侵袭机体而发病。运用扶正培本法治疗肿瘤,是中医学的一大特色。它是用扶持正气,培植本元的方法来调节人体阴阳气血、脏腑经络的生理功能,提高人体抗病能力,增强免疫功能。临床上应用扶正培本法可提高生存率,减轻放疗、化疗的不良反应,提高手术效果,预防肿瘤和治疗癌前病变。其作用原理可归纳为以下几点:增强机体的免疫功能;改善骨髓造血功能;提高内分泌及体液调节功能;调节细胞内环磷酸腺苷(cAMP)含量及其与环磷酸鸟苷(cGMP)之比值,有利于抑制癌细胞的生长;调节机体物质代谢;有些扶正固本方药抑制肿瘤的浸润和转移,同时有可能预防肿瘤和治疗癌前病变。

②清热解毒法。热毒是恶性肿瘤的主要病因病理之一,恶性肿瘤患者常有邪热瘀毒蕴结体内;临床上表现为邪热壅盛,特别是

一些中晚期肿瘤患者,常伴有局部肿块灼热疼痛,发热或五心烦热,口渴尿赤,便秘或便溏泄泻,舌苔黄腻等热性证候。治疗当以清热解毒之法。目前,治疗肿瘤的中草药,以清热解毒药比例最大。由于炎症是促进肿瘤发展和病情恶化的因素之一,而清热解毒药能控制和清除肿瘤及其周围的炎症水肿,所以能减轻症状并能起到一定程度的控制肿瘤发展的作用。

目前,通过药理研究和临床疗效筛选,证明大多数清热解毒药均有较强的抗癌活性,且已从中分离提取出有效成分(部分成分已能人工合成),做成制剂提供临床应用。例如,喜树碱、羟喜树碱、野百合碱(农吉利甲素)、山豆根生物碱、长春碱、长春新碱、三尖杉总碱、三尖杉碱、穿心莲内酯和靛玉红等。临床上常用的清热解毒抗肿瘤药有白英、半枝莲、野百合、喜树、龙葵、山豆根、鸦胆子、石上柏、三尖杉、穿心莲、长春花、肿节风、七叶一枝花、白花蛇舌草、金银花、青黛等。经现代药理研究证实,许多清热解毒抗肿瘤药对机体免疫功能能产生较大影响。其中能增强机体非特异性免疫功能的清热解毒药有肿节风、白花蛇舌草、紫草、栀子、鱼腥草、金银花、大青叶、野菊花、黄连、黄芩、穿心莲、白英、夏枯草、青黛等;增强机体细胞免疫功能的清热解毒药有山豆根、喜树、青黛、紫花地丁、蒲公英、漏芦等;增强机体体液免疫功能的清热解毒药有金银花、黄柏和蜀羊泉等。另外,鸦胆子油乳剂对造血干细胞有促进作用,能增加白细胞数,白茅根、甘草亦具有升高白细胞作用,龙胆草对干扰素的诱生具有一定的促进作用。总之,清热解毒药可以从多方面增强机体的免疫功能,尤其是提高巨噬细胞吞噬功能,从而更好地发挥其抑菌、抗肿瘤作用。

在中医辨证论治中,根据疾病不同的性质,清热解毒药也常与其他治疗法则和药物相结合,如热邪炽盛,耗损津液时,清热解毒药分别与养阴生津药及滋阴凉血药合用;如热盛迫血妄行时,则应与凉血止血药合用。肿瘤患者一般体质较差,还应注意与扶正药物有机配合。另外,根据毒热蕴结的不同部位和不同表现,选择恰当的清热解毒药,大黄泻肠胃之腑热等。同时,清热法常与祛湿法,解毒法常与化瘀散结法等同时应用。所以,根据病情辨证地应用清热解毒药,可使之在治疗肿瘤中发挥更好的作用。

③活血化瘀法。活血化瘀法是中医学应用活血化瘀药物治疗瘀血证的一种方法,早在2 000多年前的《内经》中就有"恶血"的记载,并提出了"血实者决之"的治疗原则,汉代张仲景在《伤寒论》和《金匮要略》中就提出了"瘀血、干血、蓄血"等病名,并创造活血化瘀方剂,中医学对肿瘤病因病理的认识,瘀血为其中之一。历代医家多指出,癥积、石瘕、痞癖、噎膈及肚腹结块等与瘀血有关。如《医林改错》明确指出:"肚腹结块者,必有形之血。"故活血化瘀法是治疗肿瘤的重要法则之一。在病因上,许多因素可导致瘀血,气滞可以形成血瘀;气虚也能形成血瘀;外邪入侵,伤及脉络,血溢络外,停留经脉,脏腑组织之间形成瘀血,瘀血凝聚形成肿块。肿瘤患者在临床上有如下症状之一者可认为是有瘀血之证:体内或体表肿块经久不消,坚硬如石,凹凸不平;唇舌青紫或舌体、舌边及舌下有青紫斑点或静脉怒张;皮肤黯黑,有斑块、粗糙、肌肤甲错;局部疼痛,痛有定处,日轻夜重,脉涩滞等。

瘀血的治疗原则是活血化瘀,通过活血化瘀、疏通血脉、破瘀散结、祛瘀生新等治疗,能达到活血止痛,祛瘀消肿,恢复正常气血的运行。活血化瘀法不但能消瘤散结治疗肿瘤,而且对由瘀血引起的发热,瘀血阻络引起的出血,血瘀经络所致的疼痛等,分别结合清热活血、活血止血、化瘀止痛诸法治疗,能收到一定效果。值得提出的是,肿瘤患者由于长期受癌症的侵蚀,机体功能下降,临床上以气虚血瘀为表现的并不少见,给予益气培本、活血化瘀相结合的治疗法则,可促进患者机体功能恢复,提高机体免疫力,增强消癌散结能力,常能取得满意的疗效。

目前,经药理学研究证实,多种活血化瘀药均具有抗肿瘤作用,如川芎、当归、丹参、莪术、三七、大黄、斑蝥、郁金、桃仁、红花、赤芍、延胡索、乳香、没药、栀子、水蛭、虻虫、全蝎、土鳖虫、三棱、鸡血藤、茜草、苏木、牡丹皮、泽兰等,并可调节机体的免疫功能。其中,当归、赤芍、莪术、丹参、大黄、牡丹皮、蒲黄等,能促进单核巨噬细胞系统功能,由于巨噬细胞吞噬活动对肿瘤细胞的生长扩散起遏止作用,从而发挥活血化瘀药物的抗肿瘤能力。此外,丹参、降香尚有一定程度的诱生干扰素作用;当归、鸡血藤、莪术、茜草、川芎等具有升高外周血液白细胞的作用。

经临床血液流变学证明,癌症患者血液高黏状态是比较严重的,而引起恶病质的消化道癌症及血供丰富的肝癌、肺癌等,以及癌转移者,血液高黏状态更为严重,以活血化瘀药芎龙汤(川芎、地龙、葛根、三棱、延胡素、益母草、牛膝等)治疗后有一定疗效,有效率为 55.6%～66.7%。活血化瘀药如赤芍、丹参、红花、川芎、益母草、当归、姜黄、毛冬青等具有降低血小板表面活性,抑制血小板凝集,提高纤维蛋白溶酶活性,可改善癌症患者血液的高血凝、高黏状态。实验室研究还证实,活血化瘀药对小鼠肠系膜实验性微循环屏障有改善作用,作用最好的药物为红花、莪术、刘寄奴、延胡索、五灵脂;其次为川芎、益母草、牡丹皮、没药、山楂、苏木。临床应用活血化瘀药作为放疗、化疗增敏剂,可收到一定的效果,可能与活血化瘀药改善微循环增加血流供给的作用有关。

活血化瘀药具有改善结缔组织代谢的作用,可使瘢痕疙瘩的皮肤软化。研究表明,当归、赤芍的提取成分如阿魏酸钠、赤芍总苷、赤芍精和毛冬青甲素在体内外对血栓素 A_2(TXA_2)的活性有抑制作用,丹参中(TE-2)可竞争性抑制前列腺素(PG)F_2 的作用,表明活血化瘀药可通过 PG 的拮抗作用而发挥其抗炎作用,从而可抑制胶原纤维的生物合成和结缔组织的增生。因此,在临床上活血化瘀药合并放射疗法,除可增强放疗的敏感性外,对肺部肿瘤放疗后的并发症——放射性肺炎及纤维化亦有一定疗效。

活血化瘀法在肿瘤临床上的作用,应根据中医理论及辨证施治,有瘀血证或有一些瘀血证的客观指标异常(如血液流变学异常,舌及甲皱微循环的改变,结缔组织纤维化改变等)时就可以应用。达到止痛效果是本法的主要作用之一,特别是胃癌疼痛,更可大胆使用活血化瘀药。但在肝癌剧烈疼痛时,如过多地使用活血化瘀药,可能促进肝破裂,出现大出血等。肺癌患者过多使用活血化瘀药,也会造成咯血或大咯血等不良反应,这是值得引以为戒的。没有瘀血证的患者如果滥用活血化瘀药或活血破瘀药,不仅可以伤正气,导致免疫力低下,且很有可能造成癌细胞的转移。另外,因为活血化瘀法仅是治疗肿瘤的一个法则,所以应结合扶正、清热解毒、软坚散结等多种法则治疗,才能更有效地发挥活血化瘀类中药的效应,也才有可能避免"促进转移"的不良反应。

④软坚散结法。肿瘤质硬如石者称坚,质软者称结,使硬块消散的治法称为软坚散结法。《内经》中早已指出"坚者削之、结者散之和客者除之",所以对肿瘤的治疗,多用软坚散结法。根据中医药理论及临床经验,一般认为味咸之中药能软化坚块,常用药有硇砂、硼砂、牡蛎、鳖甲、龟甲、土鳖虫、瓦楞子、海藻、昆布、海螵蛸、海浮石、青黛、地龙、五倍子、夏枯草、山慈菇、猫爪草、穿山甲、鸡内金等。至于散结则常通过治疗产生聚结的原因而达到散的目的,常用消痰散结法治疗痰结,药用瓜蒌、海浮石、大贝母、川贝母、白芥子、半夏、天南星、薏苡仁、皂角刺、山慈菇、黄药子、茯苓、天竺黄、杏仁等;理气散结法治疗气结,药用预知子、木香、乌药、沉香、降香、丁香、陈皮、青皮、砂仁、枳壳、香附等;温化散结法治疗寒结,药用干姜、高良姜、吴茱萸、艾叶、荔枝核、小茴香、川椒、棉花根、铁树叶等。此外,还有如解毒散结法治疗毒结,清热散结法治疗热结,化瘀散结法治疗血结,消导散结法治疗食结等。本法药物现已普遍使用于肿瘤临床,与其他疗法相结合,可增强消瘤除块的效果。

软坚散结法在临床上虽然应用很多,但单独作为主要治则进行临床观察者却很少,虽有个别病例曾以此法治疗为主,但常合并其他治疗肿瘤法则和方药应用。以药物作用来说,具有软坚散结作用的中草药,有的经过筛选也有抗肿瘤作用,如僵蚕对 S180 有抑制作用,并在体外可抑制人体肝癌细胞。牡蛎及海藻提取物对肿瘤细胞有抑制作用,夏枯草对 S180 有抑制作用;体外实验证明,土鳖虫对抑制人肝癌、胃癌、慢性淋巴细胞性白血病细胞有效。总之,软坚散结方药多与其他攻邪药合用,可以增强治疗肿瘤效果,目前这方面研究不多,有待进一步开发研究。

⑤化痰祛湿法。痰湿均为人体内的病理产物,又是致病原因。中医学认为,许多肿瘤与痰凝湿聚有关,如元代医家朱丹溪说:"凡人身上中下有块者多是痰。"清代医家高锦庭也说:"癌瘤者……及五脏瘀血浊气痰滞而成。"此外,湿毒为患,可浸润生疮,流脓流水或因肿瘤而出现水肿、胸水和腹水等。通过化痰祛湿法,不但可以减轻症状,某些肿瘤亦可得到有效控制。因此,化痰祛湿在中医治疗肿瘤中具有一定的重要性,通过现代实验研究及药物筛选,更进一步证明某些化痰、祛痰药本身就有抗肿瘤作用,如化痰药半夏、天南星、皂角刺、瓜蒌、天花粉、昆布、黄药子等;清热燥湿药苦参、黄连、黄芩、黄柏;利水渗湿药白术、茯苓、猪苓、薏苡仁、竹叶、木通、泽泻、泽漆、金钱草和瞿麦等;逐水药如大戟、芫花、半边莲、商陆、葫芦等。所以,结合中医辨证施治原则,合理地运用化痰祛湿法,将能提高肿瘤的治疗效果。

中医所谓"痰"和"湿",除了表现为咳出的有形之痰外,更主要的是由于水液代谢和脏腑功能失调,如脾不健运或肝气横逆致湿痰凝聚经络而生的痰核、瘰疬等症。此时须用化痰散结法,如与理气药合用则称理气化痰法;与清热药合用或用有清热作用的化痰药,称清热化痰法;与温热药或有温热作用的药物合用称温化寒痰法;与软坚散结药合用,称化痰散结法;与通经活络药合用,称化痰通络法。湿作为病邪与病因有内湿和外湿之分,在肿瘤临床上较为常见。湿性重浊而黏腻,阻滞气机运行,阻碍脾胃运化。湿邪有内外之分。外湿是感受外界湿邪,如气候潮湿,久居湿地或涉水淋雨等所致,且常与风邪、寒邪并见。治疗可用祛风除湿法,常用药有独活、秦艽、威灵仙、徐长卿、穿山龙、木瓜、拔葜、海风藤、桑枝、寻骨风、络石藤等。内湿是由于脾肾阳虚,不能运化水湿或水湿停聚于内,形成有形之水湿,治当祛湿利水。还应注意的是,临床上常见到无形之湿引起的全身各部位功能紊乱,内湿可表现为头胀头沉、胸脘痞闷、口淡而黏、食欲缺乏、口渴而不欲饮、四肢沉重、大便稀、白带多及苔腻脉濡等,特有的体征有苔腻脉滑等,可根据湿邪所在部位的不同,分别以芳香化湿(三仁汤)、温化水湿(苓桂术甘汤)、健脾利湿(实脾饮)等法治之。虽然化痰、祛湿法在肿瘤临床上运用较广,但系统观察研究很少。有个别用化痰法为主治疗肿瘤的报道,但缺乏深入的、系统的临床观察和实验研究。化痰或祛湿有效方药的研究则更少,有待进一步探索。

⑥以毒攻毒法。肿瘤之成,不论是由于气滞血瘀,或痰凝湿聚,或热毒内蕴,或正气亏虚,久之均能瘀积邪毒。邪毒与正气相搏,表现为肿瘤患者的各种证候,但尽管病情变化错综复杂,邪毒结于病体都是本病根本之一。历代医家及民间流传许多治疗癌症的方法及药物有不少都是以攻毒为目的。毒陷邪深,非攻不克,常用一些有毒之品,性峻力猛,即所谓"以毒攻毒"之法。金元四大家之一的张子和善用攻法,他说:"夫病之一物,非人身素有之也;或自外而入,或由内而生,皆邪气也。邪气加诸身,速攻之可也,速去之可也。"此处所指之邪当为实邪。肿瘤是邪毒瘀积于内,大多表现为阴邪之毒,因此攻毒祛邪多用辛温大热有毒之品,取开结拔毒之效。实验研究证明,这些药物大多对癌细胞有直接的细胞毒作用。过去,一些有毒之品多作为局部外用,但掌握了它的适应证和用法后还是可以内服的,如现在已将有毒的蟾酥制成注射液静脉注射。

以毒攻毒法应该与药物的不良反应相区别,例如,通常是无毒药物,有时用到一定量时也能变成有毒的,如马兜铃,一般10～15g,无任何反应,如加至30～45g,则可出现心律失常等。另外,一些以毒攻毒药的特点是有效剂量与中毒剂量很接近,因此必须慎重地掌握有效剂量,并适可而止,即中医将邪毒衰其大半之后,继之使用小毒或无毒药物以扶正祛邪,逐步消灭残余之癌细胞。正如《素问·五常政大论》指出:"大毒治病,十去其六;常毒治病,十去其七;小毒治病,十去其八;无毒治病,十去其九。"和"无使过之,伤其正也。"

中药以毒攻毒的药物较多,应用于肿瘤临床的有以下几类:动物类药有全蝎、蜈蚣、斑蝥、红娘子、守宫、河豚油、蟾蜍、土鳖虫、蜣螂、水蛭;金石矿物类药有雄黄、硇砂、砒石、轻粉;本草植物类药有藤黄、藜芦、常山、毛茛、狼毒、蛇莓、蓖麻、马钱子、蛇六谷、巴豆、干漆、洋金花、石胡荽、生半夏、生天南星、生附子、急性子、雪上一枝蒿、乌头、钩吻、六方藤、八角莲、独角莲、芫花、大戟等。以毒攻毒类中成药制剂还有蓖麻毒蛋白、鸦胆子乳剂、狼毒制剂及毛茛、独角莲等,正在临床试用,有待进一步研究。

47. 中医对常见癌症怎样辨病选药

癌症是严重威胁人类健康的重大疑难疾病之一,中医药治疗癌症的历史由来已久,辨证论治是中医学的基本特点,扶助正气是癌症治疗的根本,解除癌毒是癌症治疗的关键。因此,癌症的首选药、次选药、辨证用药见表1。

表1　常见癌症的辨病选药

癌症	首选药	次选药	辨证用药
食管癌	冬凌草、黄药子、生天南星、龙葵、白术、刺五加、壁虎、斑蝥、拓木、生半夏、牛黄、猴头菇	珍珠菜、山慈菇、马钱子、向日葵杆心、大茶药、人参、茯苓、灵芝、山豆根、猪苓、蝮蛇毒	旋覆花、代赭石、藤梨根、威灵仙、丹参、急性子、云南白药、柿蒂

续表

癌症	首选药	次选药	辨证用药
胃癌	拓木、肿节风、喜树、猴头菇、蝮蛇毒、棉子、刺五加、向日葵秆心、七叶一枝花	野艾、生天南星、生半夏、壁虎、大茶药、甜瓜蒂、大黄、薏苡仁、人参、茯苓、猪苓、蜈蚣	砂仁、木香、丹参、厚朴、陈皮、鸡内金、白及、甘草
肠癌	苦参、白花蛇舌草、大黄、薏苡仁、大蓟、小蓟、瓜蒌、猴头菇、鸦胆子	汉防己、喜树、莪术、肿节风、珍珠菜、拓木、黄药子、人参、茯苓、香菇、黄芪	槐花、地榆、仙鹤草、侧柏叶、厚朴、藤梨根、金银花、败酱草、甘草
肝癌	斑蝥、蜈蚣、蟾蜍、喜树、半枝莲、白花蛇舌草、大茶药、七叶一枝花	莪术、甜瓜蒂、美登木、龙葵、白英、大黄、夏枯草、棉子、猪苓、人参、黄芪、三棱	茵陈、柴胡、丹参、穿山甲、田七、白芍、龟甲、虎杖、甘草
鼻咽癌	石上柏、壁虎、山豆根、山慈菇、七叶一枝花、生天南星	牛黄、汉防己、美登木、石蒜、青黛、灵芝、云芝、紫草	辛夷花、苍耳子、白蒺藜、桔梗、僵蚕、全蝎、鱼腥草、鹅不食草
肺癌	猪苓、半枝莲、白英、瓜蒌、天冬、汉防己、薏苡仁、灵芝、槲寄生	喜树、七叶一枝花、蟾蜍、拓木、石蒜、美登木、黄芪、棉子、香菇、茯苓、半夏	沙参、鱼腥草、山海螺、桔梗、贝母、葶苈子、桑白皮、地骨皮、白及
膀胱癌	喜树、山豆根、龙葵、白英、猪苓、茯苓、棉子	薏苡仁、大蓟、小蓟、黄芪、槲寄生、白花蛇舌草、半枝莲	茅根、仙鹤草、生地黄、牡丹皮、泽泻、木通、甘草、蒲黄
恶性淋巴肿瘤	白花蛇舌草、莪术、三棱、大蓟、小蓟、天冬、壁虎、蟾蜍、蜈蚣	山慈菇、长春花、喜树、漆姑草、珍珠菜、大茶药、石蒜、三尖杉、香菇、夏枯草	穿山甲、皂角刺、猫爪草、玄参、浙贝母、海藻、昆布
白血病	三尖杉、青黛、长春花、墓头回、牛黄、云芝、信石、雄黄	大黄、天冬、人参、蜈蚣、香菇、肿节风、汉防己、漆姑草、山豆根	阿胶、鳖甲、黄、仙鹤草、角、旱

续表

癌症	首选药	次选药	辨证用药
绒毛膜上皮癌	穿心莲、天花粉、山豆根、石上柏、紫草、龙葵	苦参、向日葵杆心、半枝莲、喜树、长春花、薏苡仁、黄芪	败酱草、阿胶、白及、蒲黄、五灵脂、王不留行
宫颈癌	莪术、掌叶半夏、野百合、鸦胆子、马钱子、三棱、白英、墓头回、苦参	黄芪、白术、香菇、薏苡仁、半枝莲、紫草、云芝、石蒜、龙葵、珍珠草、天南星	柴胡、丹参、蜂房、生地黄、赤芍、黄柏、茯实
皮肤癌	信石、雄黄、野百合、蓖麻子、马钱子、鸦胆子、蟾蜍	大茶叶、掌叶半夏、山慈菇、苦参、莪术、蜈蚣、黄芪、藤黄	土茯苓、白鲜皮、牡丹皮、生地黄、赤芍、象皮
乳腺癌	山慈菇、天冬、野艾、瓜蒌、夏枯草、蟾蜍、龙葵	半支莲、冬凌草、云芝、棉子、槲寄生、信石、藤黄	香附、白芍、王不留行、青皮、熟地黄、柴胡、鹿角霜、穿山甲、蒲公英
甲状腺肿瘤	黄药子、珍珠菜、夏枯草、天南星、半夏、山慈菇、莪术	白英、大蓟、小蓟、瓜蒌、云芝	海藻、昆布、玄参、牡蛎、浙贝、猫爪草、海蛤壳

48. 怎样选用传统的抗癌中成药

(1)丸剂

①西黄丸。主要成分:麝香、牛黄、炙乳香、炙没药。功能:解毒散结,消肿止痛。具有明显的抗肿瘤作用;能增强对单核吞噬细胞系统的激活作用。主治:乳癖、乳疬、乳岩、瘰疬、疔毒恶疮、多发性脓肿、淋巴结炎、寒性脓疡。适用于肝癌、肺癌、胃癌、肠癌、乳腺癌、食管癌、急慢性白血病等辨病选用。制剂规格:糊丸,每瓶装3g,约10粒。用量用法:每次3g,每日2次,温开水或黄酒送服。注意事项:气血两虚者慎用;孕妇忌用。

②六神丸。主要成分:麝香、牛黄、冰片、珍珠、蟾酥、雄黄。功能:清热解毒,消肿止痛。具有明显的抗肿瘤、消炎和镇痛作用。主治:热毒引起的咽喉肿痛、烂喉丹痧、单双乳蛾、小儿热疖、痈疡疔疮、乳痈发背及一切无名肿毒。适用于白血病、上消化道肿瘤、鼻咽癌等辨病选用。制剂规格:黑色小水丸,每1 000粒重3.12g。用量用法:白血病,每次30~40粒,每日4次;上消化道肿瘤,每次10~15粒,每日4次;空腹温开水送服。鼻咽癌及口腔癌溃疡可配合局部上药。注意事项:孕妇忌用。

③当归龙荟丸。主要成分:当归、龙胆草、栀子、黄连、黄柏、黄芩、大黄、芦荟、青黛、木香、麝香等。功能:清热泻肝,攻下行滞。具有显著的抗白血病的作用。主治:肝胆实火引起的头痛面赤、目赤肿痛、胸胁胀痛、便秘尿赤、形体壮实、脉弦等症。适用于慢性粒细胞性白血病、急性粒细胞性白血病等辨病选用。制剂规格:黄绿色至深褐色的小丸,每袋装6g。用量用法:每次6~12g,每日3次,温开水送服。不良反应:轻微腹痛、腹泻等消化道症状,坚持服药上述症状可逐渐减轻或消失。

④大黄䗪虫丸。主要成分:大黄、黄芩、生地黄、甘草、桃仁、苦杏仁、白芍、干漆、水蛭、虻虫、蛴螬、䗪虫。功能:祛瘀生新,消癥通经,缓中补虚。具有抗肿瘤作用;对放疗、化疗有协同作用。主治:瘀血内停、腹部肿块、肌肤甲错、目眶暗黑、潮热羸瘦、经闭不行,又治五劳七伤,不思饮食。适用于慢性粒细胞性白血病、原发性肺癌、肝癌、子宫肌瘤的辨病选用。制剂规格:丸剂,每丸重3g。用量用法:每次3g,每日3次,温开水送服。注意事项:该药药性较猛,血虚者不可用;孕妇禁用。

⑤鳖甲煎丸。主要成分:鳖甲胶、大黄、土鳖虫、桃仁、鼠妇虫、蜣螂、凌霄花、牡丹皮、硝石、蜂房、柴胡、厚朴、桂枝、干姜、瞿麦、石韦、葶苈子、半夏、射干、黄芩、党参、阿胶、白芍。功能:活血化瘀,软坚散结。主治:胁下癥块。适用于肝脾大或腹腔转移癌、妇科肿瘤

等辨病选用。制剂规格:小粒蜜丸剂,每袋装 500g。用量用法:口服,每次 6～9g,每日 2 次,空腹温开水送服。注意事项:孕妇忌用。

⑥桂枝茯苓丸。主要成分:桂枝、茯苓、牡丹皮、桃仁(去皮尖)、白芍。功能:活血化瘀,缓消癥块。主治:妇女小腹宿有癥块,按之痛,腹挛急,脉涩,或经闭腹胀痛,或难产或胞衣不下,或死胎不下,白带多;或产后恶露不尽,腹痛拒按,舌暗有瘀斑。适用于妇科肿瘤、前列腺肥大等辨病选用。制剂规格:蜜丸剂,每丸重 10g。用量用法:每次 1 丸,每日 3 次,饭前温开水冲服,如未见效,可每次服 2 丸。注意事项:本方用于妇女妊娠有瘀血者,只可缓图,不能过急,因此应严格掌握剂量,慎勿多服;对孕妇无瘀血者忌用。

⑦安宫牛黄丸。主要成分:牛黄、郁金、水牛角(代犀角)、黄连、黄芩、栀子、朱砂、雄黄、梅片、麝香、珍珠、金箔衣。功能:清热开窍,豁痰解毒。具有抗肿瘤作用;亦能增强机体的免疫功能。主治:温热病、热邪内陷心包、痰热壅闭心窍、高热烦躁、神昏谵语,以及中风昏迷、小儿惊厥属邪热内闭者。适用于中晚期原发性肝癌等辨病选用。制剂规格:丸剂,每丸重 3g。用量用法:每次 1 丸,每日 1 次,吞服或温开水化服,显效后改为每次 1 丸,每 2～3 日 1 次。

⑧五海瘿瘤丸。主要成分:海带、海藻、海螵蛸、海蛤粉、煅海螺、木香、川芎、白芷、夏枯草、昆布。功能:软坚散结,化痰消肿。主治:气滞痰热凝于经络引起的瘿瘤、瘰疬结核、乳核胀痛。适用于甲状腺肿瘤、乳房肿瘤、颈淋巴结核等辨病选用。制剂规格:蜜丸剂,每丸重 9g。用量用法:每次 1 丸,每日 3 次,温开水送服。注意事项:阴虚火旺者慎用;孕妇忌用;忌生冷油腻。

⑨内消瘰疬丸。主要成分:夏枯草、海藻、天花粉、连翘、地黄、当归、玄参、浙贝母、海蛤粉、熟大黄、桔梗、硝石、大青叶、薄荷、白蔹、甘草、枳壳。功能:软坚散结。主治:瘰疬痰核。适用于甲状腺肿瘤、乳房肿瘤等辨病选用。制剂规格:水丸剂,每袋 18g。用量用法:成人每次 6～9g,每日 2 次,温开水送服;7～14 岁服成人量

的 1/2;3～7 岁服成人量的 1/3;3 岁以下服成人量的 1/4。注意事项:孕妇慎用。

⑩阳和丸。主要成分:熟地黄、鹿角胶、肉桂、麻黄、炮姜、白芥子、甘草。功能:温经通络,消肿散结。主治:阴疽流注、久不溃散、贴骨阴疽、鹤膝风。适用于乳腺癌、恶性淋巴瘤等辨病选用。制剂规格:蜜丸剂,每丸 3g。用量用法:每次 3g,每日 2 次。注意事项:阴虚有热及破溃日久者忌用。

⑪梅花点舌丹。主要成分:雄黄、牛黄、熊胆、冰片、硼酸、血竭、葶苈子、沉香、乳香、没药、麝香、珍珠、蟾酥、朱砂。功能:清热解毒,消肿止痛。具有抗肿瘤作用;能增强免疫功能。主治:热毒炽盛、疔疮发背、痈疽肿毒、实火牙痛、喉蛾喉风、口舌糜烂、牙周流脓。适用于慢性粒细胞性白血病、食管癌、贲门癌、舌癌、口腔癌等辨病选用。制剂规格:水丸,10 粒重 1g。用量用法:每次 6～10粒,每日 3 次,温开水送服。注意事项:孕妇忌用。

⑫小金丹。主要成分:白胶香、制草乌、五灵脂、地龙、木鳖子、乳香、没药、酒炒归身、麝香、墨炭。功能:散结消肿,化瘀止痛。主治:阴疽初起、肿硬作痛、乳岩、瘰疬、瘿瘤、无名肿毒。适用于乳房肿块、甲状腺瘤、甲状腺癌、胃癌、恶性淋巴瘤等辨病选用。制剂规格:丸剂,每粒重 0.6g,每瓶装 40 粒。用量用法:每次 1.2～3g,每日 2 次,温开水送服。注意事项:孕妇忌用;该药含五灵脂,不可与人参同时服用。

⑬醒消丸。主要成分:乳香、没药、麝香、雄黄、黄米饭。功能:活血散结,解毒消痈。主治:红肿痈毒。适用于乳腺癌、口腔癌、皮肤癌等辨病选用。制剂规格:丸剂,小粒,每 100 粒重 5g。用量用法:每次 3g,每日 2 次。注意事项:用陈酒送服,醉而盖被,使之出汗;孕妇忌用。

⑭蟾酥丸。主要成分:蟾酥、轻粉、枯矾、寒水石、铜绿、乳香、没药、胆矾、麝香、雄黄、蜗牛、朱砂。功能:解毒消肿,活血定痛。

主治:恶疮,疔疮、发背、脑疽、乳痈、附骨、臀腿等疽。适用于乳腺癌、皮肤癌等辨病选用。制剂规格:丸剂,小粒。用量用法:每次3g,每日2次。注意事项:用热酒一盅送服,盖被取汗;孕妇忌用。

⑮化癥回生丹。主要成分:人参、鳖甲胶、大黄、益母草膏、熟地黄、白芍、当归、苏木、桃仁、公丁香、杏仁、麝香、水蛭、虻虫、阿魏、干漆、川芎、两头尖、三棱、乳香、没药、姜黄、肉桂、川椒、藏红花、五灵脂、降香、香附、吴茱萸、延胡索、小茴香、高良姜、艾叶炭、苏子霜、蒲黄。功能:祛瘀活血,消散癥积。主治:腹中肿块、瘀滞疼痛、跌打损伤、妇女经闭等。适用于肝脾大或腹腔转移癌、妇科肿瘤等辨病选用。制剂规格:大粒蜜丸,每粒重4.5g。用量用法:每次4.5g,每日1～2次。注意事项:孕妇忌用。

⑯十全大补丸。主要成分:人参、肉桂、川芎、地黄、茯苓、白术、炙甘草、黄芪、当归、白芍、生姜、大枣。功能:益气补血,扶正培本。具有显著的免疫增强效果,可促进肿瘤坏死因子(TNF)的产生,具有抗癌活性,能增强放化疗药的抗癌作用,降低其毒性,延长患者生命。主治:各种肿瘤;放疗、化疗引起的不良反应,如食欲下降、全身疲倦、白细胞下降、面色萎黄、脚膝无力等。制剂规格:丸剂,每袋装6g。用量用法:每次6g,每日2～3次,温开水送服。

⑰补中益气丸。主要成分:黄芪、炙甘草、人参、当归、陈皮、升麻、柴胡、白术。功能:益气升阳、调补脾胃。具有免疫增强效果,提高天然杀伤细胞(NK细胞)的活性,提高外周血淋巴细胞转化率,有显著的抗突变作用,增强机体抵抗力和改善一般状态等;对放疗、化疗有协同治疗作用,并降低放疗、化疗的不良反应,显著延长患者接受放疗、化疗的时间。主治:各种肿瘤放疗、化疗引起的不良反应,如食欲缺乏、全身倦息、白细胞下降、贫血、低蛋白血症等。制剂规格:丸剂,每丸6g。用量用法:每次6g,每日2～3次,温开水送服。

⑱六味地黄丸。主要成分:熟地黄、山茱萸、山药、泽泻、牡丹

皮、茯苓。功能:滋补肝肾,养血育阴。具有显著免疫增强活性,能提高细胞免疫功能,提高机体抗肿瘤能力,对放疗、化疗有协同作用。主治:食管癌、食管上皮细胞增生症、小细胞肺癌、鼻咽癌等属肝肾阴虚者。制剂规格:丸剂,每丸 6g。用量用法:每次 6g,每日2~3 次,温开水送服。

⑲人参养荣丸。主要成分:人参、黄芪、白术、白芍、茯苓、甘草、当归、肉桂、陈皮、远志、五味子、熟地黄、生姜、大枣。功能:补益气血,安心宁神。主治:辅助治疗各种肿瘤,以及放疗、化疗引起的不良反应,如气血两亏、形瘦神疲、食少便溏等。制剂规格:丸剂,小粒蜜丸。制剂规格:丸剂,每丸 9g。用量用法:口服,每次9g,每日 2 次。

(2)粉剂、散剂、膏剂

①三品一条枪。主要成分:白砒、明矾、雄黄、没药。功能:祛腐拔毒,止血活血,收敛生肌。对癌细胞具有直接杀伤作用。主治:痔疮肛瘘、瘿瘤瘰疬、疔疮发背、脑疽等。适用于皮肤癌、早期宫颈癌、直肠癌等辨病选用。制剂规格:粉剂、杆剂、饼剂。用量用法:皮肤癌,先用呋喃西林液棉球清擦局部,然后将三品一条枪粉0.3~0.6g 撒布于癌灶,再用凡士林纱布覆盖,加盖纱布后固定,每日换敷料 1 次,3~5 日上药 1 次,上药 3~5 次可将癌组织全部腐蚀,待坏死组织全部脱落后,取多点活检,证实局部无癌存在时,使用四环素软膏涂布,使新生肉芽组织形成鳞皮覆盖,必要时可行植皮。早期宫颈癌,常规消毒阴道、宫颈,视病情不同而选用杆剂插入宫颈管或饼剂外敷宫颈,用凡士林纱布保护阴道穹隆,消毒棉球压紧固定,每日更换棉球,注意药物位置有无移动,经过 5~8日,则病变组织与正常组织形成明显分界而自然脱落,以后根据具体情况用杆剂或饼剂 5~8 次,每次用药间隔 7~10 日,直至宫颈部病变消失,宫颈管形成圆锥筒状缺损。注意事项:皮肤鳞癌者基底细胞癌面积过大、浸润较深,或骨质被破坏已发生转移者禁用;

皮肤癌并发急性传染病或严重心、肝、肾脏疾病和高血压等患者禁用;宫颈癌只限于宫颈原位癌和宫颈癌Ⅰ期,且全身无重要脏器功能损害患者;老年妇女宫颈高度萎缩者禁用。

②紫金锭。主要成分:山慈菇、五倍子、千金子霜、红芽大戟、朱砂、雄黄、麝香。功能:辟瘟解毒,止痛散结。具有明显抗肿瘤作用。主治:疫毒、痰浊等引起的咽喉肿痛、吞咽困难、恶心呕吐、泄泻、昏迷痉厥、牙关紧闭,舌红苔厚黄腻及脉洪大或滑数。亦适用于食管癌、贲门癌、白血病等属痰热壅盛、吞咽梗阻者。制剂规格:散剂。用量用法:每次1.5g,每日2次,温开水送服。食管癌而见吞咽困难陡然加重、痰涎涌盛、滴水难进者,研极细末,少少含咽(不可用水),一般可见痰涎明显减少,吞咽梗阻显著改善,第二日可进流质饮食。梗阻症状显著减轻者,可减量如法再服,或长期少量内服该药。注意事项:孕妇慎用。

③如意金黄散。主要成分:大黄、黄柏、姜黄、白芷、天花粉、厚朴、生天南星、陈皮、苍术、甘草。功能:清热解毒,消肿止痛。主治:热毒引起的红肿热痛、妇女乳痈,以及小儿丹毒、痈疽、发背、疔疮肿毒等症(如体表转移癌属热毒亢盛者)。制剂规格:散剂。用量用法:外用,用蜂蜜或凡士林,调匀成膏,外敷于患处,每日1～2次。注意事项:该药有毒,不可内服;治疗期间,忌食辛辣食物及烟酒。

④夏枯草膏。主要成分:夏枯草(炼蜜成膏)。功能:清肝火,散郁结,清头目。具有抗肿瘤作用。主治:湿气郁滞和瘀阻经络引起瘿瘤痰核、瘰疬鼠疮、痈疖肿痛。适用于甲状腺肿瘤、颈淋巴结核、乳腺癌等辨病选用。制剂规格:膏剂,大瓶装60g,小瓶装30g。用量用法:每次15g,每日2次,温开水送服。注意事项:体虚慎用。

49. 怎样选用现代抗癌中药制剂

(1)胶囊剂

①平消胶囊。主要成分:郁金、仙鹤草、五灵脂、白矾、硝石、干

漆、枳壳、马钱子粉。功能:活血化瘀,止痛散结,清热解毒,扶正祛邪。对肿瘤具有一定的缓解症状,缩小瘤体,抑制瘤体生长,提高人体免疫力,延长患者生命的作用。主治:肺癌、胃癌、食管癌、肝癌、乳腺癌、骨癌、子宫肌瘤、淋巴瘤、鼻咽癌。制剂规格:胶囊,内容物为深灰色至黑灰色的颗粒,每瓶装100粒。用量用法:每次4~8粒,每日3次,饭后服用。注意事项:本品不良反应轻微,可长期服用;可与手术治疗、放疗、化疗同时进行;偶见少数患者有轻微胃部不适感,但可继续服药;用药期间,忌食生冷及刺激性食物;瓶内装干燥剂,不可食用。

②安替可胶囊。主要成分:蟾皮等中药提取物。功能:软坚散结,解毒定痛,养血活血。主治:可单独应用于肿瘤治疗,与放疗合用可增强疗效。制剂规格:胶囊,内容物为灰黄色粉末,0.22g×12粒/板,小盒装。用量用法:每次2粒,每日3次,饭后服用;疗程6周,或遵医嘱。注意事项:心脏病患者慎用;孕妇忌用;少数患者使用后可出现恶心、血象降低,注意观察血象;过量、连续久服可致心慌,注意掌握服用剂量。

③金龙胶囊。主要成分:鲜活守宫、鲜活金钱白花蛇等。功能:扶正荡邪,解毒消肿,理气止痛,破瘀散结。具有增强免疫功能,促进新陈代谢,抑制多种肿瘤,改善体质等作用。主治:肝癌、胃癌、肠癌、骨癌、乳腺癌等多种癌症及多种肿瘤的辅助治疗。制剂规格:胶囊,0.25g×30粒,盒装。用量用法:口服,每次2~4粒,每日3次,30~60日为1个疗程。注意事项:服药期间忌食咖啡、辛辣食物和烟、酒等;可配合放疗、化疗使用,最好在放疗、化疗前1周即开始服用本药。少数患者服用本药可能有过敏反应,如发现过敏反应立即停药,并采取相应抗过敏治疗措施。

④马蔺子甲素胶囊。主要成分:马蔺子甲素。功能:抑制恶性肿瘤细胞呼吸,降低耗氧量;选择性降低恶性肿瘤细胞谷胱甘肽(GSH)含量;抑制恶性肿瘤细胞 DNA 合成及断裂后的修复;阻滞

恶性肿瘤细胞生长周期对于射线敏感的 G_1 期。主治:本品为放射增敏剂,用于放射治疗的肺癌、食管癌、头颈部癌患者。制剂规格:胶囊,每粒 55mg。用量用法:饭后口服,每次 2 粒,每日 2 次,分别于放疗前后服用;本品应在接受放疗前 2～3 日开始服用,连续服用至放疗结束。注意事项:本品宜避光保存;放疗期间应持续服药,以免影响疗效;因本药可引起恶心、呕吐、腹泻,建议从小剂量开始服用(每日 1～2 粒),若出现以上反应可对症治疗,对症治疗药物不影响疗效;本药宜饭后服用,以减少胃肠反应发生。

⑤康赛迪胶囊。主要成分:黄芪、刺五加、人参、斑蝥等 10 余味中药。功能:清热解毒,消瘀散结。具有明显的抗肿瘤作用,能增强机体的非特异性和特异性免疫功能。主治:用于原发性肝癌、肺癌、肠癌、鼻咽癌、泌尿系肿瘤、恶性淋巴瘤、妇科恶性肿瘤等多种肿瘤的治疗,各类肿瘤术后的巩固治疗;也可与化疗、放疗配合使用,增效减毒。制剂规格:胶囊,内容物为棕褐色粉末,0.25g×12 粒×5 板。用量用法:口服,每次 3 粒,每日 2 次。注意事项:偶见消化道不适;糖尿病患者及糖代谢紊乱者慎用。

⑥复方红豆杉胶囊。主要成分:红豆杉等。功能:祛邪扶正,通络散结。能抑制肿瘤细胞的分裂,对多种人体肿瘤有治疗作用。主治:用于气虚痰湿、气阴两虚、气滞血瘀而致的中晚期肿瘤患者。适用于乳腺癌、卵巢癌、肺癌、宫颈癌、食管癌、直肠癌、肝脏肿瘤、头颈部肿瘤、白血病等中晚期患者。制剂规格:肠溶性胶囊,每粒重 0.3g,0.3g×12 粒。用量用法:口服,每次 2 粒,每日 3 次,21 日为 1 个疗程。注意事项:近 10% 的患者可出现轻度胃肠道反应,表现为恶心呕吐,轻度的白细胞降低,一般不低于 3 000,不影响继续治疗;偶见肌肉酸痛,加服维生素 B_6,可消除神经肌肉症状。

⑦百令胶囊。主要成分:发酵冬虫夏草菌丝体干粉。功能:补益肺肾。对免疫系统、内分泌系统有双向调节作用,对造血系统有保护作用,具有升高白细胞、消炎、抗肿瘤作用。主治:辅助治疗癌

症、糖尿病、各种功能衰退症及免疫功能异常症。制剂规格:胶囊,每粒含原粉 0.2g,60 粒/盒。用量用法:口服,每次 5 粒,每日 3次,2 个月为 1 个疗程。注意事项:有热症(如发热)时宜停用,待症状缓解后再服用。

⑧慈丹胶囊。主要成分:莪术、山慈菇、鸦胆子、马钱子粉、蜂房等。功能:化瘀解毒,消肿解结,益气养血。主治:用于原发性肝癌等恶性肿瘤或经手术、放疗、化疗后患者的辅助治疗。制剂规格:胶囊,内容物为棕褐色的粉末或颗粒,每粒 0.27g。用量用法:口服,每次 5 粒,每日 4 次,1 个月为 1 个疗程,或遵医嘱。注意事项:偶见服药后恶心;孕妇禁用;本品含马钱子、鸦胆子等,不可超量服用。

⑨云南白药。主要成分:三七、蒲黄、白及等。功能:解毒,消肿,止痛,止血。主治:瘀血肿痛、疮疡肿毒、跌打损伤、创伤、出血等病症。适用于肝癌、肺癌、胃癌、白血病等辨病选用。制剂规格:胶囊,每粒重 0.25g。用量用法:口服,每次 1~2 粒,每日 4 次。注意事项:凡遇较重之跌打损伤可先服保险子 1 粒,轻伤及其他病证不必服;孕妇忌用;服药 1 日内忌食蚕豆、鱼类及酸冷食物。

⑩云芝糖肽胶囊。主要成分:多糖肽聚合物。功能:补益精气,健脾养心。对细胞免疫功能和血象有一定的保护作用。主治:食管癌、胃癌及原发性肺癌患者放疗、化疗所致的气阴两虚、心脾不足证。制剂规格:胶囊,每粒装 0.34g,60 粒/盒。用量用法:口服,每次 3 粒,每日 3 次。注意事项:使用免疫抑制剂者禁用。

⑪参一胶囊。主要成分:人参皂苷 Rg3。功能:大补元气,健脾益肺。增强机体免疫功能。主治:增强化疗疗效,使肿瘤缩小甚至消失,主要对肺癌、肝癌、胃肠癌、乳腺癌、卵巢癌、淋巴瘤及白血病有效;抑制肿瘤转移,用于各种肿瘤手术后或放疗、化疗后的巩固和维持治疗,遏制肿瘤复发转移,以期达到治愈肿瘤的目的;缓解症状,改善生活质量,用于各种癌症患者,手术前或与放疗、化疗

合用,增强患者体质,减轻放疗、化疗的不良反应,提高患者的生活质量。制剂规格:胶囊,每粒 10mg。用量用法:早晚饭前空腹口服,每次 2 粒,每日 2 次,1 个月为 1 个疗程,可连续服用 2～3 个疗程;用于预防和治疗转移时,宜连续服用 6～12 个月。注意事项:服用本品期间,不宜喝浓茶、吃大萝卜和生芥菜咸菜;个别患者服后可以发生口干或略有口舌生疮,宜对症处理,不影响用药。

(2)口服液、糖浆、合剂、浸膏剂

①回生口服液。主要成分:益母草、红花、三棱、香附、人参、大黄、虻虫、鳖甲、乳香、阿魏等 34 味中药。功能:消癥化瘀。提高机体免疫功能。主治:用于癥瘕痞块、气滞血瘀,如原发性肝癌、肺癌属血瘀癥结者。制剂规格:本品为棕红色液体,久置有少量沉淀,每支 10ml。用量用法:口服,每次 10ml,每日 2 次。注意事项:孕妇禁用。

②桂参止痛合剂。主要成分:肉桂、党参、白芍、细辛、酸枣仁、罂粟壳等。功能:温肾补脾,散寒止痛。主治:用于癌性疼痛属脾肾阳虚或兼气虚血瘀证者。制剂规格:本品为棕色至棕褐色的混悬液体,偶有少量沉淀,每瓶装 100ml。用量用法:口服,用前加热,摇匀,趁热饮下,每次 50ml,每日 3 次。注意事项:本品含罂粟壳,请严格在医师的指导下使用;本品宜用于癌症患者"二阶梯止痛"阶段;服药期间,忌用生、冷及酸性食物;本品长期服用,可能产生成瘾性;可见嗜睡、恶心、头晕、呕吐;实热症及孕妇禁用。

③金复康口服液。主要成分:黄芪、北沙参、女贞子、石上柏、七叶一枝花等。功能:益气养阴,清热解毒。能改善免疫功能,减轻化疗引起的白细胞下降等不良反应,有助于提高化疗效果。主治:用于原发性非小细胞肺癌气阴两虚证不适合手术、放疗、化疗的患者。制剂规格:本品为棕红色至棕褐色液体,每支 10ml。用量用法:口服,每次 30ml,每日 3 次,30 日为 1 个疗程,可连续使用 2 个疗程,或遵医嘱。注意事项:本品有少量轻摇易散的沉淀,一

般不影响使用;个别患者服药后可出现轻度恶心、呕吐或便秘。

(3)冲剂

①槐耳颗粒。主要成分:槐耳菌质。功能:扶正活血。具有明显的抗肿瘤作用,能增强机体的免疫功能。主治:适用于不宜手术和化疗的原发性肝癌的辅助治疗,有改善肝区疼痛、腹胀、乏力等症状的作用。制剂规格:黄棕色或棕色颗粒,每袋重20g。用量用法:口服,每次20g,每日3次;1个月为1个疗程,或遵医嘱。注意事项:偶见恶心、呕吐、白细胞下降,未证实与使用本品有关。

②贞芪扶正冲剂。主要成分:黄芪、女贞子。功能:补益气血,滋养肝肾。主治:气血不足的虚损证。配合手术、放疗和化疗,促进正常功能的恢复,并有抗衰老和预伤感冒的作用。制剂规格:冲剂,每袋装15g。用法用量:口服,每次1袋,每日2次,开水冲服。

③乳疾灵颗粒。主要成分:海藻、鸡血藤、牡蛎、淫羊藿、丹参等。功能:疏肝解郁,调理冲任,散结消痛。主治:用于肝郁气滞、痰瘀互结、冲任失调引起的乳腺增生症。适用于乳房肿瘤等辨病选用。制剂规格:棕黄色颗粒,每袋10g。用量用法:开水冲服,每次1～2袋,每日3次。注意事项:孕妇忌用。

(4)片剂、丸剂

①鹤蟾片。主要成分:仙鹤草、人参、干蟾皮、浙贝母、生半夏、天冬。功能:解毒除痰,凉血祛瘀,消癥散结。主治:用于原发性支气管肺癌、肺部转移癌,能够改善患者的主观症状和体征,提高患者体质。制剂规格:片剂,90片装。用量用法:每次6片,每日3次,饭后服用。

②莲花片。主要成分:半枝莲、七叶一枝花、莪术、蜈蚣、山慈菇、田七、牛黄。功能:清热解毒,疏肝活血,祛瘀消癥。主治:早期或中期肝癌,亦可用于肝癌手术后的综合治疗。制剂规格:片剂,每瓶90片。用量用法:口服,每次6片,每日3次。

③肝复乐片。主要成分:党参、白术、鳖甲、沉香、黄芪、七叶一

枝花等 20 多味中药。功能:健脾理气,化瘀软坚,清热解毒。能明显抑制多种癌细胞生长,提高机体免疫功能;能降低甲胎蛋白(AFP),阻断肝病患者癌变;能抑制乙型肝炎病毒的复制。主治:原发性肝癌、肝硬化、肝腹水、急慢性肝炎(乙型肝炎)。制剂规格:白色糖衣片或薄膜衣片,内容物呈棕褐色,糖衣片每片 0.3g;薄膜衣片每片 0.5g。用量用法:口服,每次糖衣片 10 片或薄膜衣片 6片,每日 3 次,2~3 个月为 1 个疗程,可长期连续服用,或遵医嘱。注意事项:个别患者偶见腹泻,一般 2~3 日则可自行缓解,如减少剂量即减轻至消失。

④去甲斑蝥素片。主要成分:斑蝥。功能:抗肿瘤。主治:用于肝癌、食管癌、胃癌和贲门癌及白细胞低下症,亦可作为术前用药或用于联合化疗中。制剂规格:糖衣片,每片 5mg。用量用法:口服,每次 5~15mg,每日 3 次,或遵医嘱。注意事项:每日剂量若超过 45mg,部分患者出现恶心、呕吐等症状,停药、减量或对症处理可自行消失;本品可与去甲斑蝥酸钠注射液交替使用,但不宜同时联合用药。

⑤增生平片。主要成分:山豆根、拳参、黄药子等。功能:清热解毒,化瘀散结。具有抗致突、抗促癌及抑制上皮增生癌变等药理作用。主治:用于食管和贲门上皮增生、呃逆、进食吞咽不利、口干、口苦、咽痛、便干舌暗和脉弦滑等热瘀内结表现者。适用于癌症手术及放疗后患者进行预防性治疗,如食管癌、贲门癌、胃癌等。制剂规格:糖衣片,除去糖衣后显棕褐色,每片 0.3mg,每瓶 80 片。用量用法:口服,每次 8 片,每日 2 次,6 个月为 1 个疗程。注意事项:用药期间应定期复查肝功能;忌食辛辣食物;肝功能异常、素体虚寒者及孕妇忌用;偶见大便次数增多、恶心、呕吐、皮疹,一般停药后可缓解。

⑥靛玉红片。主要成分:靛玉红。功能:清热解毒,抗肿瘤。主治:用于慢性粒细胞性白血病;对急性粒细胞白血病也有一定疗

效。制剂规格：片剂，每片 25mg。用量用法：口服，每日 150～200mg，分 3～4 次；少数需用至每日 300～400mg；连用 3 个月为 1 个疗程。注意事项：有消化道黏膜的刺激反应，如食欲缺乏、恶心、呕吐、腹痛、腹泻；有骨髓抑制，少数有暂时性血小板减少；有极少数出现水肿、头昏、肝功能损害。

⑦乳康片。主要成分：生牡蛎、夏枯草、生黄芪、丹参、玄参、没药、乳香、天冬、瓜蒌、鸡内金、白术、海藻、浙贝母、三棱、莪术等。功能：疏肝解郁，软坚散结，活血理气。能改善微循环，增强新陈代谢。主治：乳腺增生病，症见乳房肿块、疼痛，伴有眩晕、胸闷、胸痛、心烦易怒，甚至失眠、健忘、食欲缺乏、月经紊乱等。适用于乳房肿瘤辨病选用。制剂规格：浸膏片，每片重 0.3g，每瓶 200 片。用量用法：每次 2～3 片，每日 3 次，饭后口服；20 日为 1 个疗程，间隔 5～7 日，继服第二个疗程，也可连续服药。注意事项：宜于月经来潮前 10～15 日开始用药；孕妇慎用，孕期的前 3 个月禁用；病程长，年龄大，囊性增生疑有恶变者，应争取手术；极少数患者服药后有轻度恶心、腹泻、月经期提前、量多及轻微药疹，一般停药后自愈。

⑧乳核散结片。主要成分：当归、黄芪、光慈菇、漏芦、柴胡、郁金、昆布、海藻、淫羊藿、鹿衔草。功能：疏肝解郁，软坚散结，理气活血。主治：用于治疗乳腺囊性增生、乳痛症、乳腺纤维腺瘤和男性乳房发育等。剂型规格：糖衣片，除去糖衣后显棕褐色，每片 0.36g，每瓶 72 片。用法用量：口服，每次 4 片，每日 3 次。注意事项：本品含昆布、海藻等含碘药物，甲状腺功能亢进患者慎用；本品含有光慈菇，该药材有小毒，过量、久服可引起胃肠道不适等不良反应；月经期间，停止服药；对漏芦过敏者慎用；孕妇慎用。

⑨胃复春片。主要成分：菱角、三七、枳壳等。功能：健脾益气，活血解毒。主治：慢性萎缩性胃炎；慢性浅表性胃炎；胃癌前期肠腺化生及肠上皮不典型增生；胃癌术后辅助治疗。制剂规格：片

剂,每瓶 60 片。用法与用量:每次 4 片,每日 3 次,饭前服用;3 个月为 1 个疗程。

⑩鼻咽灵片。主要成分:山豆根、麦冬、半枝莲、玄参、石上柏、党参、白花蛇舌草。功能:清热解毒,软坚散结,益气养阴。主治:用于胸膈风热、痰火郁结、热毒上攻、耗气伤津之证;其症状常见口干、咽痛、咽喉干燥灼热、声嘶头痛、鼻塞流脓涕或涕中带血。也可用于治疗急慢性咽喉炎、口腔炎、鼻咽炎及鼻咽癌放疗、化疗的辅助治疗。制剂规格:薄膜衣片,除去包衣后显棕褐色,每片 0.39g,每瓶 45 片。用法与用量:口服,每次 5 片,每日 3 次。注意事项:忌食辛辣等刺激性食物及油炸食物。

⑪参灵丸。主要成分:绞股蓝、参三七、灵芝、川贝母等 11 味中药。功能:清热解毒,消肿止痛,止咳化痰。具有抑制肿瘤细胞分裂繁殖作用,从而阻碍肿瘤的生长,控制原发病灶及转移病灶的继发扩散之功效;还有激发免疫功能和促进体液免疫的作用,并具有保护造血系统、降低化学药物和癌性毒素对造血系统的损害。主治:用于肺癌、气管炎、瘰疬等疾病。制剂规格:丸剂,每丸 3g,每瓶 12 丸。用量用法:口服,每次 3g,每日 2 次,2 个月为 1 个疗程。

⑫复方皂矾丸。主要成分:皂矾、海马等。功能:温肾健髓,益气养阴,生血止血。主治:各类肿瘤和白血病放疗、化疗后造血细胞减少症、再生障碍性贫血、白细胞及血小板减少症、骨髓增生异常综合征。制剂规格:棕黑色小蜜丸,每丸 0.2g,每盒 72 丸。用量用法:每次 7~9 丸,每日 3 次,饭后服用;各类肿瘤和白血病患者在放疗、化疗前 1 周开始服用本品,至治疗结束后再服用 2 周,即可停服。注意事项:少数病例初服本品有轻微消化道反应,减量服用数日即可耐受。

⑬牛黄解毒丸。主要成分:大黄、黄芩、牛黄、甘草、生石膏、冰片、雄黄、桔梗。功能:清热解毒,消肿止痛。主治:咽喉肿痛、慢性

粒细胞性白血病。制剂规格：大蜜丸，每丸 3g。用量用法：口服，每次 3g，每日 2 次。注意事项：服用该药可能出现大便次数增多现象；脾胃虚弱、大便溏薄者慎用；虚证者忌用。

⑭消癥益肝片。主要成分：蟑螂提取物（总氮）。功能：解毒化积，消肿止痛。主治：各期原发性肝癌。制剂规格：片剂，每片含总氮 25mg。用量用法：口服，每次 6～8 片，每日 3 次。注意事项：本品不良反应轻微，主要为口干，个别患者出现便秘、全身瘙痒等；口干者多饮开水可缓解。

⑮新癀片。主要成分：肿节风、三七、牛黄等。功能：清热解毒，活血化瘀，消肿止痛。主治：无名肿毒、热毒瘀血所致的咽喉肿痛、牙痛、痹痛、胁痛、黄疸等症。制剂规格：片剂，每片 0.32g。用量用法：口服或含服，每次 2～4 片，每日 3 次，饭后服用。注意事项：空腹勿服药，空腹服药会有眩晕、咽干、倦怠、胃部嘈杂不适、轻度腹泻，停药后自行消失；胃与十二指肠溃疡患者、肾功能不全者及孕妇慎用，有消化道出血史者忌用。

⑯片仔癀。主要成分：麝香、田七、牛黄、蛇胆。功能：清热解毒，消炎止痛。主治：热毒所致肝炎、肝癌。制剂规格：丸剂，每粒 3g。用量用法：每次 1 粒，每日 1 次，温开水送服。注意事项：孕妇忌用；服药期间，忌食辛辣、油腻食物。

⑰冬凌草片。主要成分：冬凌草。功能：清热解毒，消肿止痛。主治：食管癌、肝癌、乳腺癌等。有缓解症状稳定及缩小瘤体，延长生存期的效果，与化疗配合，可提高疗效，减轻化疗药物的不良反应。制剂规格：片剂，每片 3mg。用法用量：口服，每次 3～6 片，每日 3 次。注意事项：偶可引起恶心、腹胀、腹泻，个别病例有过敏反应。

（5）注射液

①康莱特注射液。主要成分：注射用薏苡仁油。功能：益气养阴，消癥散结。对多种移植性肿瘤及人体肿瘤细胞移植于裸鼠的

瘤株均有较明显的抑瘤作用,并具有一定的增强免疫功能作用。另外,还有一定的镇痛效应。主治:适用于不宜手术的气阴两虚、脾虚湿困型原发性非小细胞肺癌及原发性肝癌等恶性肿瘤。配合放疗、化疗有一定的增效作用。对中晚期肿瘤患者具有一定的抗恶病质和止痛作用。制剂规格:水包油型白色乳状液体,100ml(10g)。用法用量:缓慢静脉滴注200ml,每日1次,20日为1个疗程,间隔3~5日,可进行下一个疗程。联合放疗、化疗时,可酌减剂量。首次使用,滴注速度应缓慢,开始10分钟滴速应为20滴/分钟,20分钟后可持续增加,30分钟后可控制在40~60滴/分钟。注意事项:如偶见患者出现严重脂肪过敏现象可对症处理,并酌情停止使用;本品不宜加入其他药物混合使用;静脉滴注时应小心,防止渗漏血管外而引起刺激疼痛,冬季可用30℃温水预热,以免除物理刺激;使用本品应采用一次性输液器(带终端滤器);如发现本品出现油、水分层(乳析)现象,严禁静脉使用;如有轻度静脉炎出现,可在注射本品前和后适量(50~100ml)输注0.9%氯化钠注射液,或5%葡萄糖注射液;临床偶见脂肪过敏现象,如寒战、发热、轻度恶心,使用3~5日后此症状大多可自然消失而适应,偶见轻度静脉炎;在脂肪代谢严重失调时(急性休克、急性胰腺炎、病理性高脂血症、脂性肾病变等患者)禁用;孕妇禁用。

②榄香烯乳注射液。主要成分:榄香烯。功能:直接抑制肿瘤细胞生长;能增强T淋巴细胞亚群的功能,有免疫保护作用;与放疗、化疗有协同作用;能为机体提供高能量营养;缓解癌痛;改善微循环;能通过血脑屏障。主治:癌性胸腹腔积液、呼吸道和消化道肿瘤、妇科肿瘤、乳腺癌、骨转移瘤、淋巴瘤、白血病,尤其是肺癌、肝癌、胃癌、食管癌、脑瘤等。制剂规格:5ml:25mg,10支/盒;20ml:100mg,8支/盒。用法用量:静脉注射:每次400~600mg,每日1次,15日为1个疗程。选取较粗静脉血管,两臂交替使用,最好使用套管针。先用250ml生理盐水打通静脉通路,为预防静

脉炎的发生可于第 1～5 日加 2mg 地塞米松,从小壶冲入,然后将本品稀释于 300～400ml 生理盐水中快速滴入(5～10ml/min),最后用 250ml 生理盐水冲洗血管。如能采用锁骨下静脉注射最佳。注意事项:静脉注射可致少数患者产生静脉炎,如能采用锁骨下静脉注射或以 30% 的芒硝溶液外敷注射点周围,注射药液前后用生理盐水冲洗血管均可有效防止静脉炎的发生;部分患者初次用药后,可有轻微发热,多在 38℃ 以下,于给药之前 30 分钟口服泼尼松或解热镇痛药,均可预防发热;因本品在低剂量(每次 2mg/kg)时有较强的活血化瘀作用,对血小板减少症,或有进行性出血倾向的患者应慎用本品;有极少数患者会产生过敏或胃肠道反应,采取对症处理即可;有 0.7‰ 的患者对本品有过敏反应,只要医师注意并及时采取对症措施均无不良后果。

③鸦胆子油乳注射液。主要成分:鸦胆子。功能:清热燥湿,解毒消癥。具有明显抗癌作用,能增强免疫功能,促进骨髓造血功能。主治:用于肺癌、肺癌脑转移及消化道肿瘤。如肺癌、肺癌脑转移、淋巴转移、胸膜腔转移;肝癌、癌性腹水;食管癌、胃癌、结肠癌、胰腺癌、直肠癌等消化系统肿瘤;宫颈癌、前列腺癌、肾癌等。制剂规格:乳白色的均匀乳状液体,每支 10ml 或每支 20ml,每盒 5 支。用法用量:静脉滴注,每次 10～30ml,每日 1 次(本品须加灭菌生理盐水 250ml,稀释后立即使用)或遵医嘱。注意事项:本品显酸性,不可与碱性药物伍用;与化疗药物联合应用,可减少常规化疗药物的不良反应,最大限度地发挥药物抗肿瘤的协同作用;本品宜贮存于凉暗处,不得冻结,如发现分层或有油上浮则不能使用;本品无明显不良反应,少数病例用葡萄糖注射液稀释后用药,或静注速度过快,可引起静脉炎或血栓形成,若改为生理盐水稀释则可避免;少数患者有消化道不适或者出现心率、呼吸加快等不良反应,但经对症治疗可以缓解。

④羟喜树碱注射液。主要成分:植物喜树中提取得到的微量

天然生物碱。功能：具有显著的抗癌活性，对耐药肿瘤有治疗作用。主治：原发性肝癌、胃癌、头颈部腺源性上皮癌、白血病、直肠癌、膀胱癌等恶性肿瘤。制剂规格：2ml：5mg。用法用量：原发性肝癌，静脉注射，每日 5mg，用氯化钠注射液 20ml 稀释后，缓缓注射，或遵医嘱；胃癌，静脉注射，每日 5mg，用氯化钠注射液 20ml 稀释后，缓缓注射，或遵医嘱；头颈部腺源性上皮癌，静脉注射，每日 5mg，用氯化钠注射液 20ml 稀释后，缓缓注射，或遵医嘱；白血病，每日 5mg/m² 加入葡萄糖注射液中静脉滴注，连续给药 30 日为 1 个疗程；膀胱癌，膀胱灌注后加高频透热 100 分钟，首次剂量可由每次 10mg，逐渐加到每次 20mg，每周 2 次，10～15 次为 1 个疗程。注意事项：对消化系统、造血系统、泌尿系统有轻度不良反应，但停药后逐渐消失；孕妇慎用；用药期间，应严格检查血象。

⑤华蟾素注射液。主要成分：中华大蟾蜍。功能：清热解毒，消肿止痛，活血化瘀，软坚散结。直接杀伤肿瘤细胞，抑制肿瘤细胞生长及乙肝病毒的复制，减轻放疗及化疗的不良反应。防癌抗癌，升高白细胞；提高机体免疫功能等。主治：各种中晚期肿瘤（原发性肝癌、胃癌、结肠癌等消化系统癌症及肺癌、乳腺癌、宫颈癌）；慢性乙型肝炎，特别对慢性乙肝病毒携带者疗效尤为突出。制剂规格：2ml×10 支，5ml×10 支，10ml×5 支。用法用量：静脉滴注，每次 10～20ml，用 5％葡萄糖注射液 500ml 稀释后缓慢滴注，每日或隔日 1 次，4 周为 1 个疗程，用药 1 周后休息 1～2 日或遵医嘱；肌内注射，每次 2～4ml，每日 2 次，疗程同静脉滴注。注意事项：个别患者可能出现发冷、发热现象，10 分钟后即恢复正常；少数患者长期滴注后有局部刺激感或静脉炎，极个别患者还可能出现荨麻疹、皮炎等，停药后反应消失，仍可正常用药；避免与剧烈兴奋心脏药物配伍。

⑥高三尖杉酯碱注射液。主要成分：高三尖杉酯碱。功能：清热解毒，消癥抗癌。主治：急性非淋巴细胞白血病的诱导缓解期及

继续治疗阶段,对慢性粒细胞性白血病及其红细胞增多症等亦有疗效。亦适用于外周血白细胞不增多而骨髓增生的急性白血病,宜先从小剂量开始。制剂规格:无色澄明液体,1ml:1mg。用量用法:静脉滴注,临用时加5%葡萄糖注射液250~500ml使其溶解。成人每日1~4mg,如血细胞无急骤下降,可连续滴注40~60日,或每日1~4mg,以4~6日为1个疗程,间歇1~2周再重复用药;小儿每日按体重0.08~0.1mg/kg,以40~60日为1个疗程,或间歇给药,每日按体重0.1~0.15mg/kg,以5~10日为1个疗程,间歇1~2周再重复用药;肌内注射,成人每日1~2mg,加入苯甲醇2ml中注射,以4~6个月为1个疗程,间歇1~2周重复用药。注意事项:白血病时有大量白血病细胞破坏,采用本品时破坏会更增多,血液及尿中尿酸浓度可能增高;原有心律失常及各类器质性心血管疾病患者应慎用或不用本品,对严重或频发的心律失常及器质性心血管疾病患者则不宜选用本品。骨髓功能显著抑制或血象呈严重粒细胞减少或血小板减少、肝功能或肾功能损害、有痛风或尿酸盐肾结石病史患者慎用。

⑦苦参总碱注射液。主要成分:苦参。功能:抗肿瘤;抗心律失常;调节白细胞,增强机体免疫功能。主治:对各种中晚期恶性肿瘤具有良好抗癌效应,对癌症引起的疼痛、出血有良好疗效,特别对消化道系统及生殖系统恶性肿瘤更具显著疗效;本品能够提高人体免疫功能,改善患者精神、食欲、睡眠等状况。适用于不能接受手术治疗及不能坚持放疗、化疗的中晚期肿瘤患者;本品与放疗、化疗联合应用有协同功效。制剂规格:黄色或棕黄色澄明灭菌溶液,10ml:500mg。用法用量:静脉滴注,每次1 000~1 500mg,与5%或10%葡萄糖注射液或0.9%氯化钠注射液250ml滴注,每日1次,或遵医嘱,30日为1个疗程。注意事项:本品偶致恶心、腹胀、头痛及眩晕,数日后可消失,如仍有反应发生应停药,通常会消失。

⑧亚砷酸注射液。主要成分:三氧化二砷。功能:对体内、外肝癌细胞均有明显的选择性抑制作用;其抗癌作用机制多样,除对肝癌细胞的原浆毒作用和诱导凋亡作用外,还可见到对肝癌细胞端粒酶的抑制、血管内皮生长因子表达的抑制、细胞周期的调控、多个癌基因和抑癌基因表达的调节等。主治:肺癌及肺癌淋巴转移、胸膜腔转移;肝癌、癌性腹水;食管癌、胃癌、结肠癌、胰腺癌、直肠癌等消化系统肿瘤;白血病。制剂规格:无色澄明液体,10ml:5mg。用法用量:静脉注射,每次 10ml,每日 1 次,30 日为 1 个疗程。注意事项:用药之初可能产生腹胀、食欲不佳,但经过 5~7 日就会适应;长时间用药,会发生皮肤干燥,皮肤色素沉着变黑,这些现象在停药后完全可以恢复;肾功能不佳的患者要慎重,如在使用过程中出现肝肾功能异常也不必惊慌,停药后 10 日左右就可恢复。

⑨艾迪注射液。主要成分:斑蝥、人参等。功能:清热解毒,消瘀散结。具有明显的抗肿瘤作用,能增强机体的免疫功能。主治:原发性肝癌、肺癌、直肠癌、恶性淋巴瘤、妇科恶性肿瘤等。制剂规格:浅棕色澄明液体,每支 10ml,每盒 5 支。用法用量:每次50~100ml,加入 0.9%氯化钠注射液或 10%葡萄糖注射液 400~450ml 中静脉滴注,每日 1 次;与放疗、化疗合用时,疗程与放疗、化疗同步;手术前后使用本品 10 日为 1 个疗程;介入治疗 10 日为 1 个疗程;单独使用 15 日为 1 个周期,间隔 3 日,2 周期为 1 个疗程;晚期恶病质患者,连用 30 日为 1 个疗程,或视病情而定。注意事项:首次应用本品,偶有患者出现面红、荨麻疹、发热等反应,极个别患者有心悸、胸闷、恶心等反应,故首次用药应在医师指导下,给药速度开始 15 滴/分钟,30 分钟后如无不良反应,给药速度控制在 50 滴/分钟;如有上述反应发生应停药并做相应处理,再次应用时,艾迪注射液从 20~30ml 开始,加入 0.9%氯化钠注射液或10%葡萄糖注射液 400~450ml,同时可加入地塞米松注射液

5mg；因本品含有微量斑蝥素，外周静脉给药时注射部位静脉有一定刺激，可在静脉滴注本品前后给予 2％利多卡因 5ml 加入 0.9％氯化钠注射液 100ml 静脉滴注。

⑩消癌平注射液。主要成分：乌骨藤。功能：清热解毒，消瘤散结。主治：用于肺癌、食管癌、贲门癌、胃癌、肝癌、肠癌、宫颈癌、恶性淋巴瘤、白血病等多种恶性肿瘤，也可配合放疗、化疗及手术后治疗应用。制剂规格：棕黄色澄明液体，每支 2ml。用法用量：肌内注射，每次 1～2 支，每日 2 次，30 日为 1 个疗程。注意事项：本品对肾功能、血液系统没有明显的不良反应。

⑪天花粉蛋白注射液。主要成分：天花粉蛋白。功能：清热散瘀，清肿排脓。具有明显抗肿瘤作用。主治：临床上与其他药物合用于恶性葡萄胎有较好疗效；用于治疗绒毛上皮癌。制剂规格：1ml：1.2mg。用量用法：静脉滴注，每次 10mg 溶于 0.9％氯化钠液射液 500ml 中缓慢静脉滴注。注意事项：易发生过敏反应，须经皮试呈阴性方可使用，先做试探性小剂量肌内注射，无不良反应后再用全量，既往有天花粉过敏史和过敏体质者不宜使用；如有肝肾功能不全者、严重贫血血红蛋白低于 70g/L 者、血小板低于 7×10^9/L 者、明显出血倾向和凝血功能障碍者、精神病及智力障碍者均禁用。

⑫得力生注射液。主要成分：红参、黄芪、蟾酥、斑蝥。功能：益气扶正，消癥散结。主治：用于中晚期肝癌。症见右胁腹积块、疼痛不移、腹胀食少、倦怠乏力等。制剂规格：淡黄色澄明液体，每支 10ml。用法用量：静脉滴注，成人每次按 40～60ml 稀释于 5％葡萄糖注射液 500ml 中滴入，每日 1 次；每个疗程首次用量减半，并将药液稀释到 1：20，每分钟不超过 15 滴；如无不良反应，半小时以后可按每分钟 30～60 滴的速度滴注；如患者出现局部刺激，可按 1：20 稀释使用；每个疗程为 45 日，或遵医嘱。注意事项：本品切忌直接静脉推注；本品含斑蝥素和脂蟾毒配基，此两种成分对

外周静脉有一定的刺激性,应适当稀释后使用,严禁未经适当稀释使用,不可加入滴壶滴入;本品不能与其他药品混合静脉滴注;用药期间注意肝肾功能检测;如出现胸闷、心悸、气短等不良反应,需立即停药;心肾功能不良及急性泌尿系统感染者慎用本品;少数患者用药后可能出现尿频、尿急的泌尿系统刺激症状,偶可致血尿和蛋白尿;如出现上述不良反应,必须停药,如再使用时应稀释药液,减慢滴速。

⑬白花蛇舌草注射液。主要成分:白花蛇舌草提取物。功能:清热,解毒,消炎,抗肿瘤,增强免疫功能。主治:用于治疗肿瘤,对胃癌、食管癌、淋巴瘤、乳腺癌等应用广泛;用于呼吸道感染、扁桃体炎、肺炎、胆囊炎、阑尾炎、痈疖脓肿及手术后感染。制剂规格:棕黄色澄明油体,每支2ml。用法用量:肌内注射,每次2～4ml,每日2次。注意事项:对本类药品有过敏或严重不良反应病史者禁用。

⑭岩舒注射液。主要成方:苦参等多味中草药。功能:抗癌镇痛,提高免疫功能。主治:各种癌症如肺癌、肝癌、胃癌、食管癌、大肠癌、子宫癌等及其引起的疼痛和出血;各种癌症放疗、化疗中配合使用本品,具有增强疗效及减轻不良反应之功效;对失去手术、放疗、化疗时机的晚期癌症患者,采用本品治疗,可缓解症状、减轻疼痛,提高生存质量。制剂规格:浅棕色澄明液体,每盒10支,每支2ml。用法用量:静脉滴注,以本品12～20ml加入0.9%氯化钠注射液200ml中滴入,每日1次,或以本品8～10ml加入100ml 0.9%氯化钠注射液中滴入,每日2次;滴入速度以每分钟40～60滴为宜;肌内注射,每次2～4ml,每日2次。瘤体内注入,视瘤体大小而定,一般每次2～4ml,每周2次;疗程:全身用药以总量200ml为1个疗程,可连续使用2～4个疗程,之后,视具体情况而定。注意事项:局部使用有轻度刺激,但吸收良好;严重心肾功能不全者慎用;使用前若发现药液混浊、沉淀、安瓿破裂等现象时,请

勿使用;常温下保存,忌冷冻及高温。

⑮参麦注射液。主要成分:红参、麦冬。功能:益气固脱,养阴生津。对癌细胞生长有一定的抑制作用,能激活和调节机体的免疫功能。配合化疗、放疗有增效减毒作用。主治:胸痹心痛、心悸、怔忡、厥脱、中风、高热导致气阴两虚及气血津液不足诸证;放疗、化疗患者及骨髓造血功能低下致红细胞、白细胞、血小板减少者;肿瘤、慢性消耗性疾病及气血虚弱者的支持治疗。制剂规格:微黄色至黄色澄明液体,每毫升注射液相当于生药:红参 0.1g,麦冬 0.1g;每支 2ml 或每支 10ml。用法用量:静脉滴注,每次 50~200ml,用 5%~10%葡萄糖注射液 1~4 倍量稀释后使用,必要时可直接静脉推注,每次 20~40ml,速度宜缓慢(5 分钟以上),或用 5%~10%葡萄糖注射液适量稀释后使用,根据病情于 15~30 分钟重复使用 1 次,可连续用药 2~6 次;肌内注射,每次 2~4ml,每日 1~2 次。注意事项:本品不宜与中药藜芦或五灵脂同时使用;本品肌内注射每次不宜超过 4ml,以避免产生疼痛;本品含有皂苷,不宜与其他药物在同一容器内混合使用;本品是纯中药制剂,保存不当可能影响产品质量,发现药液出现混浊、沉淀、变色、漏气等现象时不能使用;对本品有过敏或严重不良反应史者禁用。

⑯参芪扶正注射液。主要成分:党参、黄芪。功能:扶正固本,提高机体免疫功能。主治:肿瘤放疗、化疗的不良反应,肿瘤患者身体虚弱者。制剂规格:黄色澄明液体,每瓶装 250ml。用法用量:静脉滴注,每次 250ml,每日 1 次,42 日为 1 个疗程。注意事项:本品应认真辨证用于气虚证者;有出血倾向者慎用;本品不得与化疗药混合使用;有特异性过敏体质者慎用。

⑰猪苓多糖注射液。主要成分:猪苓多糖。功能:提高机体免疫功能,与化疗药合用能增强疗效和降低不良反应;抑制肝炎病毒复制。主治:肺癌、肝癌等实体癌的辅助治疗;治疗慢性病毒性肝炎。制剂规格:淡黄色澄明液体,2ml:20mg,含猪苓多糖 20mg。

用法用量:肌内注射,每次 2～4ml,每日 1 次。注意事项:本品不供静脉注射。

(6)外用药

①阿魏化痞膏。主要成分:三棱、莪术、穿山甲、大黄、生川乌、生草乌、木鳖子、当归、蜣螂、白芷、厚朴、使君子、胡黄连、黄丹、阿魏、樟脑、雄黄、肉桂、乳香、没药、芦荟、血竭、大蒜、蓖麻子。功能:消痞散癥。主治:腹部肿块、胀满疼痛。制剂规格:膏药剂,每张净重 6g。用法用量:用火将阿魏化痞膏烘烊,贴患处。注意事项:孕妇忌用。

②蟾酥膏。主要成分:蟾酥、生川乌、七叶一枝花、红花、莪术、公丁香、薄荷脑、冰片、两面针、肉桂、细辛等。功能:活血化瘀,消肿止痛。主治:癌性疼痛。制剂规格:橡皮膏,7cm×10cm。用法用量:用药前清洁疼痛部位皮肤,然后再将膏药贴上,每日 1 次,每24 小时调换,7 日为 1 个疗程。注意事项:孕妇慎用。

③双柏水蜜散。主要成分:侧柏叶、黄柏、大黄、薄荷、泽兰。功能:凉血解毒,消肿止痛。主治:躯体癌块肿胀疼痛。制剂规格:水蜜散。用法用量:用药前清洁疼痛部位皮肤,然后再将水蜜散敷上,每日 1 次,每 24 小时调换,1 周为 1 个疗程。注意事项:癌块溃破流水、合并感染者忌用。

50. 治疗癌症有哪些中医外治法

在肿瘤治疗中,外治法使药物直接作用于皮肤黏膜,使之吸收而起到治疗作用。近年来,中医在肿瘤外治方面积累了不少经验,创造发掘了一些行之有效的方药和方法,如皮肤癌、宫颈癌、乳腺癌、癌性疼痛等应用较多,不但可缩小肿块,而且能改善症状,减轻痛苦。

(1)腐蚀法:主要使用腐蚀剂,如红砒、轻粉、汞、硇砂、火硝、降丹等祛腐生新,消肿之药,常用于体表肿瘤。

（2）外敷法：将新鲜植物捣烂，或用干药研成细末，加入水或醋、蜂蜜、猪胆汁、香油、猪油、鸡蛋清、茶、葱白、姜汁、凡士林等调和，直接敷于肿瘤局部，间隔一定时间换药1次，具有消肿解毒的作用。

（3）熏洗法：它是利用植物药煎汤乘热熏洗或利用药物燃烧时产生的烟气进行熏蒸、淋洗、浸浴的一种方法。具有通腠理、解毒、消肿、生肌收口、祛风燥湿、杀虫止痒等作用，本法治疗范围广，疗效明显，经济简便，易学易用。常用药物有苦参、蛇床子、百部、川椒、黄柏、徐长卿、五倍子、龙葵、半边莲、半枝莲、土茯苓等，如晚期大肠癌溃烂者，可用苦参、五倍子、龙葵、马齿苋、败酱草、黄柏、土茯苓、山豆根、黄药子、枯矾、冰片、漏芦煎水趁热坐浴熏洗。

（4）熨法：是用药物炒热后用布包裹，熨于人体肌表某一部位，并时时加以移动，具有温经散寒和止痛活血等作用，对肿瘤患者出现骨节疼痛、脘腹冷痛、虚寒便溏有一定治疗作用。如胃癌出现腹胀、疼痛、遇热则减，可用附子、干姜、肉桂、川椒、细辛、木香、茴香等研末炒热，布包放在脐部。

（5）吹吸法：①吸入法，将中药研成药烟、药面或煮药吸收蒸气，多用于治疗头颈、上焦等部位肿瘤，如鼻咽癌、口腔癌、喉癌、肺癌之声音嘶哑、排痰困难等。常用药物如金银花、野菊花、桑叶、连翘、薄荷、板蓝根、山豆根、半枝莲、白茅根、仙鹤草、紫草、夏枯草、白芷、锦灯笼、胖大海、桔梗、雄黄、冰片等。②喷吹法，是用器具将药面喷撒至病变部位，多用于咽喉部肿瘤如口腔癌、上腭癌、扁桃体癌等。常用药物如青黛、人工牛黄、冰片、皮硝、辛夷、山豆根、马勃、琥珀等。③含嗽法，将丸药或药物煎汤过滤后，常含口内，具有清热解毒止痛作用。常用药物如玄参、白花蛇舌草、山豆根、甘草、野菊花、金银花、硼砂、黄芩、天葵子等；有人用硇砂、月石、生甘草、冰片、没食子研末蜜丸，口中含化，徐徐咽下，每日多次，治疗食管癌；也有用熊胆、急性子、月石研末细糖和匀，含化治疗食管癌及口腔癌。④塞法,将药物捣烂或研成细末用纱布包扎,或制成各种栓剂,塞于耳鼻、阴道、肛门内,以达到消肿止痛、解毒杀虫、润肠通便、腐蚀肿块的目的,常用于宫颈癌、阴道癌、直肠癌等。⑤灌肠法,将药物制成各种药液,用灌肠器从肛门插入,作为保留灌肠,通过肠道黏膜吸收药液,以达到治疗的目的,常用于治疗大肠癌;如有人用鸦胆子乳剂灌肠治疗结肠癌、直肠癌。

51. 微量元素与癌症的关系是怎样的

微量元素系指人和动物体内存在着与纯等量或等量以下的极少量的元素。自然界存在的 90 种元素中,微量元素约有 30 种。按生物的需要情况的不同分为以下三组:①食物中必不可少的必需的微量元素。②可能是不可少的。③并非不可少的或为有毒的有害元素。

人体需要的各种常量元素和微量元素是各种酶的主要组分和激活因子。人类为了生存和健康发展需要的一些主要营养素是通过长期对疾病和死亡原因的研究而发现的。微量元素对人类健康长寿和动植物的生长方面,需要不断努力探索。近年来,临床及动物实验证明,肿瘤的发生和发展过程中伴有体内微量元素及其相关酶代谢异常,这些变化可能是致病因素,也可能是继发的结果。

据流行病学调查表明,饮用水中含有锌、铁、铜、钼、钒、锰、锶、锡、锗、硒元素适量的地方,癌症发病率低,而饮用水中砷、汞、镉、铬含量高的地方癌症发病率高。饮用水中和食物中锌、铁、铜、锶、锰、磷、锡、钒、钴、钼、硒、锗、银等有益微量元素的适量摄取对健康和益寿延年都是有极大益处的。

(1)与癌症有关的微量元素:微量元素与肿瘤的关系十分密切,人体内微量元素含量过多或过少都可影响肿瘤的发生和发展。据报道,缺锰的地区,癌症发病率高,芬兰及苏联阿拉木图地区土壤中含锰高,癌症发病率低,因此认为锰有抗癌作用。目前,已有较多的人类流行病学与动物实验材料证明,铬、镍、砷、镉及氧化铁等化合物具有较肯定的致癌作用,且易引起呼吸道肿瘤(肺、鼻部肿瘤)。

①镍。国内有人在大鼠诱癌实验中,单用硫酸镍阈下剂量的二亚硝基哌嗪均不能诱发动物肿瘤,但两者合用,则诱发大鼠鼻咽癌,认为硫酸镍有辅助促癌作用。早在 20 年前,肿瘤流行病学调查已揭示,炼镍工人中肺癌和鼻腔肿瘤的发病率较常人高,广东省鼻咽癌化学致癌病因协作组发现,鼻咽癌高发区人群的主食(大米和水)中,镍含量比低发区要高,微量元素镍与鼻咽癌发病率呈正相关。大量的动物实验证明,镍化合物具有致癌和促癌作用。

广东省的鼻咽癌环境病因调查发现,鼻咽癌高发区大米和水中镍含量显著地高于低发区,患者头发的镍含量也显著地高于健康人,经流行病学相关方法研究表明,鼻咽癌死亡率波动与大米及水中的镍含量显著相关,根据资料而设计的动物诱癌实验已能用水溶性硫酸镍($NiSO_4$)促发了阈下剂量的二亚硝基哌嗪(9mg)诱发大鼠鼻咽肿瘤,并证明口饲镍水后,镍较多地积聚于鼻咽、气管和肺脏等处。

②硒。流行病学调查表明,农作物中硒含量的地区性分布与多种亚急性肿瘤死亡呈负相关,恶性肿瘤患者血硒水平显著低于正常人及非癌患者,且与癌的恶性表现(扩散、复发、多个原发性)呈负相关。动物实验中硒可使多种致癌物的致癌效应受到明显抑制,这些资料均提示硒可能是一种具有防癌作用的微量元素。硒作为一种天然存在的抗癌物质,已被广泛研究,但对其抗癌作用的机制仍未明了,一定浓度的硒化合物具有抑制肿瘤细胞在体内外生长的作用,而对正常细胞则不显示抑制作用。

自 20 世纪 60 年代后期,Shamberger 等分析了血库血液硒含量与肿瘤死亡率之间的关系,首先提出了美国某些地区癌症的总死亡率与当地植物含硒量呈反比关系。随后许多报告称癌症患者血硒水平低于正常人。Clark 整理了有关硒与癌症的地域关系，病例对照调查和化学预防等研究报告指出，支持硒含量与癌症高危地区相关的证据日益增多。我国研究报告，云南锡矿肝癌高发区的正常人群血硒量偏低。江苏省启东肝癌死亡率与血硒水平呈负相关；新近广东省的研究亦表明，鼻咽癌患者血清及头发硒含量均较健康人低。动物实验也证明，硒具有抑制病毒诱发肿瘤，抑制化学致癌作用。

根据前人研究认为，血硒及发硒能反映地理环境中硒富集程度的差异。一般的情况是水土中的硒含量高，农作物中的硒含量也高，当地居民从食物及饮水中摄入的硒含量也增高，人体中血硒及发硒含量也相应地增高。机体对硒的吸收和代谢可能不同，硒的化合物从消化道等途径进入体内，经血液循环后迅速分布到各脏器组织，硒主要分布于肝、肾，其次为脾、胰、睾丸，而心脏、肌肉、血浆、小肠、肺、脑及脂肪分布较少。

关于血硒与肿瘤的关系，Shamberger 等经过流行病学调查、实验及临床研究后指出，低硒地区及血硒低的人群中癌的发病率高，其中消化道肿瘤及乳腺癌患者血硒含量比正常人明显降低。McConnel 报道，一般癌症患者血清硒含量为 $1.27\mu g/g$，生存期短者为 $0.43\mu g/g$，而正常对照组和非肿瘤患者分别为 1.48、1.47 $\mu g/g$，均明显高于肿瘤患者。我国有人对江苏省启东肿瘤高发区人群的血硒水平进行了分析，结果表明，肿瘤死亡率与血硒水平几乎呈负相关。有人进行了肺癌高发区云南锡矿各类人群血硒含量分析，发现肺癌患者血硒水平低于肺部非癌患者和正常人群。

有关硒的抗癌机制，有人认为，亚硒酸钠选择性地对肝癌细胞的能量供应的阻断是抗癌机制之一。有人认为硒抑制肝细胞的DNA 合成及阻止间期细胞进入分裂期可能是硒抑制肿瘤生长的机制之一。硒是癌基因表达的调控因子，硒有抑制肝癌细胞 C-MYE 基因的表达和提高 FEC 基因转录的双重作用。C-MYC 基因和 FEE 基因都是癌基因。根据 Medllne 数据库分析,硒的抗癌机制有五个方面:一是对遗传物质的效应有双重性,在一定浓度范围内,对致癌物诱发的遗传物质损伤有保护作用,且能降低致癌物质所致的 C-MYC 癌基因的表达。二是能抑制癌细胞的有氧酵解和线粒体相结合的己糖激酶活性,阻滞癌细胞 G_1-S 及 G_2-M_2 过程,抑制肝癌细胞 C-MYC 基因的表达和提高 FEC 癌基因转录的双重作用。三是硒为 GHS-PX 的活性成分,又可增加 GST 活性,提高机体的解毒功能。四是硒可对抗有害的微量元素。五是硒对机体的细胞和体液免疫功能均有不同程度的提高。

③锰和铁。锰和铁都是人体必需微量元素,它们都是酶类和蛋白质的组成部分,缺锰和缺铁都可使酶的活性降低、内分泌失调、免疫功能下降、肝细胞线粒体异常。动物实验结果表明,锰有抗癌作用,缺铁大鼠易患肝脏肿瘤,国内外研究资料提示,缺锰地区肝癌发病率高。苏联阿拉木图和芬兰土壤中含锰量高的地区癌症发病率均较低,认为锰有抗癌作用。四川盐亭、山西太行山、河南林县、河北磁县等食管癌发病率高的地区,饮水及食物中含锰量低。

④锂。微量元素锂在 19 世纪是一种良好的镇静和抗惊厥药,用来治疗躁狂症和其他精神病。有人用锂治疗精神病患者时发现,锂盐可使患者的白细胞呈无害性可逆性增高,锂盐可用来治疗各种原因所致的中性粒细胞减少症如 Felty 综合征白血病及恶性肿瘤患者化疗期或化疗后的白细胞减少,可以缩短白细胞尤其是粒细胞减少的时间。

⑤锌。微量元素锌为人体必需的营养成分,它参加细胞几乎所有的代谢过程,是多种金属酶的组成成分,锌可促成金属茶碱异构体的形成,后者可调节锌和铜在肠道的吸收,类似铁蛋白调节铁的吸收作用。

⑥锗。由于有机锗化合物具有抗癌谱广,毒性极低,尤其没有

骨髓毒性等优点,进一步探索新型有机锗化合物抗癌效应及机制,已成为一项引人注目的课题。有关锗化合物抗癌的机制是:增强宿主解毒的免疫功能;抑制蛋白质 DNA 和 RNA 的合成;抗突变作用;清除自由基降低癌细胞的生物电位。

(2)癌与微量元素:随着微量元素与人体关系的研究不断深入,生命科学有了长足的发展。结果发现,微量元素与人体健康有很大的关系,尤其癌症是人类最害怕的病症之一,癌症目前仍很难治疗,但是微量元素与癌症有着很重要的关系,这是已经经过验证的。不同的微量元素对癌症有不同的作用,有的可以抗癌,有的可以防癌。以下是癌症与各种微量元素的具体关系:①肝癌与微量元素。肝癌重轻病区对比,重病区土壤中的铜、锌、铬、锰平均含量高于轻病区,铅、镍相近,其余的锰、钡、硅、铁均低于轻病区,其中钡、铁、锰含量差异具有非常显著意义。低硒与肝癌有关,硒能抑制动物化学诱发性和转移性肝癌,其抗癌作用主要在肝癌的启始期和早期促发阶段,缺硒可能是肝癌发生和发展中的一个条件因子。②胃癌与微量元素。有人报道,142 例胃癌患者血清铜为$(950\pm137)\mu g/L$,高于对照组的$(800\pm70)\mu g/L$;血清硒为$(63\pm15)\mu g/L$,低于对照组的$(85\pm8)\mu g/L$;血清锌胃癌组与对照组差异无显著意义,胃癌组血清铜含量明显增高。③口腔颌面部肿瘤与微量元素。有人报道,腮腺恶性肿瘤患者血清硒明显低于正常机体,腮腺恶性肿瘤患者血清铜升高,铜/锌比值增加,而血清锌变化则不明显。面部良性、恶性肿瘤患者头发中锌含量均显著地降低,而铜变化则不明显。④妇科肿瘤与微量元素。有人指出,血清铜的测定有助于提高检查其他恶性肿瘤的敏感度,血清铜水平$1\,500\mu g/L$可以区分卵巢癌和盆腔良性非炎症性疾病,同时这个数值也可以区分对化疗有无不良反应或是否存在残余病灶。妇科恶性肿瘤患者中血清铜升高,血清锌下降。妇科恶性肿瘤患者血清硒均较对照组显著降低。

52. 蛇毒治疗癌症的临床研究如何

蛇毒是毒蛇的毒腺分泌的一种毒性蛋白,采用蛇毒治疗癌症已有很多的临床报道。沈阳军区总医院利用蝮蛇毒配合化疗治疗成骨肉瘤患者,存活时间明显延长。上海长宁区周家桥地段医院用眼镜蛇和其他蛇毒加上某些中药制成中药口服丸,用这种丸对14 528 例多种癌症患者进行治疗,有效率达 50%,有的患者疼痛明显减轻,有的肿块缩小。中日友好医院临床医学研究所从浙江蝮蛇毒中分离出一种能抑制某些癌细胞株的成分。上海新乐地段医院用眼镜蛇毒等制成的"787"胶囊已投入临床应用,该药对镇痛、抗癌有效。中国人民解放军蛇毒临床应用研究中心以白眉蝮蛇毒为主原料研制成的口服药青龙肠溶胶囊,除了具有降低血浆纤维蛋白原、降低血液黏度的作用外,还有抑制或破坏癌细胞的功能。应用青龙肠溶胶囊口服治疗各种癌症 26 例,其中胃癌 11 例,肝癌 9 例,直肠癌、乳腺癌和睾丸癌各 2 例。结果大部分患者服用青龙肠溶胶囊 1 周后,自觉症状均有不同程度的缓解,病痛减轻食欲增加,精神好转,延长了一定的生存时间,至于长期疗效如何,正在观察中。中国科学院昆明生物研究所用眼镜蛇毒中的细胞毒素和单克隆抗体结合制成对白血病可能有疗效的复合物。

有人用卫生部上海生物制品研究所(92)检字第 173 号的眼镜蛇毒为主的复方蛇毒直肠滴注剂治疗不同病种的晚期癌症患者21 例,除 3 例因病重用药不久就死亡外,其余 18 例应用复方蛇毒直肠滴注 30 天后都延长了生命,提高了生活质量,消除了癌性疼痛,在使用过程中,未见心、肝、肾功能损害及其他不良反应的发生。并对复方蛇毒直肠滴注剂的治癌机制进行了探讨。接着又用眼镜蛇毒为主的蛇毒复方制成口服肠溶胶囊,治疗多种癌症,取得了与复方蛇毒直肠滴注剂相似的疗效。关于蛇毒治疗癌症的剂量问题,首先必须熟悉中国毒蛇蛇毒的致死量(表2)。

表2　中国毒蛇蛇毒的致死量

	小白鼠半数致死量(mg/kg)	人的致死量(mg/kg)
眼镜蛇毒	0.53	
眼镜王蛇毒	0.71	15
银环蛇毒	0.34	12
金环蛇毒	0.09	1.0
蝰蛇毒	2.4	10
圆斑青蛇毒	1.6	4.2
竹叶青蛇毒	3.25	
蝮蛇毒	3.3	100
尖吻蝮蛇毒	2.0	25
烙铁头蛇毒	8.9	
平颏海蛇毒	0.52	3.5

　　蛇毒治疗癌症剂量的个体差异非常显著,应在1/20致死量的范围内应用,因为现在对蛇毒在体内的蓄积量、半衰期等问题尚未见实验和临床报道。

　　蛇毒治疗癌症的机制可归纳为五个方面:①蛇毒的细胞毒作用。②蛇毒的镇痛作用。③蛇毒的免疫作用。④蛇毒对干扰素的诱生作用。⑤蛇毒对血液流变学的影响。蛇毒中的磷脂酶A首先破坏癌细胞,继而破坏癌细胞的增殖结构,蛇毒内的细胞毒素可能与敏感细胞膜的酸性磷脂成分结合,从而使肿瘤细胞溶解破坏。摧毁其再生结构,抑制肿瘤生长蔓延。蛇毒主要含有蛋白质酶等物质,其中精氨酸酶类是抑癌的最好成分。除有祛纤、降黏、解聚、扩管、溶栓外,还具有改善微循环的功能。最近研究表明,癌症与微循环、血液流变、氧自由基、免疫有关,尤其是癌细胞的转移与血液流变学的关系更为密切。血液流变学指标的变化可使血中的癌细胞从血管轴心处向血管壁方向转移,使分散的癌细胞在血管内皮细胞层不规整处或涡流处聚合和凝集,导致癌症的转移。由于蛇毒有抗癌、抑癌和活血化瘀的作用,从而可抑制癌症的扩散和转移。

对晚期癌症的治疗是临床上一个棘手的问题。因为晚期癌症患者的多数都已进行过化疗、放疗、激光、温热疗法和手术切除等治疗。患者癌症或已转移,或免疫力十分低下,体质虚弱,或时有癌性疼痛发作,较长时间用吗啡类镇痛药,有的癌症(如食管癌)患者中药汤剂难以下咽;有的癌症患者精神萎靡不振,丧失斗志,看不到癌症经过治疗能够康复的希望之光。经翻阅了大量的文献资料并结合自己多年的临床经验和药物研究实践,运用中西医结合治疗癌症的方法,在动物实验的基础上,大胆地应用复方蛇毒直肠滴注剂对晚期癌症患者进行直肠滴注的治疗,在小样本观察中取得了较为理想的疗效,现整理如下。

(1)临床资料:原发性巨块型肝癌 2 例,原发性结节性肝癌 1 例;原发性弥漫性结节性肝癌伴腹水 2 例,子宫癌腹腔转移伴腹水 1 例,双侧卵巢癌广泛转移 1 例;双侧卵巢癌伴腹水 1 例;右上肺癌 1 例;左肺癌手术后伴胸腔大量积液 1 例;右肺癌伴房颤 1 例;左上肺癌伴肝转移 1 例;肺癌伴转移性脑癌 1 例;乳腺癌手术后 8 年转移性脑癌 1 例;胃印戒细胞癌手术后 1 例;胃窦部低分化腺癌 1 例;胃癌手术后后腹膜转移 1 例;胃复发性腺癌 1 例;胃癌手术后转移成食管贲门癌 1 例,直肠癌手术肺转移伴右胸腔大量积液 1 例;恶性淋巴瘤 1 例;乙肝肝硬化食管癌伴食管气管瘘 1 例。其中年龄 19 岁 1 例;30～39 岁 2 例;40～49 岁 2 例;50～59 岁 4 例;60～69 岁 10 例;70～79 岁 2 例。男性 11 例,女性 10 例。

(2)治疗方法:复方蛇毒直肠滴注剂所用的原料是取材于卫生部上海生物制品研究所(92)检字第 173 号的眼镜蛇毒为主的蛇毒复方粗制剂。采用放在 5%注射用葡萄糖盐水 250ml 内摇匀,嘱患者侧卧位,用一次性塑料胃管插入肛门内 60cm,用胶布将胃管与肛门旁皮肤固定,用一次性输液器的一头插入输液瓶,另一头与肛门外一次性胃管相接,开启输液器的开关,调节每分钟 60～80 滴的滴速,每日直肠给药 1 次。复方蛇毒剂量根据患者具体情况而定,以滴完 30 天作为 1 个疗程。治疗前后都进行 X 线胸透、常规心电图、B 超检查、血常规、血小板计数、出凝血时间、凝血酶原时间、纤维蛋白原、肝功能及小便常规等检查。

(3)疗效标准:进行 1 个疗程后,若疼痛消失,原有的自觉症状消失,胃纳增加,体力恢复,能自理生活存活 3 个月以上为显效。若疼痛减轻,不需服用吗啡类镇痛药物,可用一般镇痛药解除痛苦,能自理生活者为有效。若用药 1 周内因癌症而死亡者为无效。

(4)疗效统计:按上述标准进行统计,显效为 14 例,有效为 4 例,无效为 3 例。

(5)典型病例:竺某,女,69 岁,1992 年 4 月上旬患者因腹部肿块去宁波妇女儿童医院诊治,4 月 27 日行剖腹探查,术中发现直肠、子宫凹及盆腔有多个呈 3cm×12cm 肿大的淋巴结,术中用快速冷冻切片证实,这些淋巴结均为转移性癌症,无法手术切除即予关腹。术后患者天天发热,尿糖强阳性(＋＋＋＋),空腹血糖 16.5mmol/L,耻骨联合上方触及一 10cm×15cm 的肿块,质硬,活动度差,无压痛,腹围 82cm,经服中药月余,并肌内注射林可霉素,病情未好转,于 1992 年 6 月 27 日起用复方直肠滴注剂每日进行直肠滴注,1 周后,身热渐退,大便畅行,半个月后身热退净,4 个月后复查,尿糖(－),空腹血糖 11.86mmol/L,停服磺脲类药物,再过 3 个月复查,耻骨联合上方的肿块呈 8cm×12cm 大小,质软,肿块上有囊性的高低不平的块状物,无压痛,共用复方蛇毒直肠滴注剂 6 个月,无不良反应出现,该患者在手术后的 2 年间无痛苦,能自理生活。

蛇毒主要由淋巴吸收再进入血液循环分布全身,根据各地的临床报告,蛇毒也能经过完好的肠黏膜吸收。把复方蛇毒直肠滴注剂通过一次性胃管缓慢的、均匀的直接滴注在距肛门60cm的结肠内,使复方蛇毒能加速直接被肠黏膜吸收,复方蛇毒制剂的这种使用方法,目前尚未见报道。通过使用复方蛇毒直肠滴注剂治疗的21例晚期癌症患者,在用药前后都进行了血常规、尿常规、胸透、心电图、B超、肝功能、出凝血时间、凝血酶原时间、纤维蛋白原检查,均未见异常。这种直肠滴注方法,安全方便,蛇毒不会被破坏。因此,复方蛇毒直肠滴注剂是一种安全治疗晚期癌症的有效药物。

53. 绞股蓝治疗癌症的临床实践如何

治疗癌症的方法是使癌细胞恢复成原来的正常细胞,这是防治癌症的根本方法——令癌细胞"改邪归正"。绞股蓝为何能抗癌?据最近研究发现,绞股蓝对天然杀伤细胞(NK)活性有显著的增强作用。天然杀伤细胞活性细胞是一种不需预先致敏就能溶解和破坏靶细胞的杀伤细胞,该细胞破坏的靶细胞主要为各种癌细胞及感染某些病毒或细菌的细胞,同时它还参与机体免疫反应的调节,令癌细胞"改邪归正"转变为正常细胞。所以,绞股蓝在抗肿瘤和防治疾病中能起到十分重要的作用,扶正抗癌的中草药首推绞股蓝。

运用浙江永嘉国粹绞股蓝研究所生产的含硒的复方绞股蓝Ⅰ号治疗各类癌症患者54例取得了满意疗效,并对复方绞股蓝Ⅰ号治疗癌症的机制进行了探讨,并进行随访整理报道如下。

(1)临床资料:①肝癌21例,均根据病史、体检、B超、肝功能、甲胎蛋白(AFP)和CT检查确诊。其中,有原发性肝癌5例,乙型肝炎演变成肝癌8例,转移性肝癌3例,晚期肝癌5例。男性12例,女性9例。②胃癌18例,均经纤维胃镜、剖腹探查及病理切片证实。其中,胃癌手术后患者10例,低分化腺癌5例,已广泛转移的晚期胃癌 3 例。男性 7 例,女性 11 例。③食管癌 1 例,男性,65 岁。④结肠肿瘤 1 例,女性,70 岁。⑤后腹膜恶性肿瘤 1 例,女性,19 岁。⑥恶性畸胎瘤 1 例,女性,27 岁。⑦脑膜肿瘤 1 例,男性,81 岁。⑧第三脑室胶质瘤 1 例,男性,49 岁。⑨纵隔肿瘤广泛转移至腹腔内脏 1 例,男性,65 岁。⑩已进行化疗 3 年的淋巴肉瘤 1 例,女性,65 岁。⑪恶性黑色素癌 1 例,男性,60 岁。⑫肺癌 6 例,男性,5 例,女 1 例。⑬脾脏肿瘤 1 例,男性,51 岁。

(2)治疗方法:所有病例,在明确诊断的基础上,均每日煎服复方绞股蓝Ⅰ号 50～100g。煎煮方法:加水 250～500ml,浸 10 分钟,待复方绞股监Ⅰ号吸足水分,大火急煎,沸后用小火再煎1～2分钟。取汁内服:一天内煎煮 3 次,二三煎内加冷水 200～300ml,沸后煎煮 1 分钟,取汁内服,也可将药在同一时期内分 3 次煎好,将 3 汁药液一并倒在热水瓶内,在一天内分 3 次服用,病情严重者另加麦饭石(包煎)50g 与复方绞股蓝 100g 同时煎服,以服完复方绞股蓝 5 000g 为 1 个疗程,服药期间忌食萝卜和茶叶。个别患者在服药后有恶心、腹泻等症状,此时只要加干姜 9g 与复方绞股蓝Ⅰ号同煎,就可消除以上症状;若服药后大便次数增多或溏薄,此时不必加用其他药物,过后患者就会适应。

(3)治疗结果:54 例各类癌症患者经服用复方绞股蓝 1 个疗程(总量 5 000g)后均缓解了症状,癌性疼痛显著减轻或消失,晚期癌症患者延长了存活期 3～12 个月,化疗后白细胞低下,服复方绞股蓝Ⅰ号后白细胞恢复到正常,面色转红润,体力增加,但化疗后因机体免疫力降低而出现癌症转移的患者,疗效就降低或无效。结果表明,54 例患者均有效。经 2 年后随访,仍存活并能生活自理,参加轻便体力活动者达 25 例,个别患者已服复方绞股蓝Ⅰ号达 35 000g,未见不良反应。在长达 2 年对各类癌症患者运用复方绞股蓝Ⅰ号的治疗中未发现不良反应,在治疗期间,对服药患者系统观察体温、血象、肝肾功能,服药前后均未见异常,说明该药安全、无毒。

(4)典型病例：①陈某，男，60岁，1988年体检时，经B超检查发现肝内有肿块，10月19日在浙江医科大学附属第二医院CT检查肝右前叶5cm×7cm大小圆形肿块。于1988年12月20日在上海第二军医大学长海医院手术探查未能切除后服用复方绞股蓝Ⅰ号，每日煎服100克，1989年10月20日在上海长海医院CT检查，与1988年10月19日相比较，肿块有明显缩小。于1989年11月12日行放疗，服复方绞股蓝Ⅰ号30 000g后，1990年10月26日又在长海医院进行检查，与1989年10月10日相比较，肿块明显缩小，肝内未见其他病灶，至今已服复方绞股蓝Ⅰ号35 000g，经肝功能、白/球蛋白比、γ-谷氨酰转肽酶（γ-GT）检查均在正常范围，现在一直坚持上班，参加正常工作已达2年，身体健康。②秋某，女，76岁，因腹胀、腹部肿块于1990年8月13日B超检查，右侧腹部有一57mm×48mm肿块，厚度达14mm，拟诊为结肠肿瘤，每日煎服复方绞股蓝Ⅰ号50g，经服复方绞股蓝Ⅰ号10 000g，结果病况稳定，能参加日常家务劳动。

微量元素硒与绞股蓝的有机结合体，复方绞股蓝Ⅰ号在治疗多种癌症中已充分显示了它的功效。复方绞股蓝Ⅰ号是对甜味绞股蓝研究的基础上，通过特殊的工艺，把绞股蓝和硒有机地结合在一起的新产品，甜味绞股蓝内含硒7.83mg/kg。经2年500余例的临床验证表明，复方绞股蓝Ⅰ号对白血病、食管癌、胃癌、肝癌、恶性黑色素瘤、脑胶质瘤有明显的治疗效果。

经药理实验证明，复方绞股蓝Ⅰ号中的甜味绞股蓝能增强人体天然杀伤细胞的活性，硒能清除体内产生的各种自由基，保护细胞膜蛋白质和DNA的结构和功能，硒能抑制致癌物的活力，硒还能对抗环境污染中的汞、镉、砷的毒性，并能阻止癌细胞的分裂与生长。复方绞股蓝Ⅰ号还有明显的镇痛效果，有许多晚期癌症患者服用本品后，癌性疼痛减轻或消失。它还能升高白细胞和血小板,对放疗、化疗后白细胞和血小板减少患者更为适用。

复方绞股蓝Ⅰ号中的微量元素硒在机体内有许多生理功能,硒是一种较好的抗氧化剂,有助于清除体内的各种自由基,亲电子的自由基是癌症和衰老的发生因素之一;硒可使抗体生成提高20～30倍,可增强机体免疫作用;保护细胞膜、蛋白质和DNA的结构和功能,不被自由基所破坏;硒能抑制致癌物的活力,并能解毒,还能对抗环境污染中的汞、镉、砷的毒性,硒能增加环核苷酸的含量,而环核苷酸能阻止癌细胞的分裂与生长,抑制癌细胞中DNA的合成,所以硒的抗癌机制是多方面的。

54. 怎样诊治脑瘤及脑转移癌

颅内肿瘤为颅内各种组织的原发性肿瘤和身体其他部位转移到颅内的继发性肿瘤,在中医古代医籍中见于头痛、真头痛、头风、癫痫、中风、眩晕、厥逆、痿证等疾病。

【临床表现】 颅内肿瘤的临床表现依据肿瘤的病理类型、肿瘤所在的部位的不同而有差异,其症状可分为颅内压增高的症状、局限性症状及癫痫发作。

(1)颅内压增高的症状:颅内肿瘤均可产生此症状,主要是由于颅内的压力增高所致。表现为头痛、呕吐、视盘水肿。①头痛。常为早期出现的症状,以清晨从睡眠中醒来及晚间出现较多,主要位于额颞部,可涉及枕后及眼眶部。开始时多为间歇性的头痛,随着肿瘤的增长,逐渐变为持续性的头痛,并逐渐加重。当用力、咳嗽、打喷嚏时疼痛加重,颅内高压造成的头痛是全头性的,急性颅内压增高之头痛可非常剧烈,并伴有呕吐、躁动。②呕吐。由于迷走神经受激惹引起的,特点是喷射状,与饮食无关,在呕吐之前多无恶心。③视盘水肿。颅内压的增高阻碍了眼底静脉回流,先引起眼底静脉扩张,继而出现视神经乳头的水肿。久之,可导致视神经的萎缩,见视盘呈灰白色,视力减退,视野向心性缩小,最后失明。④脑疝。是颅内肿瘤的最严重的并发症,临床上常见的有小脑幕切迹疝和枕骨大孔疝。前者表现为病情突然恶化,患者昏迷,患侧瞳孔散大,对侧肢体瘫痪,去大脑强直,血压增高,终至呼吸、心博骤停。后者多为幕下肿瘤所致,急性者由于延髓受压,造成呼吸突然停止,意识丧失,慢性者出现一定的强迫头位。⑤其他。有复视、视力减退、头晕、记忆力减退、情绪淡漠、反应迟钝、血压升高、意识模糊等,甚至昏迷。

(2)局限性症状:脑组织或脑神经受肿瘤的刺激、压迫或破坏可以产生相应的症状,具有定位意义。①运动障碍。因肿瘤引起大脑额叶中央前回皮质运动区损害常造成不全瘫痪,上下肢瘫痪的程度不一样,也可以出现单瘫。肿瘤累及内囊时,出现三偏症状。脑干肿瘤多表现为患侧脑神经麻痹和对侧偏瘫,即所谓交叉性麻痹。累及运动区前部时可见抓握反射和摸索现象。②感觉障碍。大脑顶叶皮质感觉区的肿瘤,常常导致皮质感觉障碍,包括形体、重量感觉等。丘脑肿瘤时表现为偏身感觉障碍。③精神障碍。肿瘤伴有精神症状者多发生在额叶及颞叶,前者表现为淡漠,注意力不集中,记忆力和智力减退,性格改变,易于激动、欣快及稚气等;后者表现为记忆障碍,情绪不稳定,易激怒。④失语症。发生于优势半球的语言中枢,在额下后回部的表现为运动性失语;颞上后回者为感觉性;颞后及顶叶下部为命名性;顶叶下部左侧角回肿瘤可见失读、失写;左顶叶缘上回肿瘤可出现失算症。⑤视野的改变。一侧视神经损害时可产生该侧视野全盲;视交叉部肿瘤见双颞侧偏盲,视束以后的表现为对侧同向性偏盲;枕叶肿瘤往往是对侧同向性偏盲,但中心视野存在。⑥蝶鞍部肿瘤的表现。常见的是垂体腺瘤,主要症状有视神经、视交叉受压症状和垂体功能障碍,后者表现为性功能障碍及身体发育障碍。当肿瘤累及下丘脑时,可引起代谢及自主功能神经障碍,如肥胖、嗜睡、体温调节障碍、性器官萎缩、糖尿病、尿崩症、血压及脉搏的异常等。⑦松果体肿瘤的表现。可有两眼上视障碍、瞳孔反射消失及听力障碍等四叠体症状,小儿常表现为性早熟。⑧小脑内肿瘤的表现。一般表现为共济失调和协同失调性运动障碍,步态不稳,眼球震颤,轮替性运动不能,肌张力减退,辨距过宽等。⑨脑干损害的症状。脑干一侧受损时,会出现"交叉性综合征",即病灶侧脑神经损害,对侧中枢性麻痹或传导性感觉障碍。⑩锥体外系损害症状。主要表现为肌张力的改变和运动状态的改变,运动过少见于额叶、黑质、网状结构(不包括苍白球)的病变,运动过多见于纹状体核、丘脑、红核、小脑-丘脑束的病变。

(3)癫痫发作:多提示为定位症状。靠近中央区的表现为局限性发作;额叶前部肿瘤常表现为全身性的大发作;顶叶肿瘤可出现沟回发作;间脑肿瘤可出现自主神经发作;小脑幕肿瘤可产生强直发作。部分病例在发作后数小时至1~2天的暂时性的肢体瘫痪,称癫痫后瘫痪或 Todd 综合征,有定位参考意义。例如,主要兼症或危重症候:①眩晕。表现为视物昏花或视物旋转,前者包括视力的下降、视野的缺损、复视等,有的颅内肿瘤,特别是蝶鞍部肿瘤患者常常因以上症状作为主诉或首诊,后者伴有或不伴有高血压。②偏瘫。多在疾病发展的过程中逐渐出现,亦有突然出现或在术后出现肢体活动不利的,单侧或双侧均可;或者肢体强痉,屈伸不利,舌质正常或紫暗,脉多弦滑或缓滑无力。因肿瘤损害的部位的不同,瘫痪的程度和部位各异,多伴有偏身肌肤麻木不仁,语言謇涩,口眼㖞斜。③昏迷。多在肿瘤的晚期出现,因为肿瘤长大到一定的程度,或者由于脑血管瘤骤然破裂引起颅内压的增高,且在压力不均时,造成一部分脑组织严重移位,出现脑疝,引发昏迷。因为脑疝往往影响到生命中枢,出现呼吸、心跳停止等危候。

【诊　断】　应通过详细地询问病史、全面的神经系统检查和适当的辅助检查来进行。

(1)病史:注意患者的首发症状,病情的演变过程,进展的快慢。对有头痛、呕吐、视力障碍者,应首先要考虑颅内肿瘤的可能性。

(2)体格检查:应进行全面的神经系统检查,并包括眼科检查及神经耳科的检查,还要注意有无内分泌障碍、皮下结节、皮肤瘘管、血管痔及其他的恶性肿瘤。

(3)辅助检查:适当的辅助检查不仅可以明确诊断,而且可以确定肿瘤的部位,有助于判定肿瘤的性质。①脑脊液的检查。颅内肿瘤的脑脊液一般为无色透明,其蛋白含量可增高,细胞的数量也可以轻度增加。部分病例可检出肿瘤细胞,以髓母细胞的阳性率最高,但要注意在高颅内压的情况下行腰穿有诱发脑疝的危险。②颅骨线平片、脑血管造影及计算机断层扫描(CT)。常规后前位及侧位,必要时加照颅底、内耳道、视神经孔等特殊部位或断层照片,可见颅内压增高征象。脑血管造影主要根据脑血管的走向改变和病理性血管影像进行诊断肿瘤的部位和病理性质。CT扫描主要根据肿瘤组织的密度不同及脑池、脑室的移位进行诊断,对幕上肿瘤的诊断率较高,而对于幕下肿瘤,由于骨伪迹的关系诊断率较低。③磁共振扫描(MRI)。有利于观察脑的解剖结构和肿瘤的病理改变,对鞍区、小脑、脑干、颅椎结合部及脊髓肿瘤的诊断具有优越性。④发射计算机断层扫描(ECT)。包括单光子发射计算机断层扫描(SPECT)和正电子发射计算机断层扫描(PET),前者主要用于局部脑血流量的测定,后者可对葡萄糖、氧、特异性受体等进行测定,对治疗后所致的放射性坏死与颅内肿瘤的复发进行鉴别,还可以根据肿瘤的代谢活跃程度对肿瘤进行定性。⑤恶性肿瘤相关物质群(TSGF)。是一种对脑恶性肿瘤诊断和疗效判断的有效、使用方便的、有价值的肿瘤标志物。

【常用方药】 颅内肿瘤的分型较为复杂,根据中药的抗肿瘤药理作用及临床辨证应用的效果,可选用如下药物。

(1)辨病常用中草药:蛇六谷、三棱、夏枯草、赤芍、川芎、天龙等。

(2)辨病常用中成药:①安宫牛黄丸。由牛黄、郁金、水牛角、黄连、栀子、朱砂、雄黄、冰片、麝香、珍珠等组成,具有豁痰开窍的功效,成人病重体实者每次服1~2粒(3~6g),凉开水送服,不效者可酌情再服,每日2~3次,小儿1.5g(半粒),昏迷不能服用时,可将本品化开,鼻饲给药适用于各型中见有窍闭神昏、颈项强直者。②六味地黄丸。由熟地黄、山茱萸、山药、泽泻、茯苓、牡丹皮组成,具有滋补肝肾的功效,成人每次3g,每日3次,用于各种癌症的中后期及术后、放疗、化疗后体虚及肾虚者。

【外治疗法】

(1)金剪刀草120g,用上药洗净加食盐少许捣烂,敷于肿瘤相应的部位,厚度为0.5~1.0cm,24~36小时后换药1次,适用于各种颅内肿瘤。

(2)蚯蚓30条,冰片1g,麝香0.5g,上药共为小丸,每次用1丸纳鼻中,每日1~2次。适用于脑恶性胶质瘤头痛较甚者。

(3)川芎15g,郁金10g,赤芍10g,荆芥穗15g,薄荷叶15g,芒硝15g,乳香3g,没药3g,樟脑1.5g,上药共研细末,用少许搐鼻,适用于听神经瘤。

(4)三生饼外敷,生南星10g,生白附子10g,生乌头10g,共为细末,用葱白连根须7茎,生姜15g,切碎捣如泥,入药末拌匀,用白布包好笼上蒸透,然后用手拍成薄饼状,敷贴在疼痛处。

【急症和兼症治疗】

(1)癫痫发作:突然出现昏仆,不省人事,肢体抽搐或颤动,喉中痰鸣或口吐涎沫,发作间期如同常人,多有头痛、头晕、胸闷、善伸欠(哈欠)等先兆。若发作时面色潮红,紫红继而青紫或苍白,牙关紧闭,手足抽搐,喉中痰鸣或吐涎沫重,舌质红,苔黄腻或白腻,脉弦数或弦滑者为阳痫,宜清热化痰,熄风定痫,用清热镇惊汤,亦可服用定痫丸;若发作时面色晦暗萎黄,手足清冷,偃卧,拘急,或颤动、抽搐时发，口吐涎沫，或仅仅表现为呆木无知，不闻不见，不动不语，舌质淡，苔白厚腻，脉沉细或沉迟，此证属阴痫，治宜温阳除痰，顺气定痫，方用五生丸以二陈汤送服。临床上多配合熄风止痉通络之全蝎、蜈蚣、僵蚕等以加强疗效。

（2）偏瘫：症见肢体不能自主活动，肌力下降，有的偏身麻木，甚则感觉完全丧失。因风湿阻络者多伴有脘闷纳呆，体重身倦，头痛头晕，或呕呃涎多，可选半夏白术天麻汤加味；因阴虚阳亢，夹风痰上扰，经脉失养者平时多见眩晕，耳鸣目眩，少眠多梦，腰酸腿软，走路时自觉头重脚轻，多伴有口眼㖞斜，言语不利，治疗宜滋养肝肾，熄风通络，可选用镇肝熄风汤或清肝散风饮；因瘀血阻络者平时可见头痛如针刺，痛有定处，舌质紫暗或有瘀斑，舌底脉络增粗，以补阳还五汤加减。

（3）昏迷：神志模糊，不省人事，多由脑疝所致，临床多配合西药降低颅内压。中药亦可辨证用药，如属痰浊蒙蔽清窍者，可见喘促痰鸣，痰涎壅盛，神志呆滞，时昏时醒，苔腻而厚，脉濡数或滑数，用菖蒲郁金汤或涤痰汤豁痰开窍，重者加服玉枢丹，每日2～3次，灌服或鼻饲；因阴津枯竭、清窍失养者可见患者形体羸瘦，口干，舌红苔光，脉细数，可用大剂生脉饮或独参汤灌服；肝阳鸱张所致神昏者，多表现为肢体偏瘫，鼾声时作，苔黄少津，脉弦滑而数，可用羚角钩藤汤加减，热象重者加用至宝丹。

【康复治疗】 颅内肿瘤的预后与其病理类型关系密切，早期诊断、早期治疗及采取合理的疗法是提高生存率和生活质量的关键。在颅内肿瘤中，神经胶质瘤根据其具体恶性程度高低的不同，其自然病程一般在3～12个月不等，术后的复发率相当高。脑干部肿瘤因为其解剖部位的特殊性，虽然现在开展了CT定向显微激光手术，使脑干外科治疗取得了突破性的进展，但部分患者在缓解症状后，仍然有很高的复发率。通过中医药的调治，加上功能锻炼及心理疗法可以显著提高生命质量，延长生存期，主要有如下方面。

(1)益肾填髓防复发:《灵枢·海论》中说,"脑为髓之海",清代王清任《医林改错》中也记载:"精质之清者,化而为髓,由脊骨上行于脑,名曰脑髓,盛脑髓者,名曰髓海,其上之骨名曰天灵盖。"而肾者主骨、生髓,所以治疗髓海之症,当以益肾填髓,一般可选六味地黄丸、左归丸等,使用时宜根据患者的具体情况,或加以温阳,或加以活血祛湿之品。现代医学实验证明,地黄、黄精、墨旱莲、菟丝子、山药、灵芝等能增加 T 淋巴细胞的比值;桑寄生、何首乌、枸杞子、女贞子、生地黄、淫羊藿等有促进淋巴细胞转化的功能。

(2)养生调摄防复发:肿瘤患者体质多较为虚弱,易于感邪,故应随气温的变化及时增减衣物,居室要注意通风,注意生活要有规律性。畅情志,坚信念,七情的变化虽然对各脏的损伤有所侧重,但对心皆有影响,而心与脑又有着密切的联系,所以任何的不良情绪都不利于肿瘤的康复;肾与脑的关系紧密,焦虑、恐惧伤肾,肾元受戕,髓无以生,又会加速脑瘤的复发或转移。《内经》云:"恬惔虚无……精神内守。"就是要保持精神愉快、乐观、充满信念,克服悲观失望或急躁焦虑的心理,坚定一定能够战胜疾病的信心。

调饮食,富营养,因肿瘤患者的体质多较差,脾胃运化能力减弱,所以饮食不宜过多、过饱和多食不易消化的油腻厚味之品,要注意摄入丰富的蛋白质、氨基酸、高维生素类食物,要有足够的热量;也可以选择一些有利于排毒和解毒的食物,如绿豆、赤小豆、冬瓜、西瓜、洋白菜、菜花、甘蓝的球茎等。

强身体,增正气,患者应该根据自己的病情、体质和耐受情况选择合适的锻炼方式,如养生功、太极拳、保健体操、散步、慢跑、八段锦、易筋操、五禽戏等。《荀子·天论》中记载:"养备而动时,则天不能病。"华佗曾说:"……动摇则谷气得消,血脉流通,病不得生,譬犹户枢,终不朽也。"这样不仅能在功能上而且在精神上能起到很好的调理作用,可以增强体质、调理气血、平衡阴阳和脏腑的功能,从而达到扶正的目的。

【中医治疗】 颅内肿瘤的治疗目前虽然以手术切除为主,但离根治尚有较大距离,对于一些恶性程度较高的肿瘤,如胶质细胞瘤,因其生长多不规则,境界不清和多源性生长,所以手术很难切除干净,其治愈率低、复发率高,手术和非手术疗法效果均不理想。还有一些特殊部位的肿瘤无法手术,而放疗、化疗的效果又欠佳,中医药可以在这一领域发挥出它的特长。

有人以祛瘀、消肿、散结立意自制平瘤合剂治疗颅内胶质瘤术后复发的病例,主要药物有蛇六谷、天龙、水蛭、川芎、三棱、莪术、昆布、夏枯草等,总有效率达 72%,5 年生存率达 32.2%,其治疗前后的天然杀伤细胞(NK 细胞)活性、肿瘤坏死因子(TNF)、孕激素受体(PR)、表皮生长因子受体(ERFR)、淋巴毒素受体(LTR)的对比结果发现治疗后有明显提高。有人用脑瘤汤治疗颅内肿瘤36 例,显效 15 例,稳定 11 例,无效 1 例,药物组成是金银花、连翘、莪术、夏枯草、三棱、水蛭、蜈蚣等。

中西医结合治疗多采用联合常规疗法(化疗、放疗),如用替尼泊苷(VM-26)＋甲环己氯乙亚硝脲(MeCCNU)与中医辨证相结合治疗胶质细胞瘤,与单纯化疗相比较有显著的差异。日本学者三井石根对接受放射线治疗的 6 名脑肿瘤患者(放射剂量 40～60Gy)给予十全大补汤(每日 7.5g),给药时间大约 6 个月,结果表明,在放疗的同时给予十全大补汤对延长生存时间有效。紫杉醇具有抗肿瘤和放射增敏的作用,用 X 刀进行立体放射配合紫杉醇治疗复发性多形性胶质母细胞瘤(GBM)也取得初步成效。中药介入治疗颅内肿瘤也在不断地探索中,如有人经动脉穿刺注入罂粟碱开放血脑屏障后注入卡莫司汀(BCUN)治疗恶性胶质瘤,与甘露醇开放脑屏障相比不良反应明显减少,且在不增加脑内药物浓度的同时,增加了瘤内的药物浓度,被认为是一种简单、安全、有效的治疗方法。

中药治疗脑瘤的机制研究也取得了一定的进展,如对榄香烯它不仅作为一种细胞毒类药物对肿瘤细胞有直接的杀伤作用,而且在抗肿瘤过程中尚具有免疫调节的作用,能直接杀伤 G422 胶质瘤细胞使其坏死并提高机体内白细胞介素(IL)-2、肿瘤坏死因子(TNF)的水平,增强机体 T 细胞免疫功能达到抗肿瘤的作用,其抑瘤的机制主要是阻滞肿瘤细胞从 S 期进入 G_2/M 期,抑制其增殖并迅速导致其凋亡。有人用人参皂苷与 IL-2 协同诱导人外周血单个核细胞(PBMC)制成 GS-淋巴因子激活的杀伤细胞(LAK 细胞),并与 LAK 细胞相比较,结果发现效应细胞 GS-LAK 在增殖数量和杀伤恶性脑胶质瘤细胞活性等方面均优于 LAK 细胞,且 IL-2 的用量减少,为恶性脑胶质瘤的免疫治疗打下了理论基础。

55. 怎样诊治鼻咽癌

鼻咽癌是发生于鼻咽部的恶性肿瘤,鼻咽位于颅底和软腭之间连接鼻腔和口咽。癌细胞常侵犯邻近的腔窦、颅底或颅内。在中医古籍中类似"鼻渊、上石疽、失荣"等证。

【临床表现】

(1)涕血:约 70% 患者有此症状,约 23% 患者为其早期首发症状。

(2)鼻塞:约 48% 患者有此症状,由于鼻咽肿物堵塞后鼻孔所致,常为单侧持续性鼻塞。

(3)耳鸣及听力减退:分别有 52%～63% 和 50% 患者。位于鼻咽侧壁和咽隐窝的肿瘤常浸润、压迫咽鼓管,引起分泌性中耳炎。听力减退常为传导性听力障碍。

(4)头痛:有 57.2%～68.6% 患者以单侧颞顶部或枕部的持续性疼痛为特点。约 26.9% 的患者以此症状为首发症状前来就诊。多因肿瘤压迫、浸润脑神经或颅底骨质,也可因局部感染或神经受刺激引起反射性头痛。

(5)脑神经损害:鼻咽癌向上直接浸润和扩展,可侵入岩蝶区(包括破裂孔、颅骨岩尖、卵圆孔和海绵窦区)使Ⅲ、Ⅳ、Ⅴ(第1、2支)和第Ⅵ对脑神经受损害,表现为上睑下垂、眼肌麻痹、三叉神经痛或脑膜刺激所致颞区疼痛等。当鼻咽癌扩展至茎突后区,或颈深部转移性淋巴结向深部浸润时,可压迫第Ⅸ、Ⅹ、Ⅺ、Ⅻ对脑神经和颈交感神经节而出现口咽、舌后1/3感觉麻痹,软腭弓下榻,咽反射减弱或消失,吞咽障碍,呛咳,声嘶,耸肩无力,伸舌偏患侧等症状。而第Ⅰ、Ⅱ、Ⅶ、Ⅷ对脑神经则较少受侵犯。

(6)颈淋巴结肿大。约有40%患者以颈淋巴结肿大为其首发症状前来就诊。在治疗中的患者60%~80%已有颈淋巴结转移。

(7)远处转移:当确诊为鼻咽癌时,约有4,2%的患者已有远处转移。治疗后死亡的病例中远处转移率高达45.5%。转移的部位以骨、肺、肝为最常见。

【诊断】

(1)诊断要点:①重视患者的主诉。对具有回吸性涕血、持续性鼻塞、单侧性耳鸣、无痛性颈淋巴结肿大、头痛、不明原因的颅神经损害等症状的患者,应进行间接鼻咽镜或鼻咽光导纤维镜仔细检查鼻咽腔。②颈部淋巴结检查。注意颈深上、中、下组淋巴结肿大情况。③脑神经检查:特别对疑有眼肌、咀嚼肌群和舌肌瘫痪的患者,必须认真仔细进一步检查。④EB病毒血清学检测。常用的有EB病毒壳抗原IgA抗体(EB-VCA-IgA)、EB病毒早期抗原IgA抗体(EA-IgA)、EB病毒DNA酶抗体(EDAb)。⑤影像学检查。目前,多采用CT扫描及MRI扫描,图像清晰、准确,是协助诊断的好方法。

(2)组织学诊断:鼻咽部原发灶或颈淋巴结活检取组织送病理检查,可以确诊。

(3)鉴别诊断:①鼻咽增生性病变。实为鼻咽部淋巴组织炎症性增生所致,在鼻咽黏膜或腺样体的基础上发生;位于鼻咽顶或顶后壁,呈孤立性结节或双结节,色泽正常。②鼻咽结核。多见于青年人,可无明显的鼻咽癌症状;病灶多位于鼻咽顶部,表面糜烂有分泌物,有时可见肉芽状隆起,部分患者同时伴有单颈或双颈淋巴结肿大,临床上常误诊为鼻咽癌,须做病理确诊。③鼻咽坏死性肉芽肿。常见于鼻咽顶或顶前部,肿物表面呈坏死黑色,极臭;病理活检为慢性肉芽组织。④鼻咽纤维血管瘤。常见于青年人,有反复鼻咽多量出血病史。多见于鼻咽顶部,呈圆形或分叶状,淡红至紫红色,有时可见瘤体表面有扩张的微细血管;用手指轻触诊,具有韧实或软的弹性感,不发生转移,临床一般可诊断而不必进行活检,以免引起大出血。⑤颈部淋巴结炎或结核。颈淋巴结炎呈急性时伴有肿大的淋巴结红肿热痛的症状,同时可查到急性炎症病灶;呈慢性时常伴有龋齿、慢性扁桃体炎或咽炎,肿大的淋巴结质较软、轻压痛;颈淋巴结核常见于年轻人,肿大的颈深、浅层淋巴结质较软,常伴有周围炎症,与周围组织粘连成块状,有时呈波动感,穿破可见干酪样物质。⑥其他癌症的颈部转移。常见的甲状腺癌、喉癌、软腭癌、扁桃体癌、上颌窦癌、舌癌等癌症的颈部转移,需进行详细的检查后才能鉴别。⑦颅内或眶内的占位性病变。常见的小脑脑桥角肿瘤如听神经瘤、先天性肿瘤如颅咽管瘤,需与上行型鼻咽癌相鉴别。

【常用方药】　根据鼻咽癌特殊的解剖部位,细胞生物学特点,经过抗癌抑瘤筛选、药理毒理学研究和临床验证,确有一定的临床疗效的辨病用药,配合辨证施治。

(1)辨病常用中草药:石上柏、紫草、硇砂、葵树子、黄药子、天葵、全蝎。

(2)辨病常用中成药:①鼻咽消毒剂。由野菊花 10g,夏枯草 15g,七叶一枝花 30g,党参 10g,蛇泡筋 30g,龙胆草 10g,苍耳子 30g,入地金牛 30g,蔗糖 30g 组成。具清热解毒、消炎散结的功效,适用于鼻咽癌放疗或放疗后的患者。放疗后 2 年内,每日 2 次,每次 1 包(约 20g);3 年内,每 2 日 1 次,每次 1 包;5 年内,每 2 日 1 次,每次半包;5 年以上,每 3 日 1 次,每次 1 包。②鼻咽灵。由山豆根、麦冬、半枝莲、石上柏、白花蛇舌草、天花粉等组成。具有清热解毒、消肿散结、养阴益气的功效。适用于鼻咽癌放疗患者。每日 4 次,每次 4 片,15 日为 1 个疗程,口服。

【外治疗法】

(1)鼻咽癌吹药:甘遂末、甜瓜蒂粉各 3g,硼砂、飞辰砂各 1.5g。混匀,吹入鼻内,切勿入口。对鼻腔癌、鼻咽癌有效。

(2)三生滴鼻液:生天南星、生半夏、紫珠草各等量,制成滴鼻液,每日数次滴鼻。适用于鼻咽癌患者鼻咽部分泌物多或有臭味者。本品有毒,需慎用。

(3)15%～20%醋制硇砂溶液:醋制硇砂粉 15～20g 加 100ml 醋,拌匀,溶解后粗滤。每日 3～4 次滴鼻。适用于鼻腔癌、鼻咽癌患者。

【急症和兼症治疗】

(1)鼻出血:涕血为鼻咽癌早期最常见的症状。若鼻咽癌溃烂则出血量较多而成鼻出血,多因血热伤络而引起。证候为血色鲜红或紫红,口干咽燥,舌红苔黄,脉数。治宜清热解毒、凉血止血为主。方用黄连解毒汤、清热地黄汤等,药用黄连、生地黄、牡丹皮、水牛角(代犀角)、茅根、大蓟、小蓟、地榆、侧柏叶、藕节等。若为脾不统血者,症见出血量较大,血色较淡,肢体倦乏,舌淡苔白,脉细。治宜引血归脾为主,方用归脾汤加减,药用党参、白术、茯苓、黄芪、当归、山药、阿胶、血余炭、地榆、仙鹤草等;若为瘀血阻络者,症见血色紫黑,头颅刺痛,痛有定处,舌青紫有瘀斑,脉涩。治宜祛瘀止血为主,方用祛瘀止血汤,药用丹参、当归、川芎、生地黄、三七、花蕊石、侧柏叶、茜草等。大量出血以后,患者的血容量减少,可导致出血性休克。这时要立即让患者平卧,垫高双脚,改善脑部的血液循环,并及时输液或输血等抗休克治疗。

(2)癌痛:晚期鼻咽癌患者常有头痛症状。其疼痛的特点是持续时间长,进行性加剧,并随病情的发展疼痛越来越剧烈,极度严重者痛不欲生。因持续剧烈的头痛,使患者睡眠不安、精神疲乏、食欲减退、全身衰竭、加重病情恶化。中医学认为,鼻咽癌患者的疼痛多因经络阻滞不通所致,有"通则不痛,不通则痛"之说。气滞血瘀,痰湿凝滞,毒邪蕴结等均可引起"不通",故中医治疗疼痛亦从疏肝理气、活血化瘀、化湿祛痰、解毒散结等法进行施治。中药的乌头、延胡索、徐长卿、白芍、罂粟壳等具有较好的止痛效果,可加入辨证方药中应用。

(3)放射性脑脊髓病:放射性脑脊髓病是鼻咽癌放疗后发生的一种严重后遗症,多数为照射后1~2年发病。临床表现为记忆力减退,定向力障碍,神志呆滞,答非所问,个别病例出现幻觉,智能减退甚至完全痴呆。颅内压增高表现为头痛、呕吐、抽搐等。严重的表现为运动障碍,从无力到完全瘫痪,痛温触觉减退至消失,大小便异常至失禁。应用当归、威灵仙、女贞子、枸杞子、菟丝子、桂枝、杜仲、续断、牛膝、吴茱萸、川芎、全蝎、蜈蚣、地龙、僵蚕、金樱子、益智仁、天麻、钩藤等组方治疗,可以减轻放射性脑脊髓病的症状,延缓其病情发展。

【康复治疗】 鼻咽癌患者放疗后5年生存率为50%左右。影响5年生存率的主要因素为癌症的复发和转移。近年的研究表明,鼻咽癌放疗后5年累积复发率为26%,其转移率为22%。如何减少患者的复发率和转移率,从而减少患者的病死率,是提高鼻咽癌患者生存率的关键,故康复治疗显得更为迫切和重要。

(1)中医中药康复治疗:鼻咽癌放疗后患者的机体发生了改变,常表现为口干咽燥,咽喉肿痛,胃纳减少,体倦乏力,舌质红绛,舌苔干少或苔剥,脉细数。常以太子参、沙参、麦冬、玄参、天花粉、石斛、射干、胖大海、桔梗、金银花、板蓝根、白花蛇舌草等养阴生津、清热解毒之品调治。能使口干咽燥、咽喉肿痛等症状得到改善甚至消失,减少因鼻咽部炎症而引起的复发。若出现体倦乏力,腹胀,食欲缺乏,便溏溲清,舌淡,苔薄白,脉细等,常以党参(或西洋参)、白术、茯苓、麦芽、山楂、鸡内金、神曲等健脾益气之品调治;若出现头晕眼花,颜面苍白,气短乏力,白细胞下降,舌质淡,苔薄白,脉细沉等,常以党参、黄芪、女贞子、熟地黄、枸杞子、菟丝子、何首乌、鸡血藤、补骨脂等益气养血补肾之品调治;若出现口干咽燥、头痛难眠、痛有定处,以及舌暗红、紫或有瘀点、瘀斑等,常以太子参、玄参、麦冬、生地黄、丹参、川芎、白术等益气养阴、祛痰活血之品调治。

(2)饮食调摄康复治疗:鼻咽癌患者经放疗后脾胃功能失调,影响了患者的消化功能,出现纳差、乏味,导致营养的缺乏,正气受损。这时,饮食调摄显得更为重要。根据临床表现,进行辨证施食。如阴虚内热者多见于放疗后期和放疗结束后之患者,应选择滋阴生津、清热凉血之品,如苦瓜、生藕节、绿豆、水鱼(鳖)、龟类、银耳等。食欲缺乏、消化不良者,在药物中增加麦芽、山楂、鸡内金等以助消化;大便秘结者,应选择润肠通便之品如香蕉、蜂蜜等食物;小便短少不利者,应选择西瓜、薏苡仁、土茯苓、绿豆等食物。

【中医治疗】 由于鼻咽部解剖部位特殊,手术治疗范围较局限,而鼻咽癌对放射线较敏感,所以放疗仍是目前的首选疗法。放疗可以控制局部肿瘤和杀灭癌细胞,但对正常组织和全身各系统也能引起一定损害,导致不同程度的后遗症,影响和限制了放疗的疗效,并严重影响着患者的生存质量。中医中药在减轻放疗的不良反应,在防治放疗的后遗症方面取得明显的疗效。有人治疗216例鼻咽癌患者,其中单纯放疗72例,放疗配合中医药治疗144例,经治疗后,两组从急性放疗反应、远期后遗症、生存质量及3～5年生存率方面进行分析比较,中药配合放疗组均优于单纯放疗组,经统计学处理,结果有显著差异;有人在鼻咽癌放疗期间及放疗后结合中医辨证论治鼻咽癌134例,5年内复发30例,5年以上存活108例,疗效明显优于单纯放疗组;有人用中药防治鼻咽癌放疗中口渴反应,症状明显减轻,总反应率与西药对照组相比有显著差异;有人用加味增液汤治疗疗效后咽干便秘,效果良好。放疗的电离辐射对人体的损伤属中医学的外来"热毒"之邪,其侵袭肌表,伤及正气,若辐射日久,热毒炽盛,耗津伤液,导致正气受损,脏腑气血功能失调。因此,以清热解毒、养阴生津之剂减轻放疗的不良反应,以养阴清热、生津利咽之剂防治口腔、鼻、咽黏膜的放疗的不良反应,以祛瘀通络、滋肾育阴之剂治疗放射性脑脊髓病,以活血化瘀之剂改善局部微循环,治疗放射性颞颌关节炎、咬肌萎缩纤维化等均是中医中药行之有效的治疗方法。

近年来,我国在中西医结合治疗鼻咽癌方面取得较大的成绩和进展,形成了我国鼻咽癌治疗研究的特色。根据患者的个体情况,采用辨病与辨证相结合、内服与外治相辅、药治与食疗兼顾等措施,减轻放疗、化疗引起的不良反应,改善机体内环境,提高放疗、化疗的完成率,控制肿瘤的复发与转移,改善生存质量。如应用活血祛瘀、益气养阴法辨证论治配合放疗鼻咽癌,使患者的5年生存率从50%左右提高到60%以上,显示了中医药治疗的优势。

56. 怎样诊治唇癌及口腔癌

唇癌及口腔癌是指发生在唇和固有口腔(包括牙龈、唇内侧黏膜、颊黏膜、硬腭、舌体及口底诸解剖结构)的恶性肿瘤,相当于中医古典医籍论及的"唇茧、茧唇风、茧唇、牙菌、牙疳、口菌、口疳、唇菌、牙蕈"。

【临床表现】 唇癌及口腔癌发病多在局部良性病变基础上发生,如口腔角化增生、白斑、扁平苔藓等,按生长方式可表现为浸润型、外生型、溃疡型3种,在晚期可同时存在,且难以完全区别,但可以其中一种表现为主。唇癌及口腔癌虽症状、体征错综复杂,但从中医角度看多数患者有思虑太过、心烦失眠等心脾积热的症状，最常见的四大症状为：硬结如蚕茧、溃烂翻花、局部疼痛及语言、进食困难，也即《外科正宗》之"茧唇……初结似豆，渐大若蚕茧，实肿坚硬，甚则作痛"。根据其发生部位，病程可有不同的临床表现。

(1)唇癌及口腔癌的主症：①硬结如蚕茧。唇癌及口腔癌初起为局限性硬结，状如豆粒渐渐增大，以至于唇或口腔上皮皱裂，肿块坚硬，故中医称本病为茧唇："此证生于嘴唇也，其形似蚕茧，故名之。"辨证为心脾积热所致，发于唇部多起于一侧，尤其在中外1/3部位；起于牙龈部则多源于牙间乳头及牙龈缘区，下牙龈比上牙龈多见，双尖牙区及磨牙区多发，前牙区少见，下牙龈癌多向颊唇侧扩展，因与牙槽骨及下颌骨相邻，故极易侵犯上牙龈向深部浸润，破坏牙槽突，进而出现牙齿松动、脱落；腭部常起自一侧，并迅速向牙龈侧及对侧蔓延，极易侵犯腭骨及鼻底及上颌窦；口底以发生在舌系带两侧的前口底最为常见。②溃烂翻花。即溃烂状或如杨梅，或如菜花，渗流血水，灼热，多为火毒痰浊蕴于口腔，腐肉成脓所致，古人有云"或翻花如杨梅，如疙瘩，如灵芝，如菌，形状不一"。起于唇部、口底、颊部，牙龈者多出现此症。起于牙龈者多伴继发感染；起于口底多极易侵及舌下青筋及对侧，并很快侵及牙龈和下颌骨，亦可表现为牙齿脱落或松动；起于颊部多为深溃疡，迅速波及颊部全层，并向上牙龈、下牙龈、唇部、牙槽骨、软腭等处蔓延。③局部疼痛。初起为轻度疼痛，随着病情进展，疼痛不断加剧，甚则夜不能寝，中医辨证为痰浊壅滞，气滞血瘀，中医谓"不通则痛"，多伴局部色红、肿胀、溃烂可覆以血痂或脓液，触之易出血，尤其是口底部、下唇部自发性疼痛明显，流涎亦明显增多。④语言、饮食困难。刚开始为口唇闭合困难或张口受限，后期可致舌体运动障碍，固定于口内而致语言、饮食困难，以口底、下唇颊部原发者为甚，《外科正宗》有"甚则作痛，饮食妨碍"的记载，中医辨证为心脾痰热和火毒壅滞。发于下唇则以口唇闭合困难为主；起于颊部多张口受限;起于口底则多见舌体运动障碍,固定于口内。

(2)兼变证:①淋巴结肿大。为癌症转移之征象。因原发部位不同可表现为颈部、颌下或颏下淋巴结肿大如豆,甚如阴疽,乃湿热痰浊热毒移注于上所致。唇癌及口底癌易侵及颏下淋巴结,牙龈癌、腭癌、颊癌则多为颌下淋巴结肿大,但晚期多侵及颈部淋巴结,受累淋巴结多,质地变硬,活动差,或串连如珠,甚至可溃破流脓。②骨质破坏。为唇癌及口腔癌晚期表现之一,乃毒邪入骨所致,X线检查可表现为虫蚀状不规则吸收,全身骨扫描可见局部放射性核素浓聚现象,主要见于颊癌、腭癌、牙龈癌及口底癌,而唇癌则极少。③肺转移。多发生在疾病晚期,唇及口腔乃脾之开窍,脾胃亏虚久病正气极衰,母病及子,邪毒入于肺脏所致。X线检查表现为散在多发性肺内球形病变,其轮廓清楚、密度均匀、大小不一,两肺中下部多见。主要见于牙龈癌、腭癌及极少数颊癌、口底癌。癌毒入血,停留于肺,多表现为干咳、少痰,甚则气急气短、痰中带血等症。④出血。可表现为肿瘤溃破后局部出血或牙龈出血,多见于唇癌、牙龈癌和腭癌,中医辨证为邪毒壅盛,血热妄行,溢于脉外,多为少量多次出血,但如肿瘤侵及较大血管时,则出血量大,短时间难以止血。另外,肿块周围常有白斑或红斑,上牙龈癌常可见鼻塞、鼻出血等症状,可按其所属脏腑进行辨证论治。

【诊　断】　唇颊黏膜、口底、牙龈、硬腭局限性硬结,坚硬疼痛,增大导致皮肤黏膜皲裂、溃烂,可伴进食、语言困难,颌下、颈下、颈部淋巴结肿大固定。牙龈癌时可见牙槽骨吸收,浸润性骨质破坏。有长期吸烟、嚼食槟榔等不良习惯,活检病理证实为唇及口腔癌即可诊断。经久不愈的口腔溃疡,其他如口腔白斑、红斑、扁平苔藓时更应定期检查,2%甲苯胺蓝染色,癌变时着色深,且不能用1%醋酸洗去,是很好的首选鉴别方法。

【常用方药】　辨病用药是根据唇癌及口腔癌多属鳞状上皮细胞癌的特点及生物学行为选择相对应的方药,经过药理及临床实践证明确有一定治疗作用,可作为各型辨证治疗时配伍的药物。

(1)辨病常用中草药:露蜂房、山豆根、密佗僧、僵蚕、壁虎等。

(2)辨病常用中成药:①西黄丸。由牛黄、麝香、乳香、没药等组成。具有行瘀散结和解毒消肿的功能,主治口腔癌、唇癌、乳癌、瘰疬痰核属热毒壅盛型。每次 3～6g,每日 2 次。②小金丹方。由白胶香、草乌、五灵脂、地龙、木鳖子、乳香、没药、当归、香墨、麝香、糯米粉等组成,具有化痰散结和祛瘀通络之功效,主治痰核流注,唇及口腔癌证属寒湿痰瘀阻络型。每次 1～2 粒,每日 2 次。③六神丸。由牛黄、麝香、蟾酥、雄黄、珍珠、冰片等组成,具有清热解毒和消肿散结的功效,主治唇癌及口腔癌、白血病等。每次45～140 粒,每日 3 次。

【外治疗法】 唇癌和口腔癌因多位于体表,尤其是唇癌多外露;药物可以散、膏等方式直达病所,祛除病邪,常用的外治方药如下。

(1)唇癌外敷散:蛞蝓(鼻涕虫)、鼠妇(地虱婆)等份。上药烘干,加冰片少量,研细,撒布癌灶溃烂处,初上此药疼痛感加剧,患者应坚持,每日涂药 4 次。

(2)茧唇散:蛇蜕、蜂房、乱发、大畜毛、蜥蜴各等份。用上药烧灰,猪油调搽患处。

(3)五虎膏:番木鳖 240g,蜈蚣 30 条、天花粉 10g、北细辛 10g,生蒲黄 3g,紫草 1.5g,穿山甲 1.5g,雄黄 1.5g,白芷 3g。番木鳖水煎,剥去皮、毛,切片,晒干,共用纯麻油 300ml,入蜈蚣以下 8 味药,煎熬至枯黑,去渣,再入番木鳖,炸松黄色,不令焦黑,用罗筛去渣,余油趁热入白蜡 30～60ml,和匀,待凉即成。用法是先将癌疮面用甘草水洗净,拭干,将五虎膏涂敷 0.3cm 厚,每日 2 次。

(4)黄柏皮散:黄柏皮 60g,五倍子 18g,密佗僧 6g,甘草 6g。将五倍子、密佗僧、甘草 3 味研末涂黄柏皮上焙干,研粉末贴唇部肿物之上。

（5）含漱 1 号方：土茯苓 120g，蒲公英 60g，生地榆 60g，珍珠母 60g。每日 1 剂，水煎后含于口内，多次漱口，每次 10 分钟，用于热毒壅盛夹湿者。

（6）苦参漱口方：苦参 30g，山豆根 30g，龙葵 30g，天冬 30g，儿茶 10g，冰片 1g。上药除冰片外煎汤，再入冰片溶化，每日含漱多次，用于热毒伤阴者。

【急症和兼症治疗】

（1）淋巴结肿大：症见颌下、颏下、颈部淋巴结肿大，坚硬如石或成珠连串，活动差，与皮肤粘连，甚至破溃流脓。因热毒壅盛者，多伴疼痛明显，津流血水，口干饮冷，舌红苔黄，脉数，治宜清热解毒，软坚散结，因气郁痰结者多伴胁肋疼痛，喜太息，随情志变化而增大或缩小，舌淡苔白，脉弦滑，治用疏肝解郁，化痰散结。

（2）骨质破坏：牙槽骨、颌骨处疼痛，或鼻底出现肿物，牙齿松动，甚至出现病理性骨折，进食及语言困难，均为唇癌和口腔癌侵犯骨质的表现，X 线检查可出现患处虫蚀状骨质破坏等征象。因阳虚寒凝者多伴肢冷畏寒，气短乏力，舌淡苔白，脉沉细，治宜温阳散寒，通络止痛；因热毒痰浊者多伴局部焮肿，口干咽燥，渴欲冷饮，舌红，苔黄腻，脉弦滑者，宜用清热解毒，祛瘀除痰法治疗。

（3）肺转移：病至晚期多体质虚羸，气不能续，少气懒言，咳嗽无痰，胸片及胸部 CT 可见多个散在分布的点状或团块状阴影，为唇癌及口腔癌的终末期表现。如伴口干咽燥，腰膝酸软，五心烦热，盗汗，舌红苔少，脉细数者，治宜敛阳固脱，滋养肺肾；如见腰膝冷痛，畏寒肢冷，舌淡苔润，脉沉细者，治宜温肾壮阳，除痰散结。

（4）出血：常津流血水，淋漓不止，如腐蚀至小动脉时，则流血如注，短时间不易止血，常需加压包扎方能停止，多因胃火毒热所致，治宜清胃解毒，凉血止血。

【康复治疗】 唇癌及口腔癌为临床常见的恶性肿瘤之一，其 5 年生存率为 50％～80％，生存率由高到低依次为唇癌、牙龈癌、颊癌、口底癌、腭癌。但发现时大多已出现淋巴结转移,部分患者甚至出现颌骨、牙槽骨转移及肺转移。目前,多主张采用以手术为主结合放疗、化疗、中医中药等综合治疗,因此术后及放疗后的调护是进一步提高 5 年生存率,防止复发的重要措施,主要从以下三方面着手发挥中医药优势。

(1)补气养血防复发:患者癌毒痰浊瘀滞日久,气血已伤,正如《素问·疏五过论》所说:"身体日羸,气虚无精,病深无气。"气血亏虚多见乏力、神疲、面色少华、少气懒言,舌淡少苔和脉弱,可采用归脾汤、十全大补汤、归脾养荣膏等补气养血,调理诸脏。中医药学素有医食同源之说,《医宗金鉴》亦有"新愈之后,脏腑气血皆不足……营卫和平,肠胃不和,惟宜白粥自养"之说,此时宜常用补气养血之食品。对丧失咀嚼,但吞咽功能、消化道功能正常、上消化道尚畅通的患者,应尽量经口进食,可予流质或半流质,或经鼻饲管补充营养;如果上消化道完全梗阻患者可在梗阻以下部位造瘘置管(胃造瘘、空肠造瘘等)提供支持性营养物质。恶病质的处理亦应引起重视,除上述肠胃途径外,必要时给予肠外营养,以及有计划的抗肿瘤的综合治疗也可考虑加入。

(2)养血生津防治口干咽燥:唇癌及口腔癌由于对吞咽、语言及美容的要求甚高,使手术应用受到限制,而放疗因其对功能及美容影响小,占有相当重要的地位;在中、晚期病变尤其如此,有人研究认为,放射线有火热之特点,虽能祛邪毒,但易致热毒亢奋,津液受损,多出现口干咽燥,可伴吞咽及言语困难、恶心、食欲缺乏、大便干结和舌红脉细等证,中医辨证为肺胃阴虚,治宜生津养液,补养肺胃,可用生脉散合益胃汤,同样道理,饮食也应多食海参粥、天冬粥、荸荠、雪梨、银耳、甘蔗、苹果、黄金瓜等。

(3)情志畅达防复发:前已论及,本病多情志不遂所致,正如《外科正宗》所说:"思虑暴急,痰随火行,留注于唇。"不少调查亦显示,大多数肿瘤患者与本人生活状况的突然改变有关,如老年丧子、中年丧偶等，丹溪心法亦有气血冲和，百病不生，一有佛郁，诸病生焉。所以，病后康复应注意情志畅达，恬淡虚无则脏腑气血调和，加强锻炼，也应注意防御风寒，抵御外邪侵入。另外，唇癌及口腔癌治疗后往往造成毁容，给患者带来许多社会-心理障碍，最好的方法是依靠外科重建器官或移植以修复毁损的器官和组织，在诊断开始时就应该积极予以心理上的咨询和支持。另外，晚期患者的心理障碍和社会问题也很明显，诸如恐惧、焦虑、愤怒、抑郁、孤独，中医分别归于癫病、狂病、郁病，可按中医内科辨证施治进行调理。

【中医治疗】 唇癌和口腔癌虽多位于体表较易诊断，但其发生时，常出现颌下、颏下、颈部淋巴结转移，甚至颌骨、牙槽骨等处骨质破坏及肺转移等，使其5年生存率明显下降，如何加强局部治疗，提高局部药物浓度是进一步提高唇癌及口腔癌疗效的关键。近年来，有学者应用羟喜树碱、康莱特注射液等进行颞浅动脉灌注治疗口腔癌取得了良好的疗效，其机制是利用颞浅动脉有特定供血区的特点，按口腔颌面部肿瘤所在位置，将动脉插入到供应肿瘤所在器官的颈外动脉分支平面，可减少手术创伤及术中出血，并可缩小肿瘤。

湖南中医药研究院著名中医刘炳凡报道1例下唇部鳞癌因白细胞过低无法进行放疗、化疗，溃烂翻花如石榴，进食、语言困难，颌下淋巴结肿大，以中药养阴清热解毒、活血通络化瘀为方法，药用太子参、沙参、何首乌、生地黄、牡丹皮、白芍、女贞子、墨旱莲、蒲黄、天葵子、土茯苓、蛇蜕、皂角刺炭、甘草，水煎内服，并配合唇癌外敷散外涂，2个月后癌灶全部平复，收口生肌，颌下淋巴结也相继消失，并继续用六君子汤加沙参、石斛调理脾胃善后，3个月后复查疗效仍巩固。

综上所述，中医学认为唇癌及口腔癌症是以唇部和口腔病变为主的全身性疾病，其发病背景多有正气亏虚、情志不遂或烟酒刺激导致火毒痰浊及局部气血瘀滞,因此寻找防止口腔癌和唇癌癌前病变药物与肿瘤的治疗同样重要。湖北医科大学口腔医学院用中药复方 1023 合剂(黄芪、绞股蓝、川芎、含硒绿茶等)对仓鼠颊囊的实验性口腔癌前损害和口腔癌进行了防癌、抑癌研究,证实其确是一种很有潜力的防癌、抑癌药物,且对动物无不良反应。

57. 怎样诊治舌癌

舌癌为原发于舌体的恶性肿瘤,早期症状不明显,初发局部可无疼痛,微隆起或无溃烂之硬结。约 50% 以上发生于舌中 1/3 的边缘部,其余依次为舌根、舌背、舌底及舌尖部。在古代中医古籍描述中,类似"舌疳、舌菌、舌蕈"等病证。

【临床表现】 舌癌早期症状常不显著,初期局部可为无痛性,微隆起或无破溃之硬结,舌癌直径多在 1cm 以下,常为人们不注意。其临床表现如下。

(1)局部症状:舌癌初发呈局部组织增厚的斑块,黏膜或黏膜下小结节,局部糜烂、裂隙,逐渐形成硬结、肿块。肿块中心可出现边缘微隆起之溃疡、微痛或无自觉症状。其发生部位以舌中 1/3 侧缘为最多见,占 82%~90%,其次为舌根、舌腹、舌背,舌尖为最少见。

(2)舌疼痛及运动障碍:随着病情的发展,病变向深部和周围组织浸润、溃烂,可出现剧烈的疼痛、口臭、涎水外溢、舌运动障碍,甚至影响说话及吞咽。癌灶累及口底或全舌时则舌体完全处于固定状态,甚至出现张口困难。

(3)继发性感染:舌癌病灶除见溃疡外,还有菜花型及浸润型病灶。病灶溃破后局部继发感染,出现组织坏死、出血、发热等症状。

(4)淋巴结转移:舌癌约有 2/3(约 69.4%)有颈淋巴结转移,最常见的转移部位是二腹肌下的颈淋巴结,其次是肩胛舌骨肌上的颈淋巴结和颌下淋巴结,颏下淋巴结较少见。

【诊　断】　凡舌部有硬结、糜烂或溃疡,部位在舌中1/3之两侧缘,经治疗2~3周无效者,应该引起注意,进一步检查以明确诊断。

(1)常用检查方法:①手指双合诊。舌前2/3部位的肿块硬结,局部有糜烂或溃疡者,可用手指进行双合诊,以掌握肿块硬结之大小、外形、质地、疼痛及舌活动情况等,有可疑者进一步检查,以免误诊。②舌肿物活检。对经过抗感染治疗仍未见效的舌部溃疡、糜烂之硬结,必须进行局部肿物活检,送病理组织学明确诊断。最常用的方法是钳取舌肿物进行活检,此活检损伤小,简单易行。黏膜完整的浸润型舌癌可采用细针吸取细胞学检查或手术切取肿物活检。③颈淋巴结检查。舌癌颈淋巴结是否转移应根据淋巴结的部位、大小、质地、表面情况来确定;30%~40%的舌癌患者就诊时已有区域淋巴结转移,多为同侧颈淋巴结肿大,质地坚硬,表面不平,形态饱满,不论大小均应考虑转移的可能性,必要时进行淋巴结活检。

(2)鉴别诊断:①创伤性溃疡。多见于老年人,患者常因不合适的牙托、假牙或齿缘过利等造成舌侧缘损伤,损伤部位与刺激部位相吻合。溃疡深浅不一,但无硬结。刺激去除后短期内可自愈。如经治疗后1周仍未痊愈者,应引起高度警惕,或做病理检查以确诊。②结核性溃疡。多有结核病史。病灶多在舌背,少数见于舌侧缘或舌尖。常为疼痛而无硬结的盘状溃疡,边缘可呈堤围状。必要时进行病理学确诊。③舌白斑和红斑。此为舌黏膜鳞状上皮不典型性增生和过度角化,舌白斑常见,根据轻重可分为3度。Ⅰ度白斑呈浅白色或灰蓝色云絮状,质软;Ⅱ度白斑的病变黏膜增厚,表面粗糙,有浅裂沟及糜烂;Ⅲ度白斑表面粗糙加重,出现深裂沟,易出血。临床观察难以确定白斑转为原位癌的时间,需切除活检。红斑呈红色斑块状,可分为颗粒型和平滑型两种,镜下检查病变常发现早期浸润癌。④舌乳头状瘤。常因慢性刺激引起，多在舌背或舌侧缘的乳头状突起，外突有蒂或无蒂，周围组织软，基底无浸润，边界清楚，通常为数毫米大小，手术切除后可治愈。⑤淋巴管瘤。多发于儿童及青少年，好发于舌、唇、颊等部位。瘤体表面不平，呈白色或淡黄色，有光泽的颗粒状突起，常与血管瘤并存，混以紫红色小结，无压缩性，反复感染可使瘤体变硬。⑥血管瘤。好发于舌、唇、颊等部位，多为海绵状血管瘤。常自婴幼儿即有，生长缓慢，可呈局限性外突的单发小肿物，也可呈广泛累及口腔、颈部等的巨大肿物，造成颜面失荣。肿物深浅不定，性状不一，表面光滑，质软，具压缩性，常可透见暗紫色。

【常用方药】 根据舌癌特殊的病理类型和临床特征，选择对舌癌较为有效的药物配伍辨证用药，常可提高患者的疗效。

(1)辨病常用中草药：土贝母、射干、青黛、山豆根等。

(2)辨病常用中成药：①梅花点舌丹。含珍珠、麝香、朱砂、牛黄、蟾酥、冰片、熊胆、血竭、乳香、没药、葶苈子、硼砂、雄黄、沉香。具有清热解毒和消肿散结之功效。适用于肿物硬实，正未全虚之舌癌患者。每次1～2粒，每日1～2次，含化用开水送服。②六神丸。含牛黄、明雄黄、珍珠、麝香、冰片、蟾酥。具有清热解毒和消炎止痛之功效。适用于舌癌溃烂、疼痛难忍的热盛火毒瘀结之患者。每次10～20粒，每日3次，或用3～5粒研细敷于溃疡面，具有祛腐止痛的功效。③西黄丸。含牛黄（可用人工牛黄代替）、麝香、乳香、没药等。具有清热解毒和化瘀散结之功效。适用于舌癌颈淋巴结肿大、热毒壅盛之患者。每次3g，每日2次，吞服。

【外治疗法】 舌癌外治法是用药物涂敷于舌体表面，直接作用于病处。

(1)珍珠冰硼散：具有清热解毒和消炎止痛之功效。适用于舌癌溃疡。用法：将药散吹撒于舌癌溃疡面。

(2)双料喉风散：具有清热解毒和消炎止痛之功效。适用于舌癌表面糜烂、咽喉肿痛等。用法:将药散频频外敷于舌溃疡面及患处。

(3)北庭丹:含硇砂、人中白各 1.5g,瓦上青苔、瓦松、青鸡矢各 3 克,麝香、冰片各 0.3g。具有散瘀消肿和清热解毒之功效。适用于舌癌初起,对重度白斑也有治疗作用。用法:以北庭丹少许点舌癌病变部位(先用磁针刺破舌菌)。

(4)水澄膏:含水飞朱砂、白及、白蔹、五倍子、郁金、雄黄、乳香。具有清热解毒和散结止痛之功效。适用于转移的淋巴结破溃或舌癌穿破腮颊溃烂者。用法:以上药味共研细末,米醋调后外敷患处。

【急症和兼症治疗】

(1)舌部渗血:舌癌浸润舌肌层呈弥漫状态时,常见舌部渗血,虽量少但长期渗出不止,造成患者舌部失血而引起贫血。治宜用黄连解毒汤加减,药用黄连、黄芩、黄柏、栀子、仙鹤草、竹叶、青黛、射干、龙葵等。

(2)舌质僵硬:舌癌患者于手术或放疗后,由于局部的纤维化,使舌质呈僵硬状态,活动不灵,影响咀嚼、吞咽和讲话。治宜用内消散加减,药用白及、金银花、天花粉、半夏、浙贝母、穿山甲、皂角刺、玄参、生牡蛎等。

(3)溃疡疼痛:舌癌患者可见舌质局部之溃疡,溃疡疼痛多见晚间加剧影响患者睡眠。除可用舌癌外治法中之珍珠冰硼散、双料喉风散、北庭丹、水澄膏、双芦液外用患处外,还可应用以下药物治疗:①金丹。药用朴硝、蒲黄、僵蚕、牙皂、冰片,共研细末。用法:取少量双氧水洗病灶之溃疡面后,用生理盐水冲洗干净,再用金丹粉搽涂患处。②柳花散。药用黄柏、青黛、肉桂、冰片,共研细末。用法:同金丹。③绿云散。药用黄柏、青黛等研为末。用法:同金丹。

【康复治疗】 舌癌在手术或放疗后,局部的癌灶缩小或完全消失。但是,由于手术或放疗后的不良反应不可避免地存在,影响患者的生存质量和正常生活,严重损伤机体的免疫功能,导致正气亏虚,因此康复治疗也同样显得重要。

(1)中医中药康复治疗:舌癌患者多有热毒壅盛或阴虚内热,加之手术或放疗后放射线"热邪侵入,耗伤津液"出现口干咽燥,舌质干涸无津,影响食欲,进食困难。长期则出现气血亏虚之证。必须配合益气养阴、增液生津、扶正培本之中药,佐以调畅气血。药用太子参、玄参、麦冬、天花粉、生地黄、生黄芪、女贞子、黄精、阿胶,适量应用清热解毒抗癌之中药如石上柏、白花蛇舌草、七叶一枝花、半枝莲等。既可增强术后或放疗后的功效,减少放疗不良反应及后遗症,又可提高机体的免疫功能,增强抵御外邪入侵的能力,减少复发及转移。《内经》所谓:"邪之所凑,其气必虚"和"正气存内,邪不可干"。应用中医中药扶正培本配合手术或放疗后之舌癌患者的康复治疗是非常必要的。

(2)饮食调摄康复治疗:舌癌经手术或放疗后,严重影响患者的咀嚼、吞咽功能。放射线的照射损害了患者的味觉细胞,影响食欲,导致营养失调。所以,患者必须选择营养丰富而容易消化吸收的食物,少吃多餐。《素问·脏气法时论》谓:"毒药攻邪,五谷为养,五果为助,五畜为益,五菜为充,气味合而服之,以补益精气。"因此,应该根据舌癌患者术后或放疗后的证候进行辨证用膳,饮食调摄以改善机体的功能,使患者尽快得以康复。

(3)情志调节康复治疗:舌癌患者经手术或放疗后造成舌质功能的障碍,使患者饮食和语言困难,常会产生悲观消极、恐惧厌世的心理。这种不良的心态更不利于患者的康复。因此,医务工作者必须与患者家属紧密配合,共同帮助患者解除思想顾虑,进行积极的情志调节,避免忧思郁怒,树立战胜癌症的信心和决心。

【中医治疗】 随着中医中药应用于舌癌治疗研究的深入,亦有纯中药治愈舌癌或中西医结合治疗的报道。如有人应用加味消瘰汤,药用生牡蛎、玄参各 15g,清半夏 12g,制川乌、制草乌各 4.5g,茯苓、陈皮、贝母各 9g,水煎服,每日 1 剂,连续应用 50 多剂后,结果诊断为舌癌的病灶肿物完全消失,随访半年未见复发。又如,应用扶正软坚散结法治疗 1 例确诊为舌癌的患者,药用黄芪 30g,党参、当归、陈皮、半枝莲、金银花各 15g,川芎、连翘、蒲公英各 12g,丹参 20g,山慈菇、山甲珠、藕节、黄连、鸡内金、菟丝子、枸杞子各 10g,三七、砂仁各 6g,甘草 3g,水煎服,每日 1 剂,连用 130 多剂后,舌癌消失。有人治疗一女性舌癌不愿意手术患者,48 岁,舌左缘溃烂约 5cm 长,并见翻花突出于舌缘边。应用中医清热解毒、消肿散结法治疗,药用金银花、忍冬藤、海藻、昆布、生地黄各 15g,紫花地丁、白茅根、蒲公英各 30g,白花蛇舌草、蜂蜜各 60g,玄参 15g,土牛膝、天葵子、连翘各 10g,细辛 1.5g。水煎去渣,加入蜜糖调和,分 2 天 6 次服用。结果服用 10 剂后溃疡明显缩小,疼痛减轻。原方加车前草 15g,仙鹤草 30g,并始终以此方加减,治疗 1 年余,左舌缘溃疡愈合,肿物消失,精神、食欲如常,痊愈自理。

综上所述,目前在治疗舌癌仍然以手术、放疗和化疗为主要手段。中医中药多以配合手术、放疗、化疗,以减轻手术、放疗、化疗引起的后遗症及不良反应。同时,中医中药在提高机体的免疫功能,改善机体的体质,减少舌癌的复发和转移方面也有一定的作用。

58. 怎样诊治喉癌

喉癌是发生于颈前中央、上接咽部、下连气管的恶性肿瘤。常见有声门上、声门、声门下、声门旁四型。属于中医的"喉菌、喉百叶、喉疳"等病证范畴。

【临床表现】 喉癌初起时仅觉喉部有异物感,咽喉部不适,或声音嘶哑,时轻时重,继而出现咽喉痛,痰中带血,分泌物增加。晚期可出现吞咽困难,颈部肿块,肺部感染,喉鸣和呼吸困难等症状。

(1)咽喉异物感:是喉癌的早期症状之一,特别是声门上型肿瘤的首发症状,主要表现是喉部异物感、紧缩感、咽部不适。《咽喉脉证通论》记载:"面厚色紫,软如猪肺,或木而不痛,梗塞喉间,饮食有碍。"即指本病。

(2)声音嘶哑:是喉癌最常见的症状,尤其是发生在声门区的癌症,初起即有声嘶,并呈进行性加重,严重者可完全失音。喉的其他部位的癌症,早期声音不哑,惟声带水肿时出现间歇性声哑。《喉症要旨》记载:"嵩崖云:喉菌者,状如浮萍,色紫,生喉之旁。此症易与喉疮、乳蛾相混,但无恶寒发热等症,实大相悬殊,须宜明辨。"

(3)咳嗽咯血:由于癌灶侵犯而引起刺激性干咳,常在早期发现,也可因癌症组织坏死,分泌物增加,引起咳嗽咳痰,痰中带血。若会咽部受侵,可出现吞咽疼痛或吞咽时引起咳嗽。

(4)疼痛:因肿瘤的感染、溃烂深部组织和软骨膜受侵,均可引起疼痛,并向侧耳部放射。《喉科秘传》曰:"生喉间上腭,状若樱李,其痛难忍。"

(5)呼吸困难:由于瘤体逐渐增大,出现气急,进而因气道狭窄或阻塞,引起进行性吸气性呼吸困难,尤以声门下区出现呼吸困难较早。

(6)肺部感染:由于癌组织坏死脱落及其分泌物增多流入肺,或食物的误吸而引起肺部感染。

(7)颈部肿块:颈部淋巴结转移多在晚期出现。但喉外癌和声门上癌较早出现,晚期可侵犯甲状软骨或颈部软组织,出现颈前肿块,喉结增宽。《喉症集录》记载:"喉外上腭肿突黑腐。"即指本病浸润转移伴感染或坏死者。

【诊 断】

(1)病史:年龄超过 40 岁,早期出现喉部异物感和吞咽不适,继而以间断性声嘶转变为持续性声嘶 4 周以上者,应高度怀疑;咽喉部异物感,声音嘶哑,咳嗽,咯血或有呼吸困难,应考虑本病。

（2）喉镜检查：观察喉部的变化及声带、会厌等活动情况，可发现局部有无新生物、溃疡等，亦可观察癌块的部位、形态，并可取活体组织进行病理检查。若为梨状窝瘤，即可见两侧梨状窝不对称，患侧梨状窝有菜花样赘生物；环状软骨后癌，早期不易发现，晚期可见环状软骨板部的癌块病变；表面有溃疡或见肉芽组织则多为咽喉后壁癌。

（3）影像学检查：X线正位片、侧位片可见喉部标志模糊，断层片可显示肿瘤的部位，病变的范围和软骨有无破坏。CT及MRI检查可详细地判断喉癌的部位，肿块的大小，以及与周围组织的关系和浸润的范围等，对临床分期、治疗方案的确定等有重要意义。

（4）病理检查：活检是诊断喉癌的主要依据，约90％以上为鳞状细胞癌，多在声门区或声门上区表现为菜花型、浸润型或溃疡型，喉癌中腺癌占少数，包括黏液表皮样癌、腺样囊性癌等。

（5）鉴别诊断：①喉结核。有不同程度的喉痛和声哑，多继发于肺结核患者，青中年居多。喉镜检查可见喉黏膜呈颗粒状、粉红色或苍白水肿，有多数浅溃疡，如虫蚀状，其好发部位为喉的后部，肺X线摄片、痰结核菌和活检可帮助鉴别。少数喉癌和喉结核可同时出现。②声带小结（结节性喉炎）。间歇性音哑，晚间加重，晨间较轻快，喉部干燥，微痛。喉镜检查可见声带前、中1/3交界处游离缘有对称性粟粒状突起，表面光滑，基底充血较宽。③喉乳头状瘤。各种年龄均可发生，可单发，也可多发，通常不引起声带活动障碍，最后鉴别需活检。喉乳头状瘤是癌前病变之一，少数可恶变，诊断时应注意。镜检查可见声带增厚，游离缘有白色或粉红色斑块，境界较清楚，不引起声带活动障碍，病变除去后易复发，有恶变倾向。④喉梅毒。近年来，性传播疾病呈上升趋势，梅毒患者增多，喉梅毒亦可出现。其病变多见喉的前部，常为梅毒瘤，继而溃烂，破坏组织较多，愈合后有瘢痕粘连，患者音哑，喉痛轻。有梅毒病史，灭活血清反应素试验（USR）或血清反应素环状卡片试验

(RPR)检查呈阳性,喉活检可确诊。⑤喉淀粉样瘤。为良性病变,可呈弥漫性沉积,称淀粉样变;亦可局限肿块突起,称淀粉样瘤;表面光滑,可引起声带运动障碍,外观不易与癌症鉴别,活检时质地较硬,不易钳,病检可确诊。

【常用方药】

(1)辨病常用中草药:马勃、夏枯草、山豆根、青黛、龙葵、天南星、百合等。

(2)辨病常用中成药:①六神丸。含麝香、牛黄、雄黄、冰片、珍珠、蟾酥等,制成小丸,百草霜为衣。具有清热解毒和消肿止痛之功效,是治疗咽喉肿痛的要药,方中麝香、牛黄、雄黄等具有较强的解毒活血散结的作用,能抗菌消炎及抑制癌细胞的过分增殖,从而起到抗癌的作用。对喉癌肿痛、喉痹失音等有效。每次10粒,每日3次,可含服,也可开水送服。②梅花点舌丹。含醋制乳香、没药、沉香、血竭、白梅花、葶苈子、牛黄、珍珠粉、麝香、熊胆等。具有清热解毒和消肿止痛之功效,并能杀灭癌细胞和抑制癌细胞的生长。对于各类喉癌有效。每次2~3粒,每日2次,先饮水一口,将药放舌上,以口麻为度,再用温黄酒或温开水送下。③铁笛丸。含当归、生地黄、天冬、麦冬、黄柏、知母、诃子、阿胶等。具有清热解毒消肿和生津止渴的功效。对于阴津亏损、虚火上炎的喉癌颇为适宜。每次6克,每日2次,温开水送服。④锡类散。含西瓜霜、生硼砂、生寒水石、青黛、珍珠、牛黄等。具有清热利咽和消肿止痛之功效,适用于各种喉癌。本药为散剂,用时含服。

【外治疗法】

(1)消瘤碧玉散:含硼砂、冰片、胆矾等,每次0.1~0.3g,点入患处,具有敛疮止痛之功效。

(2)八宝珍珠散:儿茶4.5g,黄连末4.5g,川贝母(去心)4.5g,青黛4.5g,全蝎(烧灰存性)3g,肉桂粉(冲)3g,黄柏末(冲)3g,鱼脑石(微煅)3g,琥珀末3g,人中白6g,硼砂2.4g,冰片1.8g,牛黄

1.5g,珍珠(豆腐制)1.5g,麝香 1g。研细末,每次 0.1~0.3g,用吹管吹入喉内烂肉处,每日 1~2 次。具有清热解毒止痛之功效。

(3)紫雪散:吹患处,或徐徐咽入。

(4)吹喉散:僵蚕 0.3g,白芷 0.3g,牛黄 0.15g,牙硝 4~5g,蒲黄 1.2g,硼砂 2.4g,冰片 0.4g,研细末吹喉。具有清热、敛疮、散结之功效。

【急证和兼证治疗】

(1)疼痛:喉癌晚期,随着癌症的发展,由于肿块的压迫或浸润周围组织及癌症合并感染,喉部会出现剧烈的疼痛,并可引起迷走神经反射性疼痛,表现为同侧头痛、耳痛,可用喉痛灵冲剂。本方由水牛角、板蓝根、野菊花、荆芥穗等组成,共研细末,每包 10g,每次 1 包,温开水冲服,具有清热解毒和利喉止痛的功效,或用八宝珍珠散,吹入喉内肿块处。还可用针灸疗法,取合谷、支沟(均双侧),快速进针,得气后中度刺激,运针 2 分钟,留针 5 分钟。也可配合耳针,取肾上腺透咽喉,颈透平喘,神门透交感,留针 5 分钟。

(2)梗阻:肿瘤日渐增大。堵塞气道,则致呼吸困难,甚至窒息死亡。中医学认为,梗阻是由于邪乘于肺,肺气失宣,积聚成痰,痰凝气滞,瘀阻脉络,痰火毒结,灼伤阴液,久而成块,盘缠于喉,阻塞气道致失声、喘急。宜清热降火,散结利咽,可用珠黄散(珍珠、牛黄研末)喷喉。或用七叶一枝花、鸡内金、威灵仙、太子参各 15g,猫爪草 25g,生牡蛎 30g,焦神曲、麦芽、山楂各 10g,米醋 2ml(分 2 次加入药中),水煎服,药渣用纱布包裹温熨喉部。

【康复治疗】 喉癌早中期多数经过手术或放疗、化疗,晚期则以中医为主的综合治疗,根据不同的情况可从以下几方面着手进行康复治疗。

(1)中药康复治疗:常用益气固表和养阴生津之法。肺主表里,合皮毛,司呼吸,喉为肺之门户,属肺。肺气充足,故皮毛坚固,呼吸通畅。喉癌的发生、发展是一个正虚邪实的过程,局部表现多为邪实,而整体的表现多为正虚,正气不足是喉癌发生和发展的根本原因。《内经》曰:"正气内存,邪不可干"和"邪之所凑,其气必虚。"《医宗必读》记载:"积之成也,正气不足而邪气踞之。"手术、放疗、化疗对患者机体正气亦有不同程度的损伤,多表现为邪去正虚、气血亏损、营卫失调、表虚不固、动则汗出、体质下降、疲倦无力等表虚不固的表现,治疗以益气固表为主。现代药理研究表明,益气固表药可补益人体正气,直接抑癌,控制癌细胞浸润和转移,同时还可预防喉癌的发生和发展,提高机体免疫力,增强抵抗力,常用玉屏风散、十全大补丸等,药物有人参、黄芪、白术、五味子、女贞子、白芍、山药等。

喉癌患者早期常因热毒内蓄而伤阴液,中晚期患者,由于病情的发展,过度消耗,且营养摄入量的不足,或手术、放疗、化疗灼伤阴津,胃阴大伤,出现手足烦热、低热、盗汗、口干咽燥、心烦失眠、干咳或痰中带血、口臭便秘,舌质红,少苔或舌光无苔,脉细数等阴虚内热证候。常用生脉散、百合固金汤等,药用生地黄、麦冬、百合、玄参、北沙参、天冬、石斛、鳖甲、龟甲、玉竹、黄精、天花粉、西洋参等。养阴法与放疗结合能增强放射的敏感性,增强局部效果,并能防止和减轻放疗的不良反应和后遗症,对巩固放疗疗效,防止复发和转移,提高远期生存率有一定的作用。另外,养阴药物还有保护骨髓、防治放疗、化疗引起白细胞、血小板减少的作用,并能提高免疫功能。

(2)心理康复治疗:心理调摄在喉癌的康复治疗中亦是相当重要的,喉癌是一种较易复发、转移的恶性疾病。若通过手术治疗,术后不能说话,语言表达受到阻碍,患者往往思想负担较重,对治疗效果疑虑重重,担心复发和转移。因此,多有抑郁、悲观、自弃等心理状态出现。因此,要针对患者的心理状态加以指导,解除患者的紧张心理,使其树立战胜疾病的信心。并嘱其家属多给予患者爱心和理解,用无微不至的关怀和细心周到的照料去抚慰患者,满足患者的心理需要。使患者有愉快的心理状态,从苦闷、悲观中解脱出来,以利于身体的康复。

【中医治疗】 中国医学科学院肿瘤医院运用放疗配合中药活血化瘀的方法治疗喉癌,随机分组进行观察,结果证明,活血化瘀中药具有缓解血管痉挛,改善微循环,促进侧支循环,增加血流量,抑制血小板聚集,调节结缔组织代谢等作用。不仅达到局部增敏,提高放疗效果,预防和治疗放疗的不良反应,防止后遗症产生,更重要的是放疗后巩固疗效,防止复发和转移,提高生存率。湖南中医研究院研究员著名老中医刘炳凡曾报道中药治愈喉癌1例,辨证为肾阴亏损,虚火上炎。立滋阴降火,理肺清咽为法。药用太子参、生地黄、女贞子各15g,沙参、牡丹皮、墨旱莲、白芍各10g,甘草、冬虫夏草、川贝母各9g,木蝴蝶5g等。水煎服,每日1剂,每隔2小时小量饮用,连用40剂,后用金匮肾气丸去桂枝加牛膝、菟丝子,蜜丸如梧桐子大,每日30丸,连用8个月,配合心理治疗而获痊愈。

近年来,我国中医、中西医结合领域在运用单味中药或经验方对喉癌的实验研究和临床观察取得了一定的进展。如采用细胞毒试验、肿瘤细胞杀伤试验、集落形成试验和生长抑制试验等多种方法,检测了由全蝎分离的蝎毒组分Ⅱ(SVCⅡ)对人喉癌(HEP-2)细胞的毒性。结果表明,以丝裂霉素为阳性对照,所用剂量范围内SVCⅡ(4~20μg/ml)能抑制 HEP-2 细胞生长和有丝分裂,对人体内癌细胞的毒性与药物剂量和作用时间成正相关,其中大剂量的 SVCⅡ的抑制作用略强于丝裂霉素,提示 SVCⅡ具有抗癌活性的细胞毒素,为临床制定中医中药治疗喉癌的方案,提供了有意义的参考。1993 年,白求恩医科大学研究报道,利用体外细胞培养技术,检测了中药冬虫夏草对人喉癌细胞的作用,通过用药治疗后喉癌细胞的生长曲线和克隆形成试验,结果证明了冬虫夏草有抗癌作用。

59. 怎样诊治甲状腺癌

甲状腺癌是指发生在甲状腺腺体的恶性肿瘤。根据古代中医典籍描述,本病属于中医石瘿范畴。

【临床表现】 甲状腺癌的症状因其不同的病理类型和生物学特性而表现各异,局部体征也不尽相同,发病初期多无明显症状,只是在甲状腺组织内出现一质硬而高低不平的肿块。

(1)甲状腺癌的主症:①颈部胀满疼痛。甲状腺癌初期,可出现颈部胀满,或无症状;中晚期随着肿块的增大,局部压迫,侵犯邻近组织,可出现颈部疼痛。从中医的辨证角度分析,多数为肝郁气滞,瘀血内结所致。②颈部肿块。第一,乳头状癌:初起肿瘤生长缓慢,多为单发,少数为多发或双侧,质较硬不规则,边界不清,活动性差;第二,滤泡状癌:病程长,肿块生长缓慢,直径一般为数厘米或更长,多为单发,少数为多发或双侧,实性硬韧,边界不清;第三,髓样癌:发展缓慢,病程较长,肿块多局限一侧腺叶,偶见多发,有家族倾向性;第四,未分化癌:发展迅速,肿块可于短期内突然增大,形成双侧弥漫性甲状腺巨大肿块,固定,广泛侵犯邻近组织。颈部肿瘤属中医痰结,中医辨证为痰瘀交凝。③全身消瘦。多因饮食减少,营养摄入不足,加之肿瘤的慢性消耗所致。多数为中晚期患者,常常出现形体消瘦,倦怠乏力。中医辨证为肝郁脾虚。

(2)兼证或危重证候:①颈部淋巴结肿大。晚期甲状腺癌可出现颈部淋巴结肿大,伴有耳、枕及肩部放射性疼痛。部分甲状腺癌以颈淋巴结肿大为第一就诊症状。②压迫症状。压迫气管可引起呼吸困难;咳嗽;压迫或侵犯食管可致吞咽困难,压迫声带或侵犯喉返神经可引起嘶哑。这些都是比较危重的症状,须引起重视。

【诊 断】

(1)病理诊断:甲状腺组织病理活检证实为甲状腺癌者,皆可确立诊断。

(2)临床诊断：甲状腺癌患者常因发现颈前有肿物或结节而来就诊，也有少数患者是由医生进行检查时发现的，还有个别患者所患的甲状腺癌恶性度较高，首先表现为转移癌而见肿大的颈淋巴结，原发甲状腺癌反而未被患者察觉，一般来说，甲状腺单发结节较多发结节或结节性甲状腺肿更有可能为恶性。患者有下列表现者应考虑甲状腺癌：①在地方性甲状腺肿非流行区，14岁以下儿童的甲状腺单个结节，其中10%～50%属恶性肿瘤；儿童期头颈部曾接受过放疗的患者，出现甲状腺单个结节。②成年男性甲状腺内的单发结节；或多年存在的甲状腺结节，短期内明显增大。③查体表现结节质地坚硬，固定不规则或伴同侧颈部淋巴结肿大。④B超检查呈实性或囊实性，内部回声不均匀，边界不清楚和不规则；或囊性肿物抽出液为暗红色，这是甲状腺乳头腺癌转移灶的一种特征。⑤甲状腺癌根据病理类型主要分为甲状腺乳头腺癌、滤泡状腺癌、髓样癌及未分化癌4类；其中只有甲状腺髓样癌具有临床诊断意义的特异性标志物——降钙素（CT）（阳性标准≥300μg/ml）；甲状腺髓样癌是一种少见的恶性肿瘤，来源于甲状腺C细胞，在所有的甲状腺髓样癌患者的血清降钙素含量均有增高。因此，对甲状腺髓样癌手术和（或）放疗后，检测血清降钙素可以监视临床是否复发或转移，判断预后及对治疗的效应，对持续性高降钙素患者宜密切观察随访。甲状腺癌尤以滤泡状腺癌相关标志物为甲状腺球蛋白（TG）。它是甲状腺滤泡状腺癌受损与治疗效果的检测指标。正常血清TG<60ng/ml，若TG持续增高表明有肿瘤复发或转移可能。

【常用方药】　辨证论治是中医治病的特长，广义的概念包括辨病与辨证，根据甲状腺癌的细胞学特性及生物学特点，选择一些方药，通过实验和临床验证，证明确有一定的治疗功效，而作为辨病用药，可以在各型辨证治疗的同时使用。

(1)辨病常用中草药：黄药子、干蟾皮、夏枯草、猫爪草、半夏等。

(2)辨病常用中成药:①小金丹。由木鳖子、白胶香、草乌、五灵脂、地龙、制乳香、制没药、当归、麝香、墨炭、糯米粉等组成,具有活血化瘀和散结止痛的功效。适用于甲状腺癌瘀血内结、肿块坚硬者。每丸 0.6g,每次 2 丸,每日 2 次,用黄酒或温开水送下。②五海丸。海螺 20g,海藻 15g,海蛤粉 20g,海螵蛸 15g,昆布、龙胆草、青木香各 10g,猫爪草 30g。共研细末,蜂蜜为丸,每丸 6g。具有化痰软坚散结的功效,适用于甲状腺癌痰火郁结者。每次 2 丸,每日 3 次。③敌癌丸。由白花蛇舌草、穿心莲、虎杖、金牛根、枝花头、急性子、水蛭、徐长卿、韩信草、蟾酥、壁虎、蜈蚣等组成,具有清热解毒和散结止痛的功效。适用于甲状腺癌热毒壅盛者。每次 10g,每日 3 次。④内消瘰疬丸。由夏枯草、玄参、青盐、海藻、贝母、薄荷等组成。具有化痰软坚的功效,适用于甲状腺癌各期。每次 6~9g,温开水送下,每日 3 次。

【外治疗法】 肿瘤局部外敷药物,通过皮肤吸收,直接作用于肿瘤,止痛效果好。

(1)黄芷消瘿散外敷:生马钱子 30g,蜈蚣 50g,冰片 10g,乳香 60g,黄药子 80g,大黄 100g,白芷 50g,姜黄 60g。上药共研极细末,视癌块范围大小,取药物适量加蜂蜜、米醋调成糊状,布包外敷患处,数小时后取下,以防止皮肤受药物刺激而引起溃烂。适用于甲状腺癌毒热蕴结型。

(2)瘿瘤膏外敷:蜈蚣 3g,全蝎 3g,天龙尾 3g,儿茶 3g,黄升丹 1.5g,凡士林 20g。诸药共为细末,凡士林调和备用。视肿瘤大小取药膏适量涂于纱布上,贴肿块处。贴后若皮肤发红、瘙痒暂停使用,皮肤恢复正常后再用。适用于甲状腺癌肝郁痰湿型。

(3)独角莲外敷:鲜独角莲 100g,去皮,捣成糊状,敷于肿瘤部位,上盖玻璃纸,包扎固定,24 小时更换一次。适用于肿块处疼痛灼热者。

【急症和兼症治疗】

(1)颈部淋巴结肿大:甲状腺癌常常转移到颈部淋巴结,而兼见颈部淋巴结肿大坚硬疼痛,伴有低热,口干咽燥,大便干结,舌质干红少苔,脉细数。治宜清热化痰,软坚散结。方用消痰软坚汤,药用夏枯草、生牡蛎、玄参、土贝母、海藻、昆布、白芥子、桔梗、山慈菇、海浮石、黄药子、王不留行、生白芍、制香附。

(2)呼吸衰竭:肿块增大压迫气管出现呼吸困难,终致呼吸衰竭为最常见危候。症见呼吸困难,气不得续,冷汗淋漓,张口抬肩,甚至神志恍惚,舌淡,苔薄白而少,脉微弱。切除肿物,解除梗阻为根本方法。这里仅介绍不宜手术患者的内科治疗。蟾蜍粉每次10mg,每日 3～6 次,淡盐水冲服;针刺大椎、风门、肺俞,重症加刺内关、三阴交,手法为平补平泻。重症孤阳欲脱者,急用参附汤加龙骨 30g,牡蛎粉 30g,并吞服黑锡丹 6～9g,每日 3～4 次,并可配合低流量吸氧及西药治疗。

【康复治疗】 绝大部分的甲状腺癌是高分化性甲状腺癌,恶性程度低,发展慢,许多乳头状和滤泡状甲状腺癌患者,尽管已有淋巴结转移,甚至有时已有远处转移,仍可生存 20 年以上。但未分化癌属于高度恶性的癌症,发展快,预后差,绝大部分患者在1～2 年死亡,髓样癌的恶性程度介于上述两种癌之间,如果诊治及时,10 年生存率可达 82%。因此,中医治疗甲状腺癌的优势在于手术治疗后预防其复发及不宜手术者,能减轻疼痛,提高生存质量。

(1)调神怡志:精神和人体是一个整体中互相紧密联系的两个要素。情志不遂可引起人体内环境的变化,气血运行的紊乱,而导致疾病的发生。正如《素问·举痛论》所云:"百病生于气也。怒则气上,喜则气缓,悲则气消,恐则气下……惊则气乱……思则气结。"在前面阐述甲状腺癌的病因病机时,就谈到甲状腺癌的发生、发展与精神因素,尤其是忧思郁怒密切相关。在临床实践中,许多癌症患者,一旦知道自己患了癌症,立即忧心忡忡,食欲明显下降,全身感到疲乏无力,有的甚至悲观失望,心灰意冷,严重削弱了自身的防御和抗癌能力,进而影响到临床的治疗效果。而精神舒畅、乐观,则气和志达,有利于患者康复,正如《内经·上古天真论》所说:"恬憺虚无,真气从之,精神内守,病安从来。"因此,一定要帮助患者树立战胜癌症的信心,保持乐观情绪,精神畅达则生机旺盛,这对甲状腺癌的康复起着积极的作用。

(2)调食养胃:中医学认为有胃气则生,无胃气则死。而在临床实践中,甲状腺癌症患者常常有食欲缺乏,或不能正常进食。因此,加强饮食调养,顾护其胃气,显得尤为重要。《医宗金鉴》谓:"新愈之后,脏腑气血皆不足,营卫未解,肠胃失和,惟宜白粥自养。"这就提示我们在病后或新愈时,为了保养胃气,要注意饮食宜忌。甲状腺癌症患者如果热毒炽盛,口渴烦躁,发热不退,大便干结,小便短黄,此时宜多吃水果、西瓜、米粥,以及一些清凉健胃、消渴除烦的食品。不宜食辛辣燥热的发物,如狗肉、公鸡、羊肉、大蒜及烟酒;甲状腺吸碘率增高时,不宜用海带和加碘的食盐;甲状腺癌患者术后常服甲状腺素片或化疗、放疗极易出现阴虚火旺,症见口干,低热盗汗,舌红少苔,脉细数者,宜多吃生津养阴之品,如梨汁、萝卜汁、藕汁、甲鱼、芦笋等。忌食辛热香燥伤阴之品,如韭菜、大蒜、狗肉、羊肉等。总之,甲状腺癌患者的饮食,务必要注意饮食宜忌,搭配合理,膳食平衡,营养充分,顾护胃气,以利病体的康复。

(3)摄生强体:甲状腺癌患者,要加强摄生增强体质。癌症患者发病后,无论从生理上、心理上都发生很大变化,要重新建立生活规律,养成良好习惯。美国著名医学专家赖斯特·布莱斯罗博士经过多年研究得出结论:"人们日常生活习惯对疾病和死亡的影响大大超过医药的作用。"因此,每个癌症患者应根据自己的病情安排自己的日常生活。病重卧床的患者,除定时接受服药、打针和做其他治疗护理外,要学会安排好其余时间的活动,如听轻松的音乐、阅读自己喜爱的文艺书籍和报纸杂志,保证有充分的睡眠等。病情得到缓解及轻症患者。除定时服药、治疗、进食、睡眠、休息外可以制定一个适合自己身体状况的体育锻炼计划。甲状腺癌患者,由于癌块压迫气管,常有呼吸困难,故不宜剧烈运动,以散步为主,气候突变时,要千万注意预防感冒咳嗽,以免加重呼吸困难;卧床体位以侧卧为宜,以利于痰液的排出,防止痰液阻塞气管引起窒息,身体允许,可从事适当的工作,融入社会重建良好的生活规律以利于肿瘤的康复。

(4)定期复查:甲状腺癌患者经过有效地治疗后,无论是病情缓解或暂时痊愈,都应该定期检查,以便及时了解和掌握病情有无复发和转移。复查的内容和项目,包括颈部淋巴结肿大与否,局部有无包块复发,远端部位有无转移。B超、^{131}I扫描、X射线照片、细胞学检查等视需要而定。同时还要检查患者的机体免疫状态,如细胞免疫功能及免疫球蛋白等,以了解患者的免疫功能情况。若发现免疫功能低下者要及时予以纠正和提高。定期复查一般开始时可2～3个月检查一次,病情稳定后,可半年复查一次,发现病情变化,及时调整治疗方案。此外,尚应对患者做长期随访,以了解患者缓解期长短及有效率,随时提醒患者进行康复期的巩固治疗,帮助患者加速康复的进程,争取使患者早日回到正常的生活工作中去。

【中医治疗】 近年来,中医中药在治疗甲状腺癌方面积累和总结了一些经验。如陕西中医研究院贾垒认为,无论哪种甲状腺癌,都有共同的特征,即肿块迅速增大、坚硬。所以,治疗时都离不开软坚散结和活血化瘀。用经验方加减(昆布12g,海藻12g,牡蛎30g,郁金15g,瓦楞子30g,山豆根10g,蜈蚣2条),配合服平消片,临床治愈甲状腺癌1例。

由于中医的优势在于辨证论治,因此临床上对甲状腺癌的治疗,大都采用辨证分型治疗,尽管目前国内尚无统一标准,但大体上是脏腑结合病机分型,不外乎肝郁痰湿型、气滞血瘀型、火毒内蕴型、气血亏虚型、心肾阴虚型。在药物使用方面,老中医治疗本病重点药首推猫爪草、黄药子,次药为土贝母、山慈菇、连翘、石蒜。汗出较多加牡蛎、无花果;心悸不安用远志;痛重加入八角金盘;癌块大投连翘、喜树皮、娃儿藤。根据经验,在处方内辨证论治,若以泽漆、浙贝母二味为引,则效甚好。

有人认为,甲状腺癌术后长期服用甲状腺素片,因其含碘量较高,故在预防复发转移的处方中,不必再用海藻、昆布等含碘较多的药物,提出直接选用确有抗癌解毒散结的中药蛇莓,以获取捷效,并且自拟 1 号平甲汤(夏枯草 30g,土贝母 15g,牡蛎粉 30g,天葵子 15g,白英 30g,七叶一枝花 30g,白花蛇舌草 30g,莪术 10g,绞股蓝 30g);2 号平甲汤(猫爪草 30g,山慈菇 10g,浙贝母 10g,黄药子 10g,土茯苓 30g,蛇莓、龙葵各 30g,三棱 10g,黄芪 30g),1 号方和 2 号方,各服 2 周,轮换选用再结合辨证,多年来在甲状腺癌术后防止复发、转移方面取得了一定的进展。

60. 怎样诊治肺癌

肺癌,又称"支气管肺癌",是发生于支气管上皮、支气管黏液腺、细支气管上皮及肺泡上皮等肺部的恶性上皮性肿瘤。在中医古籍中见于"肺积、息贲、肺痈、劳嗽"等病证。

【临床表现】 肺癌的临床表现是多样的,虽然呼吸道症状是主要的,但全身表现有时可出现在局部征象之前。从肺癌发病部位言,中心型肺癌占 60%~70%,其中 90% 早期即可出现症状,周围型肺癌约占 30%,X 线可较早地发现,但 90% 早期均无症状。

(1)肺癌的主症:①咳嗽。通常为肺癌的首发症状,虽不是特有症状,但某些情况下有一定的特殊性,患者可有干咳或咳吐少量白痰黏稠,或剧咳,热毒犯肺时可咳吐脓痰。有些患者,既往无慢性咳嗽史,而此次咳嗽却形成一种异常感觉,2~3 周不愈,或虽有慢性咳嗽史而此次咳嗽的性质有改变,甚至伴有哮鸣,则应引起警惕。②咯血和血痰。是肺癌首发症状之一,为间断性反复少量血痰,血多于痰,色鲜红,偶见大咯血。虽不是肺癌的必有症状,但特别是40岁以上患者,既往无咯血病史,突然出现,不好解释的血痰,则应想到肺癌的可能。③胸痛。早期通常为不定时的胸闷,压迫感或钝痛,有些患者难以描述疼痛的性质和部位,痛无定处,甚则胸痛剧或痛无暂缓。有的周围型肺癌患者以胸痛、胁痛、肩背痛、上肢痛等为首发症状,应引起警惕,防止误诊。④气短。有时肿瘤并不大,患者亦会有气短、气促之表现。肺癌晚期,淋巴结转移压迫大支气管或隆突及弥漫型肺泡癌,胸腔、心包积液等则此症状更为明显。⑤发热。可有发热恶寒或不恶寒,壮热,潮热,微热,因合并感染或"肿瘤热"所致,应注意,有些肺癌患者以发热或"感冒"起病,经 X 线检查以"肺内感染"进行治疗可获暂时疗效,但 X 线复查,肺内阴影并未完全消失,有的在同一部位反复发生"肺炎",则有支气管肺癌的可能。

(2)肺癌的兼症:因肺癌分泌的异位激素和类似物质的作用,可出现纷杂的肺外症状,可视为肺癌兼症,如类癌综合征(表现为皮肤潮红、腹泻、水肿、喘息、心悸阵作等),库欣综合征,异位生长激素综合征,异位甲状旁腺综合征,异位促性腺激素综合征等。

(3)肺癌的危重症:肺癌晚期,除呼吸系统症状加重外,常因肿瘤直接外侵、淋巴及血行转移而引起一系列相应的症状及体征,有的则是危重征象。可表现为:①颈部痰核(锁骨上淋巴结转移),声嘶(喉返神经麻痹),头晕目眩胸闷,头颈肿胀,睛赤,唇紫(上腔静脉综合征),吞咽困难,呼吸失畅(纵隔淋巴结受侵和压迫),胸闷气促或气短心悸(膈神经麻痹或心包受侵),悬饮(胸膜转移,胸腔积液),霍纳征,上肢灼痛(颈交神经丛和臂丛神经受侵)。②肺癌发生脏器转移多为危重症,能得到根治者较少见,如骨转移出现骨剧痛或瘫痪;肝转移出现纳呆、恶心、胁痛、乏力、消瘦或黄疸;肾转移出现尿血；肾上腺转移出现艾迪生综合征等，还有出现头痛、呕吐等颅内压增高症状，预后极差。

【诊　断】

(1)肺癌的影像学检查：肺癌的 X 线检查(胸部平片、体层摄影及部分患者的支气管造影等)是诊断肺癌的重要方法之一，如能熟读 X 线所见，并与临床密切结合，对大部分肺癌，均可做出比较确切的诊断。CT 扫描及 MRI 的应用，使肺癌的定性、定位及分期诊断有了很大的提高。

(2)肺癌的痰液脱落细胞学检查：包括痰液、纤维支气管镜刷检物、支气管吸出液及灌洗液、各种穿刺物的细胞学检查，是确诊肺癌的重要方法。

(3)经皮肺细针穿刺活检：是确诊周围型肺癌的重要手段，比纤维支气管镜有更高的确诊率，但属于损伤性检查方法之一，应注意检查禁忌证。超声图像引导针吸活检：为逐渐受到重视的技术，用超声引导做细针活检能获得满意的效果，尤其对胸壁和外周型肺部肿块的诊断是一种并发症少、诊断率高的有效方法。

(4)纤维支气管镜检查：此为诊断肺癌的重要手段，任何可疑为肺癌患者，都应做此检查，它不但可窥测肿瘤的部位和范围，并可直接取得组织做病理学检查。纵隔镜检查：仍为诊断肺癌纵隔淋巴结转移的有效手段，由于检查比较复杂且属于损伤性方法，因此使用上受到限制。

(5)肺癌的血清学和生物学检查：目前，仍在寻找对于肺癌敏感性高、特异性强的生物标志物，近年来的一些研究展示了可喜前景。如单克隆抗体诊断肺癌及对肺癌患者染色体、癌基因的研究等，使肺癌的诊断技术进一步提高。肺癌的肿瘤标志物检测内容主要包括癌胚抗原(CEA)、糖抗原 125(CA125)、细胞角蛋白 19 片断(CYFRA21-1)、神经元特异性烯醇化酶(NSE)、鳞状细胞癌抗原(SCC)、胃泌素释放肽前体(ProGRP)等，选择单项或多项检测,尤其是几项指标联合检测,效果更好。

【常用方药】

(1)辨病常用中草药:天南星、半夏、黄芪、僵蚕、山慈菇等。

(2)辨病常用中成药:①鹤蟾片。由仙鹤草、人参、干蟾皮、浙贝母、半夏、天冬组成。具有解毒除痰、凉血祛瘀、消痰化积结的功效。每次 6 片,每日 3 次,口服。适用于原发性支气管肺癌、肺部转移癌,能够改善患者的主观症状和体征,提高患者生存质量。配合化疗、手术切除、化疗加放疗的肺癌治疗,疗效确切,中晚期患者服用后,主客观症状和体征改善、体质增强、生存期延长,且无明显不良反应。②参一胶囊。由人参皂苷 Rg3 单一成分组成,人参皂苷 Rg3 主要作用于 G_2 期,抑制细胞有丝分裂前期蛋白质的合成,使细胞增殖生长速度减慢,能够明显抑制血管内皮生长因子、碱性成纤维生长因子的表达,减少金属蛋白酶的数量,降低肿瘤细胞微血管密度,从而抑制肿瘤新生血管的形成,起到抑制肿瘤复发、扩散和转移的作用。饭前空腹口服,每次 2 粒,每日 2 次,连续 2 个月为 1 个疗程,具有培元固本和补益气血的功效,可抑制术后及放疗、化疗后肿瘤的复发转移;明显提高放疗、化疗疗效,减轻不良反应,提高机体免疫功能;明显改善肿瘤患者的食欲和精神状态,减轻疼痛,增加体重,提高生活质量。适用于肺癌、胃癌、肝癌等多种恶性肿瘤。③小金丹。由麝香、当归、草乌、地龙、乳香、没药、墨炭、白胶香、五灵脂、马钱子组成。具有化痰散结和破瘀通络的功效,体外试验对肿瘤细胞有抑制作用,动物体内筛选对小白鼠肉瘤(S-180)有抑制作用。每次 3g,每日 2~3 次,口服,主治痰核瘰疬、瘿瘤,肺癌证属肺部痰瘀型胸痛剧烈、阴寒征象明显者效果较好。

【外治疗法】 中医内病外治法,在肺癌治疗中占有一席之地。

(1)山奈、乳香、没药、姜黄、大黄、栀子、白芷、黄芩、小茴香、公丁香、赤芍、木香、黄柏、蓖麻仁等。研为细末,鸡蛋清或蜂蜜调敷乳根穴,痛剧者 6 小时、痛轻者 12 小时换药一次。

（2）肺癌胸腔积液,可用天南星、白芥子、附子、葶苈子、延胡索、败酱草各等份,生黄芪、薏苡仁各 2 倍量于上述单味药。共研为细末,黄酒或蜂蜜调敷胸水体表部位中心,范围视胸水量酌定,每日 1 次,每次 2 小时左右,如有皮肤不适可去之,停一段时间再用,或更换外敷点。

（3）生大黄、白芷、枳实、山豆根、石打穿,研为末,过 80 目筛,为基质,再取石菖蒲、甘遂、大戟、芫花、薄荷等为主药。气急胸闷者加沉香、瓜蒌;咳嗽者加紫苏子、桑白皮;胸痛者加莪术、延胡索。煎浓汁为溶剂,混合调匀成膏,做成饼状,厚 1cm 左右,约 5cm×10cm 大小,上置少许冰片,敷肺俞、膏肓俞、胸水部位,伴腹胀便难者加敷脐部,每日外敷 1 次,每次 2～4 小时,如无不良反应可适当延长时间,每 2 日停一次。

（4）栀子 30g,藜芦 30g,细辛 30g,生大黄 30g,急性子 30g,轻粉 30g,冰片 20g,黑膏药 500g。诸药研极细末,慢慢调入熔化的黑膏药油内,每 50～70g 摊于白布上,取 2 张分别贴在肺肿块（根据胸片所示）所在之胸背体表部位,6～10 小时可见呕痰（如实在不能坚持时可揭去）。

（5）对肺癌疼痛可用蟾酥膏:蟾酥、生川乌、七叶一枝花、红花、莪术、冰片等组成,外贴疼痛处,每 6 小时更换 1 次,可连用 1～3 日。

【急症和兼症治疗】

（1）咯血:肺癌患者咳吐血痰本为常见症状,一般痰中带血,量不多,但有的出现咯血量较多,给患者带来心理压力,此类患者脉多滑或细数,舌质红苔白或薄黄。有人提出有"吐血三要法":宜行血不宜止血,宜降气不宜降火,宜补肝不宜伐肝,本为治吐血而设,其论亦适用于肺癌咯血的治疗。可用苇茎降草汤（经验方）:芦根10g,桃仁 10g,薏苡仁 15～30g,冬瓜仁 10g,降香 10g,茜草 10g,紫菀 10～30g,川贝母 10g,紫草 10～30g,水煎服,每日 1 剂。

(2)胸腔积液:肺癌患者胸腔积液,多为较晚期之表现。患者常见胸闷、胸痛、气短、咳嗽,有的患者食欲缺乏、心悸或发热等,脉多弦或细,舌质多淡红,苔白滑。参考《金匮要略》治饮之葶苈大枣泻肺汤及"有病痰饮者,当以温药和之"之论,可用泻肺化饮汤(经验方):葶苈子 15~30g,茯苓 30~50g,薏苡仁 30~50g,地龙 10g,僵蚕 10g,百部 10g,浙贝母 10g,桃仁 10g,猪苓 10g,半夏 10g,陈皮 10g,山药 15g,鸡内金 10g,生甘草 10g,大枣 7~10 枚。水煎服,每日 1 剂。

(3)肺癌骨转移:此多为晚期表现,患者出现某处骨骼自发性疼痛及局限性疼痛,有时疼痛难忍,治疗上,可选《医林改错》之身痛逐瘀汤加全蝎 10g,僵蚕 10g,鹿衔草 10~15g,补骨脂或肉苁蓉 10~15g(便溏者用前者,便干者用后者),鸡血藤 15g,山慈菇 10g。水煎服,以求缓解症状。

(4)吞咽困难,呼吸失畅:由肺癌纵隔淋巴结受侵和压迫所致,(须除外食管病变)可用启膈散化裁:郁金 10g,沙参 10g,丹参 10g,浙贝母 10g,荷叶 10g,茯苓 15g,砂仁 10g,浮小麦 30g,三棱 10g,莪术 10g,紫苏子 10g,麦冬 10g,清半夏 10g,僵蚕 10g,生甘草 10g,山药 10g,鸡内金 10g。水煎服,每日 1 剂。

【康复治疗】 肺癌手术及放疗、化疗,常有一些不良反应。化疗可造成肝功能损害,治宜健脾化湿,疏肝和胃,调理气机,佐以解毒,调理脾胃又宜"避温燥,远壅补",方用甲乙煎:茵陈 10g,茯苓 15g,薏苡仁 15g,佩兰 10g,泽泻 10g,郁金 10g,柴胡 10g,连翘 10g,生甘草 10g,水煎服,每日 1 剂;化疗造成的骨髓抑制,治当补气血,益脾肾,佐以活血行瘀,方用调补营血饮:熟地黄或生地黄 15g,山茱萸 10g,山药 15g,鸡内金 10g,何首乌 10g,生黄芪 15g,当归 10g,黄精 10g,丹参 10g,鸡血藤 15g,水煎服,每日 1 剂;放疗造成的放射性肺炎,以宣(宣肺)、降(降肺)、通(通肺络)、化(化痰)、酌用清(清肺)、润(润肺)为治疗大法,方用金水六君煎:半夏

10g,陈皮 10g,茯苓 15g,生甘草 10g,当归 10g,地龙 10g,生地黄
15g,浙贝母 10g,紫苏子 10g,桃仁 10g,紫菀 10g,杏仁 10g,地骨
皮 10g,荆芥 10g。水煎服,每日 1 剂。

肺癌康复治疗中,调理情志,涵养性情,做到"恬淡虚无,精神
内守",保持乐观积极健康的心理状态。科学的生活包括调饮食,
益脾胃;慎起居,适气候;练体魄,避邪气等方面;要防止饮食不节
和偏嗜,注意五味既可养人亦可伤人的辨证观,使饮食多样化,五
谷杂粮合理调配,果蔬之类,注意摄取,素食、荤食,适度调整;起居
有常,不妄作劳。动静结合,劳逸适度。采取适合自身的多样化的
锻炼方式,如体育活动、健身操、养生功、太极拳、舞蹈等,择其乐而
从之,并要"练身"与"练心"有机结合,持之以恒。注意适应气候变
化以避邪气;戒烟酒,避免不良环境的影响。

【中医治疗】 肺癌的发病率和死亡率在世界范围迅速增长。
肺癌的病因学尚未完全明了;尚未找到真正意义上的肺癌早期诊
断方法或分子标志;尚无真正意义上的"个体化"的多学科综合治
疗模式。临床实践中许多肺癌患者失去手术机会或不能耐受放
疗、化疗的不良反应而使治疗趋于失败,中医学依靠自身独特的理
论体系和实践疗效在肺癌的多学科综合治疗中显示出一定优势。
有人自拟新癥煎(由海带、丹参、夏枯草、野菊花、石见穿、徐长卿、
鱼腥草、蒲公英、五味子、生地黄等 30 味中药制成糖浆)治疗 502
例肺癌,其中绝大多数为鳞、腺癌,Ⅱ期 263 例,Ⅲ期 157 例,Ⅳ期
82 例,皆单服新癥煎,治后症状改善率 97.17 %,Ⅱ期 1、3、5 年生
存率分别为 55.89%、14.97%、6.47%,Ⅲ、Ⅳ期 1、2、3 年生存率
分别为 40.76%、21.62%、12.99%。有人用养阴清肺消积汤(南
沙参 30 克,北沙参 30 克,天冬 12 克,玄参 15g,百部 12g,鱼腥草
30g,山海螺 30g,葶苈子 12g,生薏苡仁 30g,预知子 15g,瓜蒌皮
15g,赤芍 12g,苦参 12g,干蟾皮 9g,夏枯草 12g,海藻 12g,石上柏
30g,芙蓉叶 30g,白花蛇舌草 30g,白毛藤 30g)治疗 147 例阴虚型

晚期原发型肺癌患者,治后生存 1 年以上者占 42.9%,2 年生存率为 12.4%,3 年生存率为 5.51%,5 年生存率为 1.67 %;其中 70 例鳞癌 1 年生存率为 48.6%,2 年生存率为 17.86%,3 年生存率为 6.82%,5 年生存率为 4.17%;腺癌 40 例,1 年生存率为 42.5%,2 年生存率为 9.1%,4 年生存率为 4.55 %。

61. 怎样诊治纵隔肿瘤

纵隔位于两侧胸膜之间,上为胸腔的入口,下为膈肌,前是胸骨,后为脊柱及相应的肋缘,发生在纵隔内各种组织和结构内的肿瘤或囊肿称纵隔肿瘤,在古代中医文献描述中,属中医胸痛、积聚、瘿瘤(胸骨后甲状腺瘤)、肺积、肺胀等病证范畴。

【临床表现】　纵隔肿瘤多数为良性,最初一般无症状,占 15.3%～58.4%,症状的出现主要取决于肿瘤的大小及部位,生长速度及是否侵犯邻近组织器官等因素。此外,不同类型的纵隔肿瘤所表现的临床症状也不相同。中医学认为,纵隔肿瘤常因六淫七情失常、饮食不节、先天不足、气血失调或痰饮等因素所致,导致心胸气机不畅,胸脘痞塞不畅,甚或憋闷作痛,气短瘀滞,按症状发生频率排列,最常见的症状表现如下。

(1)肿瘤压迫症状:①胸闷、胸疼痛。表现为胸膺部(胸前区为主)的疼痛。胸内藏心、肺,又为足三阴经与足少阳胆经、足阳明胃经循行所过。这种疼痛须与结胸、痨瘵、血瘀胸痛、心脏痹阻、肝气郁结、木火刑金等证候相鉴别。纵隔肿瘤病例往往表现为胸骨后或患侧钝痛,程度不严重,有时部位不明确,如果出现剧烈疼痛,往往是恶性病变的信号。在纵隔内有各种器官紧密排列,空隙范围小,故不论肿瘤大小,都可产生占位,并很容易挤压邻近组织器官而产生不同程度的胸闷和压迫症状。②呼吸道症状。当纵隔肿瘤增大到一定程度、压迫刺激或侵犯肺、支气管时,常引起咳嗽(如无明显感染往往为干咳或咳嗽少痰)、气急、呼吸困难等。中医辨证多与肺气阴两虚有关。肿瘤溃破入肺或肺组织受严重挤压时,可产生肺不张及肺部感染,症见身热、咳嗽、咳痰、痰色黄稠,甚则气促。当畸胎瘤穿破肺及支气管时可咳出毛发或皮脂样物。③神经刺激症状。与肿瘤所在部位、侵袭或压迫神经有关。交感神经受压时可产生霍纳征,表现为眼睑下垂,瞳孔缩小,一侧脸及颈、上胸部无汗、皮温升高,压迫臂丛神经可以引起肩部及上肢疼痛;喉返神经受侵可表现为声音嘶哑(类似中医金破不鸣的症状);累及膈神经可出现呃逆及膈肌麻痹。极少数病例因肿瘤侵入椎管、压迫脊神经引起胸痛,压迫脊髓,可造成不全性或完全性瘫痪,类似中医痿证。④心血管系统症状。心脏受压可引起心悸、心律失常等症状;侵蚀心包可出现心包积液(甚则出现奇脉);上腔静脉阻塞可引起上腔静脉压迫综合征(SVCS),即由于上腔静脉或两侧无名静脉发生狭窄或阻塞,导致静脉血流受阻引起的急性或亚急性肿瘤危象。⑤吞咽困难。肿瘤压迫或侵犯食管所致。症见吞咽困难、噎膈、反胃等。

(2)上腔静脉综合征:是纵隔肿瘤最常见的肿瘤危象,是一种可能致死的癌症并发症。本症就中医证候而言多属"胸痹、脉痹及厥症"等。其临床表现为头痛、头晕、视物昏花、吞咽不利、胸颈部脉络怒张、面部潮红,甚至泛恶欲吐、晕厥、气促,脉象弦劲或虚数无力,颇似中医气血并走于上之肝阳上亢证,甚则发生"阴阳气不相接续"之晕厥症,即《素问·厥论》云:"厥或令人腹满或令人暴不知人。"如瘀滞重笃、病势峻迫,结合现代医学,发挥中医辨证之优势,攻逐化瘀、平肝潜阳、镇静降逆,常能收到事半功倍之疗效。

(3)重症肌无力:胸腺瘤约15%出现重症肌无力,可见典型的表情淡漠脸型,眼睑下垂及面部松弛。中医多属脾肾两虚,治拟益气健脾,补肾壮阳为主。

【诊　断】　纵隔肿瘤的病理类型十分复杂,从而带来了诊断和治疗上的困难。1999年,有人报道715例原发性纵隔肿瘤的诊断,胸腺瘤 241 例(33.7％),畸胎瘤 181 例(25.3％),神经源性肿瘤 158 例(22.1％),同时指出,尽管 CT、支气管镜、纵隔镜及纵隔活检等应用,但其误诊率仍占 2.6％左右,临床上一般认为,从年龄上,胸腺瘤的发病年龄是 13～72 岁,约 2/3 患者发病在 40 岁以上,畸胎瘤大部分(约 85％)发生于 40 岁以下,良性神经源性肿瘤约 85％发病于 14 岁以上,恶性神经源性肿瘤 50％发生 50 岁以下,从发病位置来看,胸腺瘤主要发生于前纵隔,大多数畸胎瘤位于前纵隔近心包底部,而神经源性肿瘤几乎都位于后纵隔脊柱旁沟内。其他支气管源性囊肿、淋巴囊肿及心包囊肿等均可发生于中纵隔,而淋巴类肿瘤前、中、后纵隔皆可出现。

(1)临床表现:胸闷、胸痛、咳嗽、气促是最常见的症状。特殊的症状与体征对诊断有决定性意义,如胸腺瘤出现重症肌无力;畸胎瘤咳出皮脂样物或毛发;神经源性肿瘤出现霍纳征、脊髓压迫症状等。

(2)血液生化指标检测:纵隔肿瘤的发生往往伴有其功能的改变,可选择性地进行各种实验室检查。如纵隔肿瘤 T_3、T_4 增高时,提示胸内甲状腺肿瘤;检查甲胎蛋白(AFP)和癌胚抗原(CEA)升高,提示有恶性畸胎瘤等。

(3)影像学检查:①X 线检查。胸部 X 线透视及正侧位片是发现纵隔肿瘤及囊肿的主要方法之一,可观察肿瘤的大小形态、部位、密度及与周围组织器官的关系,有无钙化,有无扩张搏动,是否随吞咽上下移动,是否随呼吸改变形状等。数字减影血管造影(DSA)在动脉瘤、室壁瘤、肺动脉扩张或某些先天性心血管畸形的鉴别上有很大价值;支气管造影、食管钡剂造影在诊断及鉴别诊断上都有一定的价值。②CT 扫描及磁共振成像(MRI)。CT 扫描可以显示普通胸片很难显示的病灶,可准确地显示纵隔的部位、范围、大小、密度及其与周围结构的关系,对纵隔淋巴结的显示非常灵敏。而 MRI 显示纵隔内病变较 CT 更为清晰,有助于囊性及良恶性病变的鉴别。③B超检查。可显示纵隔肿瘤的大小和部位、囊性及实性,与周围脏器的关系等,但自 CT 及 MRI 应用以来,此方法检查已明显减少,但 B 超对胸腔内积液之检出仍具有重要价值,且廉价、方便,并能在它指导下穿刺活检。④病理学检查。纵隔镜检查、手术探查、锁骨上淋巴结活检、经皮细针穿刺活检等,均可行细胞学或组织学检查,以明确病理学诊断,是纵隔肿瘤最准确和最有力的诊断。

纵隔肿瘤辨证分型较复杂多样,各分型之间往往难以绝对区分开来,同一病例可以夹杂多种辨证分型,也可在不同时期出现不同分型,一种分型可以向另一分型转化,故临证需灵活应用各法或多法联用,并随证改变治法及方药。

【常用方药】

(1)辨病常用中草药:白花舌蛇草、半枝莲、天花粉、蜈蚣、莪术等。

(2)辨病常用中成药:①平消胶囊。由枳壳、五灵脂、干漆(炒)、郁金、白矾、仙鹤草、火硝、制马钱子等组成,每粒 0.21g,每次 4～8 粒,每日 3 次,连续服用 3 个月为 1 个疗程。适用于纵隔肿瘤气滞血瘀者。②肿节风片。为单味肿节风的粗提取物压片而成,每片 0.3g,每次 3 片,每日 3 次,可用于纵隔及其他肿瘤。

【外治疗法】

(1)山慈菇 90g,红大戟 45g,千金子霜 30g,五倍子 90g,朱砂 30g,雄黄 30g。上药共研为末,醋调敷于患处,适用于纵隔肿瘤疼痛甚者。

(2)松香 15g,乳香 15g,没药 15g,血竭 5g,冰片 5g,或加蟾酥 0.5g。上药共研为末,酒泡或醋调,每日 4～6 次,涂抹痛处皮肤上,适用于纵隔肿瘤疼痛者。

(3)甘遂 9g,砂仁 9g。上药共研为细末,取大蒜头捣烂,和蒜末水调成糊,药糊敷于脐上,适用于纵隔肿瘤合并胸腔积液者。

【急症和兼症治疗】

(1)上腔静脉综合征:临床表现为头痛头晕、视物昏花、吞咽不利、颈胸部脉络怒张、面部潮红,甚至泛恶欲吐、晕厥,脉象弦短、劲促或虚数无力。证属肝阴不足,肝阳上亢,血瘀不畅之证,宜平肝潜阳,活血化瘀,镇静降逆。选用石决明、川牛膝、栀子、川楝子、瓜蒌、赤芍、全蝎、刘寄奴、万年青、农吉利、灵磁石、络石藤等。若胸闷咽噎、头昏目朦者,加罂粟壳;若泛恶欲吐者,加制半夏、竹茹。

(2)重症肌无力:临床表现为乏力、表情淡漠、眼睑下垂,傍晚时眼睑下垂更甚,或闭目不紧或说话乏力,劳则更甚,甚则气促,舌淡,脉弱。证属脾肾不足之证,治宜补中益气,补肾壮阳,方用附子理中汤、补中益气汤和葛根汤加减。多选用党参、白术、生黄芪、升麻、柴胡、当归、熟附子、葛根、陈皮、麻黄、炙甘草等,若症状较重者可加重熟附子量。

(3)恶性淋巴瘤:患者常为肝肾阴虚,气血双亏,治疗应以滋补肝肾、补益气血为主,亦可酌情与放疗、化疗同时应用。

【康复治疗】 纵隔肿瘤起病隐匿,诊断手段复杂,许多患者出现症状或确诊时已属中晚期,失去手术治疗的机会;且术中受周围重要脏器和胸廓的限制,手术难以完全切除,术后易出现转移和复发;加之本病病程较长,对机体的消耗明显,手术、放疗、化疗等治疗方法对机体损伤严重,往往使患者出现临床治疗后遗症或各种不适症状。因此,对于纵隔肿瘤患者来说,康复治疗不仅可增进健康,提高生存质量,而且可预防复发、转移,提高治愈率。中医历来重视养生和调护,因此发挥中医康复治疗的优势是纵隔肿瘤治疗中不可缺少的手段。

(1)补益气血,促进康复:《素问·评热病论》说:"邪之所凑,其气必虚。"《医宗必读积聚》曰:"积之成也,正气不足而后邪气踞之。"由此可见,积聚患者病前均已存在正气的不足和阴阳气血的亏虚。由于纵隔肿瘤病程较长,肿瘤对机体的消耗及手术、放疗、化疗对机体的损伤均严重,患者在本虚的基础上加上严重、长期的消耗和损伤,势必会加重或引发病后的气血亏虚症状,如面色苍白、神疲、乏力、消瘦、声低气短、头晕失眠、咳声无力等,宜给予补益气血的药物,如当归、熟地黄、阿胶、何首乌、大枣、人参、党参、黄芪、西洋参等。方药可用八珍汤、十全大补汤、人参养荣汤,各方均可按比例配制丸药常服,以图和缓、持久的疗效。脾胃为后天之本,气血生化之源,脾胃健运,则气血生化有源,因此可在补益气血的同时辅以健运脾胃之品,如白术、扁豆、陈皮、枳壳、木香等,以求标本同治、疗效显著。补益时切忌心急,过用滋腻之品,有碍脾之健运,效果反差。

(2)养阴清热防复发:放疗是纵隔肿瘤有效治疗手段之一。但纵隔与肺邻近,放疗中易引起放射性肺炎,出现刺激性干咳、咳痰不利、低热等阴虚内热征象,可给予养阴清热治疗,用百合固金汤、月华丸、清燥救肺汤、清气化痰丸等方加减化裁。

(3)悉心调养防复发:中医历来重视养生,养生学研究的是防病之道,康复医学研究的是病后恢复健康的方法,从广义上讲康复医学属于养生学范畴。《素问·上古天真论》言:"上古之人,知其道者,法于阴阳,和于术数,饮食有节,起居有常,不妄劳作,故能形与神俱,而尽终其天年,度百岁乃去。"又曰:"虚邪贼风,避之有时。"《素问·四气调神大论》言:"四时者,万物之终始也,死生之本也,逆之则灾害生,从之则苛疾不起。"人生活在自然环境中,只有顺应四时寒暑的变化,调节自身的衣食起居及精神心理活动,才能避免疾病,保持健康。对于纵隔肿瘤病后康复期的患者来说,由于大病之后,身体虚弱,正气不足,悉心调养尤为重要,日常生活起居有常,适度锻炼,防寒保暖,不可过劳。纵隔位于上焦,属于三焦,三焦属腑,以通为用,故饮食不宜过于补腻,宜常食萝卜、佛手柑、山药、桂圆、莲子、藕、牛奶、大枣等清补、行气之品,以及香菇、木耳等抗癌食品,且宜多食新鲜水果、蔬菜等富含维生素及微量元素的食品。

(4)恬惔虚无防复发：精神因素不仅在纵隔肿瘤的发生中起着重要作用，也是影响其预后及康复的重要因素。《素问·阴阳应象大论》曰："圣人为无为之事，乐恬惔之能，从欲快志于虚，无之守，故寿命无穷，与天地终。"纵隔位于上焦，与中、下焦，共同形成气血津液的通道，以通畅为务，又因阴血津液的运行有赖气的推动，气行则阴血津液运行正常，气郁、气滞则阴血津液凝结成块。可见精神舒畅，肝气条达是三焦气血津液通行流利的基础，因此保持思想闲静开朗乐观，热爱生命的平和心境，有利于促进健康，防止复发和转移。

【中医治疗】　纵隔肿瘤属中医胸痛、咳嗽、肺积等范畴，其病因与痰、瘀关系密切，故以化痰软坚、活血化瘀为主。但由于纵隔肿瘤分类特殊多样，中医治疗亦应根据具体情况辨证施治，或辨痰热郁肺，或气滞血瘀，或兼有痰热壅盛或脾气不足等，灵活辨证施治亦是当前中医治疗纵隔肿瘤的一大趋势。目前，个案治愈的报道较多，如以小陷胸汤加用辨证施治方法治愈纵隔巨大肿瘤；以解毒散结化浊，益气补肾为基本大法，加上辨证论治取得稳定瘤体、长期生存者(已10年)等。但应指出的是，中医中药治疗纵隔肿瘤有其局限性，目前不能单纯依靠中药治疗纵隔肿瘤。但是，中医中药配合手术、放疗、化疗治疗恶性纵隔肿瘤，改善患者生存质量及增加治疗效果的结论已被肯定，中西医结合综合治疗，仍是今后纵隔肿瘤治疗的一大趋势。

62. 怎样诊治乳腺癌

乳腺癌大多来自于上皮细胞的恶性肿瘤。在古代中医典籍中多以"乳岩"描述。《诸病源候论》提到乳中积聚"结核如石"和"硬若石状"，以其状如岩石，后称乳岩。

【临床表现】　乳腺癌患者多因于乳房无痛性肿块而就诊，从中医辨证角度分析，多数患者表现为情志不畅，胸胁刺痛，口干盗汗,潮热,易生火等,属肝气郁结或冲任失调。最常见的主症为乳房隐隐作痛,乳房内扪及高低不平肿块,乳头溢液,乳头和乳晕异常亦为常见。

(1)乳腺癌的主症:①乳头内肿块。乳头内肿块早期较小,中晚期则较大,质硬,粘连。为确定肿块的性质,应对肿块发生的时间、生长速度、生长部位、肿块大小、质地、活动度、单发或多发、与周围组织的关系及是否伴有区域性淋巴结肿大等进行全面的检查。乳腺癌肿块呈浸润性生长,质地较硬韧,仔细触摸感觉肿块表面不光滑,有如"小核桃"样粘连,大多为单发。较大的肿块可有皮肤水肿,橘皮样变,皮色紫红;乳头回缩、凹陷、固定等。后期还可出现皮肤卫星结节,溃烂,疼痛。乳头属足厥阴肝经,乳房属足少阳胆经,肿块疼痛与肝胆经脉阻滞密切相关,当属肝郁气滞。②乳头溢液。乳腺癌伴有溢液的患者不少,尤以渗出性液体较多见。但乳腺癌以乳头溢液为惟一的症状者少见,多数伴有乳房肿块;一些乳房良性病变的乳头溢液亦可见到。乳头溢液属肝失疏泄,肝不藏血所致。③乳头和乳晕异常。当病灶侵犯到乳头和乳晕下区时,乳腺的显微组织和导管系统可因肿瘤侵犯而缩短,牵拉乳头,使乳头偏向肿瘤一侧,病变如进一步发展可使乳头扁平、回缩、凹陷,直至完全缩入乳晕下,看不见乳头。有时因乳房内纤维组织挛缩,使整个乳房抬高,临床可见两侧乳头不在同一水平面上。乳头糜烂也是派杰病的典型症状。④消瘦、贫血、恶病质。乳房又与足阳明胃经有关,经脉受癌毒浸润,胃主受纳功能衰退,厌食、恶心、营养不佳,加上肝血亏损所致全身逐渐衰竭。

(2)兼证或危重证候:①胸水或腹水。晚期乳腺癌常侵犯或转移胸腹膜,出现不等的胸水或腹水,且多为血性胸腹水,气急胸闷,呼吸困难,或腹胀甚,腹大如鼓。②呛咳或伴有痰血。表现为刺激性阵发性咳嗽,痰中带血或咯血,气急气促,病情加重者呼吸困难,肺部感染常有发生,这是肺转移所致。③四肢关节疼痛。患者可出现四肢关节或胸骨出现不同程度的疼痛,有时患者疼痛剧烈,彻夜难忍,此为乳腺癌转移至骨的表现。④出血。乳房溃烂,出血不止,血色呈暗红色,有时量较多,且不易止血,患者出现严重贫血貌,全身乏力倦怠,气血亏耗,冲任失调。

(3)其他:如转移至脑部可出现头痛,伴有偏瘫、失语等类似中风症状;转移至腹腔可出现腹背疼痛,腹胀难忍,恶心呕吐等症状。中医治则根据其主要症状,相应的脏腑辨证与辨病相结合治疗。

【诊　断】　乳腺癌的诊断主要为细胞学、病理学及临床诊断。

(1)细胞学和病理学诊断:乳头溢液涂片、针吸细胞涂片或淋巴结病灶切除活检,通过细胞学和病理学检查可明确诊断。

(2)临床诊断:乳腺癌位于体表,常以检出乳腺肿块为首发症状,肿块质地硬韧,边界不甚清晰,单发者为多数,无明显疼痛;如侵及皮肤,乳房外形改变,出现橘皮样变;乳头出现回缩、固定或乳头血性溢液、癌性湿疹等改变,据此不难诊断,而在早期临床诊断则有一定的困难。

(3)X线检查:乳腺癌X线检查多表现为分叶状不规则块影,边缘不甚整齐,多数有毛刺,约1/3病灶在肿块或其周围有微细沙粒状钙化,是乳腺癌的特征之一。

(4)超声断层扫描图像:对乳腺癌肿块鉴别诊断有一定帮助。

(5)液晶热图像检查:癌灶局部较通常组织的温度高,对接近体表的乳腺癌可利用液晶涂抹或液晶膜来反映其温度差异,符合率约为78%。热像仪(红外线)亦可对诊断有所帮助。

(6)测血肿瘤标志物CA15-3:是乳腺癌的最重要的特异性肿瘤标志物,30%~50%的乳腺癌患者的CA15-3明显升高,其含量的变化与治疗效果密切相关,是乳腺癌患者诊断和监测术后复发、观察疗效的最佳指标。

【常用方药】

(1)辨病常用中草药:山慈菇、蛇六谷、露蜂房、紫草、艾叶、天冬等。

（2）辨病常用中成药：①平消胶囊。含枳壳 30g,炒干漆 6g,五灵脂 15g,郁金 18g,白矾 18g,仙鹤草 18g,火硝 18g,制马钱子 12g,具有攻坚破积、解毒止痛的功效。适用于早期乳腺癌,亦适用于乳腺癌术后的治疗。每次 4～6 粒,每日 3 次。②康赛迪。由人参、黄芪、甘草、刺五加、山茱萸、女贞子、斑蝥、半枝莲、熊胆粉、三棱、莪术等组成,具有清热解毒、消瘀散结功效。适用于乳腺癌术后或与放疗、化疗配合使用。

【外治疗法】

（1）乳腺癌位于体表,或者手术后胸壁复发,合并运用中药外敷治疗,易于渗透到病灶内,可直接起到攻癌作用。有人以八角金盘、露蜂房各 12g,山慈菇、石见穿、预知子、皂角刺各 30g,黄芪、丹参、赤芍各 15g 为基本方加味内服,再结合雄黄、老生姜等量焙干研末,撒于膏药上外贴,具有消肿块的作用。

（2）雄黄、老生姜各等份,将雄黄置于等量老姜内,放在陈瓦上文火焙干至金黄色,研末。外敷于表面,2～3 日换药 1 次。对于乳房肿块,未破溃者,可选用冰螺散,局部外敷,取大田螺 5 枚去壳晒干,白矾 6g,面表煨熟,冰片 0.5g,硇砂 1 克,用晒干螺肉切片同煨热,为细末加冰片再碾,装瓶密封。用药前先用艾炷灸肿块,灸起疱后,用针挑破,将药 50～100mg 撒至面上,包扎。

【急症和兼症治疗】

（1）胸水或腹水：乳腺癌转移或浸润至胸膜或腹膜,形成胸腹水,症见气急气喘,胸闷腹胀,大便秘结或尿少,舌质暗红。《金匮》中称为"悬饮",与脾不运化,肺失通调,气机郁结有关。脏腑涉及肺、脾二脏为主。临床中常用葶苈大枣泻肺汤、己椒苈黄丸、苓桂术甘汤等。中药葶苈子、川椒目、桂枝、茯苓、猫人参、生白术等组成的"悬饮宁"方具有泻肺行气、健脾利水的功效,临床提示有良好的控制胸腹水的作用。

(2)乳腺癌术后腋下淋巴结转移上肢水肿:治宜补气养血,通经活络,健脾消肿,方用桃仁四物汤加减,由干地黄、川芎、白芍、当归、桃仁、红花组成。

(3)乳腺癌转移:乳腺癌血行肺及胸膜转移,治则宜滋阴润肺、凉血解毒,方用一贯煎加减;乳腺癌血行肝转移,治则宜清肝利湿、养肝健脾,方用枳朴六君子汤加茵陈蒿汤加减;乳腺癌血行骨转移,治则宜补益肝肾、祛瘀解毒,方用六味地黄汤加减;乳腺癌血行脑转移,治则宜育阴潜阳、祛风解毒,方有羚羊钩藤汤加减。

(4)皮瓣坏死:是乳腺癌根治术后常见的并发症,坏死溃疡的发生,延迟了术后进行放疗、化疗的时间,影响乳腺癌综合治疗的效果。如何加速皮瓣坏死溃疡愈合,是一个不容忽视的问题。治则应以扶正祛邪、通经舒络、清热止痛、解毒祛腐、养血生肌。方用乳岩散,由鹿角、山慈菇、血竭、象皮、无花果、珍珠粉、皂角刺、儿茶、冰片等组成。用法:上药共研末,将药粉直接撒于疮面,每3日换药1次。

【康复治疗】 乳腺癌在我国沿海尤其是一些大城市的发病率呈上升趋势。乳腺癌手术治疗后有50%病例可治愈,还有50%的病例可以有复发或转移,尤其是腋淋巴结转移的患者,70%～80%在10年内出现复发或转移。手术后预防复发或转移是提高乳腺癌远期生存率的关键。

(1)由于乳腺癌与肝、胆、胃三脏腑密切相关,乳腺癌患者手术后,由于形体的变化,一些患者思想情绪较为悲观,思虑过多,肝气郁结伤及脾胃,或一些患者在更年期,情绪急躁,或暴怒伤及肝脏。"忧愤郁闷,朝夕积累,脾气消阻,肝气横逆"。故乳腺癌的康复治疗,常以疏肝理气、抑肝平肝,调整机体阴阳平衡。以四逆散、龙胆泻肝汤、酸枣仁汤等加以调理。肝气得舒,肝火疏泄,邪去正复,内分泌紊乱得到调节。

(2)厚味过多和过餐五味是肿瘤发病的因素之一。根据现代医学的研究,乳腺癌的发生也与过食脂肪等有关,所以患乳腺癌或手术后更应注意饮食的调节,不可过多饮食膏粱厚味。在饮食上注意食用易于消化的而且有较高营养的食品,如煮食薏苡仁红枣粥和淡水鱼、木耳、山慈菇等;在家庭生活上起居有常,青年妇女房劳应节制有度,以防伤精气,癌症乘虚而作。

(3)中医肿瘤学认为,乳腺癌同样是一种局部病变的全身性疾病,局部属实,全身属虚。要控制乳腺癌复发和转移,必须从扶正祛邪入手,标本结合,全方位调节机体功能,充分调整机体阴阳、气血、脏腑、经络功能的平衡,以调动机体内在的防御机制,控制和消灭癌毒,防止或阻断癌症复发和转移。抗乳腺癌复发和转移着重于治本,强调"养正积自除",主张扶正为主,祛邪为辅,扶正时尤重脾肾,调节冲任。同时十分注重驱邪务尽,务必廓清余邪,邪去正安,否则余邪未尽,死灰复燃,则邪势鸱张,常不可控制。

【中医治疗】　乳腺癌中医治疗成功的病例多数为个案。有人以乳宁Ⅱ号方加减治疗乳腺癌转移 37 例,结果转移后生存期 6 个月以上 37 例,12 个月以上 36 例,18 个月以上 31 例,24 个月以上 28 例,认为气阴两虚、冲任失调为乳腺癌转移的基本病理机制。中医药外治法在临床上也常使用,有人以新平片(蟾酥、郁金、白矾、半夏、料姜石,共研为末)装入大于肿块的药袋中,用乳罩固定,每袋用 2 周,治疗乳腺癌未手术及未破者,具有止痛、软坚散结的功效。有人先用矾冰液或大黄黄柏溶液湿敷,后于疮面掺血竭末或海浮散,在薄涂一层生肌玉红膏或黄连素、红油膏等治疗癌症表面溃烂者。

有人选用人乳腺癌细胞株 MCF-7 作为研究对象,观察乳宁Ⅱ号对其体内外生长的影响。结果表明,含中药乳宁Ⅱ号的药物血清在培养液中浓度为 20%和 30%时对 MCF-7 的体外生长的抑制率达 24.4%和 24.2%,流式细胞仪检测结果说明其机制可能是抑制癌细胞的 DNA 合成,阻滞癌细胞于 G_0/G_1 期,减少 S 期比率;同时用中药乳宁Ⅱ号灌饲 MCF-7 荷瘤裸小鼠的结果显示,乳宁Ⅱ

号在剂量为 36g/kg、18g/kg、9g/kg 时抑瘤率分别为 40.9%、51%、41.3%，并对其病理变化有一定影响。说明中药乳宁Ⅱ号对人乳腺癌 MCF-7 的生长确有抑制作用。

63. 怎样诊治食管癌

食管癌是指发生于食管黏膜上皮的恶性肿瘤，从该病的症状表现来看，类似于中医书籍描述的"噎膈"。

【临床表现】

(1)早期症状：吞咽轻微哽咽感，吞咽时食管内疼痛，胸骨后隐痛，胀闷不适，吞咽时食管内异物感。早期食管癌的病程进展比较缓慢，从出现症状到确诊时间计病期，半年以上占 42.2%，半年以下者占 57.8%，最长者 5 年。若从确诊为早期癌到出现吞咽困难，平均病程为 31.4 个月。这种缓慢的进展病程为争取早期诊断奠定了良好的基础。

(2)中期症状：①吞咽困难。一般在吃粗食或大口吞咽时感到咽下不畅，以后间断发生，且间隔时间日趋缩短，程度也随之加重，患者逐渐由普通饭、半流食，最后连稀粥或汤水也难以咽下。②呕吐。食管癌和贲门癌患者由于肿瘤的发展，食管腔梗阻随之加重，造成病变上方的食管扩张，食物残渣存留；加之局部炎性反应，加重黏膜分泌，使停留在食管段的潴留液增加，因之吐出的内容物多为食物，或反流的胃内容物，少数患者因癌溃疡或侵及周围组织，偶见呕血或吐出肿瘤的溃烂组织。③疼痛。以进食时最为明显，但也可与进食无关，其性质为持续性钝痛，或向面部、颈部、肩部放射，有时呈突发性疼痛。上腹部疼痛一般提示伴有胃小弯或腹腔转移，在贲门癌或食管下段癌多见。④体重减轻。可由长期进食困难伴有恶心呕吐及疼痛不适，使营养状况难以维持正常状态，导致不同程度的脱水、消瘦和体重下降。

(3)晚期症状：①癌转移表现。常见的远处转移部位是锁骨上胸锁乳突肌两头之间的淋巴结肿大。腹腔转移好发脏器为肝、胰腺或腹膜。②溃疡、穿孔及压迫表现。癌侵入气管、支气管或肺,可导致食管气管瘘或食管支气管瘘,引起呛咳、咯血或肺化脓性炎症,有时出现呼吸困难。③恶病质。为终末期的全身表现,主要为极度虚弱、无力、高度脱水和营养不良。

【诊　断】

(1)X线检查:①食管钡剂检查。可观察食管的蠕动情况、食管壁的舒张度、食管黏膜的改变、食管的充盈缺损及梗阻的程度。食管蠕动停顿、逆蠕动,食管壁僵硬不能充分扩张,食管黏膜紊乱、中断和破坏,食管腔狭窄,以上征象均提示食管癌的可能。②食管CT检查。CT可以清晰地显示食管与周围组织的关系。正常食管与周围组织的分界清楚,食管壁的厚度不超过 5mm,如食管壁的厚度增加,与周围器官的边界不清楚,则提示食管病变的存在。CT检查还可以充分显示病灶的大小、肿瘤外侵范围及程度,检查结果还有助于确定手术的方式和放疗的计划等。

(2)脱落细胞学检查:食管脱落细胞学检查安全、方便,患者依从性好,准确率可以达到 90％以上,是食管癌普查的一种好方法。但是,对于全身状况差、高血压、心脏病或孕妇应慎用或不用此方法。

(3)内镜检查:可在直视下观察肿瘤的形态、大小、部位、范围并钳取活组织行病理学检查,是最可靠的食管癌的诊断方法。

(4)肿瘤标志物检查:食管癌患者肿瘤标志物 CA72-4 升高。根据临床表现及辅助检查,典型的食管癌诊断并无困难。但是,早期食管癌由于缺乏明显的症状,其诊断往往被延误。因此,食管癌高发地区进行定期的普查是十分必要的。

【常用方药】

(1)辨病常用中草药:硇砂、黄药子、山豆根、冬凌草等。

(2)辨病常用中成药:①西黄丸。含牛黄、麝香、乳香、没药,具有化瘀解毒、消癥散结之功效,适用于各期食管癌。每次 3g,每日 2 次。②平消片。含仙鹤草、枳壳、白矾、郁金、干漆、五灵脂、马钱子粉,具有理气活血、祛瘀通络、攻坚破结之功效,对食管癌有一定的疗效。③六味地黄丸。含熟地黄、山药、山茱萸、茯苓、泽泻、牡丹皮。具有滋补肝肾的疗效,适用于各期食管癌的治疗,尤其适合阴虚内热型食管癌患者常用。

【外治疗法】

(1)通道散:硼砂 1g,硇砂 0.6g,冰片 0.1g,人工牛黄 2g,象牙屑 1.5g,玉枢丹 1.5g,共研为细末并调成糊状,每次适量,令患者徐徐吞服。其功效为开膈降逆,适用于食管癌合并溃疡、水肿而饮食难咽的患者。吞药后,患者涌吐大量黏痰而使得食管腔开启,有助于顺利的进食。

(2)金仙膏:由苍术、白术、川乌、生半夏、生大黄、生灵脂、生延胡索、枳实、当归、黄芩、巴豆仁、莪术、三棱、连翘、防风、芫花、大戟等百余种中药制成的药膏。按病情分次摊膏于纸上,外敷病处或选穴外贴,适用于噎膈、反胃等多种病症。

【急症和兼症治疗】

(1)反酸:食管肿瘤的局部刺激或术后患者,常出现胃、食管反流现象,主要症状为胸骨后烧灼或刺痛感,严重者可出现呕血。根据不同的证型表现予以不同原则的中医药治疗可以获得较好疗效。肝气犯胃所致的反酸以胸胁不舒、口干口苦、心烦易怒,舌苔薄黄和脉弦细为主要症状,宜用清肝理气、和胃降逆之法,方以左金丸加柴胡、金铃子、瓦楞子为主;食积导致的反酸以嗳腐口臭、脘痞厌食,苔黄而腻和脉滑或数为主症,宜用理气和中、消食导滞之法,常选用保和丸治疗;湿热所致的反酸,其主症为胸脘痞闷、不思饮食,苔白滑,脉弦滑,可选用以理气和中的香砂六君子汤。

(2)呛咳:食管癌患者若突然出现呛咳,且伴有胸痛、发热等症状时,往往提示食管穿孔、食管气管瘘等并发症的存在。在西医积极的抗炎、胃肠外营养支持的同时,应积极地通过鼻饲方法予患者以中医药治疗。肺热壅盛者症见咳痰色黄带血、血色鲜红、急躁易怒、便秘溲赤,舌红苔黄和脉滑数,治宜泻肺清火、凉血止血,可用泻白散合十灰散治疗;脾肺气虚者多见咳嗽痰白量多、神疲乏力、纳少便溏、心悸气短和苔白脉细等症状,宜用益气健脾之法,方用参苓白术散为主;阴虚火旺者多见干咳少痰、痰黏难咳、心烦低热、乏力盗汗,舌红少苔,脉细数等症,宜用百合固金汤以滋阴降火。

(3)出血:由于肿瘤破溃或损伤血管,食管癌患者常有出血征象,表现为呕血、黑粪甚或便血,且常伴有胸骨后疼痛、反酸等症。由肝火犯胃引起的出血常见吐血量多、心烦胸闷、口苦胁痛,舌红苔黄和脉细数等症状,治宜泻肝清热、凉血止血,龙胆泻肝汤合十灰散是常用的方剂;气虚、气不摄血所致的出血以吐血不止、时轻时重、神疲乏力、心悸气短、面色苍白和舌淡脉细为症状特点,治宜健脾益气、温经止血,独参汤、归脾汤为首选方剂。

【康复治疗】 食管癌本身的发生提示了患者存在正气的亏虚,而食管癌的发展、食管癌的现代攻击性治疗均进一步造成内环境的失衡,正气的损伤。因此,食管癌的康复治疗显得十分的重要。如术后体虚辨证选用补肾健脾、补气养血、活血化瘀的药物和方剂,如六味地黄丸、四君子汤、滋血润肠丸、归脾汤等,有助于巩固疗效、康复机体。手术吻合口瘘可用甲硝唑液内冲洗、白及粉封堵的方法进行治疗。

食管癌患者的饮食以清淡开胃、容易消化的食物为主,术后患者由于消化功能受到损伤,应注意少量多餐。放疗、化疗期间由于消化系统的不良反应的存在,应注意多用消食健胃、容易消化的食物,可用生薏苡仁 100g,山药 50g,陈皮 3g 加猪瘦肉适量煮汤饮用,具有健脾理气作用,不宜食用过酸、过辣等刺激性食物。

【中医治疗】 食管癌的预后很差,总的 5 年生存率常低于5%。目前,我国食管癌手术切除率已达 80%～95%,手术死亡率仅为 2%～3%,术后总的 5 年生存率为 25%～30%。在食管癌高发地区,由于早期诊断病例的增加,5 年生存率已达 44%,Ⅰ期食管癌的 5 年生存率高达 90% 以上。食管癌经放疗可以获得较好的近期疗效,5 年生存率为 8%～19%。因此,中西医结合治疗是提高食管癌疗效的可靠途径。

(1)中药与化疗相结合:河南医学院应用中药与化疗相结合的方法观察了 260 例食管癌的近期疗效,结果发现化疗与冬凌草相结合组疗效最好,化疗加其他中药组疗效次之,单纯化疗组疗效最差。结果对应用冬凌草制剂的 598 例患者进行了远期随访,发现早期食管癌 10～15 年生存率分别为 63.6% 和 44.6%,明显优于对照组的 11.4% 及 8.6%;河北省医学科学院应用扶正与祛邪相结合的中药(黄芪、党参、白术、生薏苡仁、甘草、石见穿、白花蛇舌草、冬凌草、北豆根、蛇葡萄根藤等)配合中、小剂量化疗治疗 60 例食管贲门癌患者,并以 33 例患者作为对照,结果发现治疗组早、中、晚期患者的平均生存期分别为 52.9、47.5 和 17.0 个月,对照组分别为 36.6、13.3 和 8.8 个月,总的平均生存期治疗组为 46.4 个月,对照组为 28.2 个月。

(2)中药与放疗相结合:有人报道了中药三黄复方煎剂在食管癌放疗中的增敏及抗辐射不良反应的前瞻性临床研究,结果表明,实验组完全缓解(CR)为 80.8%,部分缓解(PR)为 15.3%,总有效率 96.1%;对照组 CR 为 65.0%,PR 为 25.0%,总有效率 90.0%。平均 CR 剂量实验组 58Gy,对照组 66 Gy,放射增敏率为 18.18%。放射性食管癌发生率,实验组 38.4%,对照组 3.8%。说明中药三黄复方煎剂在食管癌放疗中具有明显的放射增敏及抗辐射所致不良反应作用。解放军 307 医院报道,中西医结合治疗食管癌 99 例,分单纯放疗、放疗加中药及放疗加化疗 3 组。治疗后 1、3、5 年生存率单纯放疗组为 44.9%、14.5%、13.0%,放疗加中药组为 57.1%、28.6%、12.5%,放疗加化疗组为 59.1%、

18.2%、9.9%,以中药加放疗组疗效最好。由此说明,中药对放疗有明显的增效作用。

(3)单纯中药治疗:有人报道了中药通光藤制剂治疗 112 例晚期食管癌和胃癌的临床疗效。试验结果显示,完全和部分缓解率(CR＋PR)为 9.8%,微效(MR)为 25.0%,病情稳定(SD)为52.7%。经该药物治疗后,所有患者的生活质量和免疫力得到改善,吞咽困难和疼痛症状减轻,没有出现血液、心脏、肝脏和肾脏毒性;江苏省中医药研究所将张仲景的"旋覆代赭汤"和张锡纯的"参赭培气汤"化裁为"灵仙代赭汤"用于治疗食管癌。进食梗阻、吞咽困难者加急性子、礞石、磁石、黄药子;痰多黏滞、咯之不爽者加瓜蒌、贝母、桔梗等。共治疗 108 例,取得了缓解 4.6%,有效 43.5%,稳定 90.7%,恶化仅占 9.3%的效果。

(4)预防癌前病变:中国医学科学院肿瘤研究所对增生平片的抗癌、防癌作用进行了 3 次大规模的研究,发现服用增生平 3～5年后,食管重度增生的癌变率下降 50%左右,停药 4 年后,食管癌变的抑制率仍达 42%;河北省石家庄肿瘤研究所自 1988 年 11 月至 1993 年 11 月在食管癌高发区河北省磁县和涉县 8 个乡进行食管脱落细胞学拉网普查,共查出食管上皮细胞重度增生患者 648例。全部患者随机分为治疗组和对照组,治疗组口服复方苍豆丸,对照组服用安慰剂。服药 5 年后根据细胞学复查和食管癌发病登记结果统计,治疗组食管癌变率 7.1%,对照组 13.0%。治疗组 5年食管癌变率比对照组降低 45.3%。提示复方苍豆丸有一定的防癌作用。

64. 怎样诊治胃癌

胃癌是常见的恶性肿瘤,在古代中医典籍描述中,类似于"胃脘痛、噎膈、反胃、心腹痞、伏梁"等疾病。

【临床表现】 胃癌在早期往往无明显症状,或仅有上腹饱胀、不适、隐痛或钝痛等感觉，有时可有嗳气、泛酸等症状，常易被误认为消化不良、胃炎、胃溃疡等，而失去了早期诊断和治疗的时机。随着胃癌的发展，以致发生梗阻时，才出现明显的症状，如胃痛加重、发作频繁、呕吐、呕血或黑粪、消瘦、食欲消退等。到腹部出现肿块及转移淋巴结时，大多已属晚期。根据胃癌发生的部位、病程、进展情况不同而有不同的临床表现。

（1）胃癌主症：①胃脘疼痛。胃癌初起时的胃痛往往不很明显，仅为上腹部的饱胀、不适、重压感，有时心窝部隐隐作痛，易被作为消化不良、胃炎、胃溃疡病进行治疗，症状也常能缓解，因此容易被耽误早期诊断、早期治疗的最佳时机。随着病程的逐步进展，疼痛进一步加重，日渐加剧，频繁发作或持续不解，胃痛呈无节律性，进食也不能缓解。患者若出现持续胃痛，常提示肿瘤已累及胃壁之外。胃贲门部肿瘤可有胸骨下或心前区疼痛。当胃癌侵及胰腺时，胃痛持续而且剧烈，常向腰背部放射。胃癌穿孔引起腹膜炎时，则有全腹疼痛等急腹症症状。中医辨证为肝胃不和、气滞血瘀。②恶心、呕吐。胃癌初起时可能只有饱胀感或轻度恶心，随着癌症的发展可出现呕吐。胃窦部癌产生幽门梗阻时，呕吐物常为隔夜宿食，多呈腐败臭味，胃贲门部癌或胃底癌出现贲门梗阻时，起初表现为进食不顺利，以后可有吞咽困难及食物反流现象。胃小弯癌，也可因胃动力紊乱而出现呕吐现象。弥漫型癌可无明显的梗阻表现。中医辨证为胃失和降、胃气上逆。③呕血和黑粪。呕血和黑粪常是胃癌患者临床表现的一个突出症状，不少胃癌患者直到出现呕血或黑粪症状时，经检查才发现已患胃癌，这时病期已多为中晚期。如黑粪为柏油色，则出血量已较大；呕血多为咖啡色。中医辨证多为脾不统血或瘀血阻络。④食欲减退和消瘦。食欲减退和消瘦不是胃癌的特有症状，但在胃癌患者中较为常见。胃癌患者初起常出现食后饱胀、嗳气等症状，患者常自动限制进食，逐渐发展为厌食，进而导致消瘦、贫血、恶病质。中医辨证为脾胃虚弱或脾肾两虚。⑤上腹部肿块。早期胃癌一般没有明显的阳性体征,或仅有上腹部的轻度压痛,晚期胃癌可以在上腹部触及肿块,质地较坚硬,结节状,常有压痛,一般可随呼吸上下有一定的活动度,如已固定不动,多表示癌症已与周围组织、器官粘连。肿块多见于广泛浸润胃癌、胃体癌、胃窦癌,贲门癌、胃底部癌一般不能触及。随着早期胃癌发现率的提高,能触及肿块的胃癌日益减少。中医辨证为气滞血瘀。

(2)兼症或危重证候:①腹泻或便秘。患者有时可因缺乏胃酸或胃排空快而引起腹泻,有时则可表现为便秘及下腹痛,常易被误认为结肠疾病。②转移灶。以左锁骨上淋巴结转移(约 10%),其他有盆腔腹膜转移(约 5%)、肝转移(约 5%)、腋下淋巴结转移(约 2%)、肺转移(约 1.5%)及卵巢转移、脐旁肿块等,上述临床表现表示有远处转移,已属晚期。③腹水。腹胀大如鼓,多为血性,是晚期胃癌的征象,主要是由于胃癌引起腹膜及肝的转移或门静脉被癌块阻塞所致。涂片检查癌细胞有利于诊断。

【诊　断】　目前,诊断胃癌较特异性的方法为胃镜检查和胃肠钡剂检查,其他的检查方法可供临床参考之用。

(1)胃镜检查:通过胃镜检查来诊断胃癌是很常用的一种方法,可以直接观察到胃黏膜的情况,如黏膜的颜色及有无炎症、肿块、溃疡等,能提高早期胃癌的诊断率。中晚期肿块型、溃疡型胃癌,由于黏膜有明显的恶性变化特征,胃镜直视下诊断并不困难,一般还要摘取活组织进行病理检查,有助于判断病变的性质,做出最后的诊断。胃腺癌的胃镜活检的诊断准确率可达 95%～98%,如果活检 7～8 块,同时进行细胞刷片或吸引(抽吸胃液检查)则确诊率接近 100%。弥漫浸润型胃癌,病变主要在胃壁内浸润扩展,黏膜的病变不明显,胃镜对该型胃癌的诊断不如 X 线诊断准确。

(2)X 线钡剂及 CT、MRI 检查:X 线钡剂检查是临床常用的诊断胃癌的一种方法,确诊率可在 85%～90%。采用充气或阳性造影剂,显示胃癌累及胃壁向内和向外生长的范围并可测量胃壁厚度,CT 对于观察胃癌是否转移及与邻近的解剖关系很有利。高场磁共振(MR)多用于鉴别诊断,MR 对于胃癌的检查目前尚不能诊断微小肿瘤,对于较大的肿瘤除可以显示向腔内的侵犯外,重要的是可以显示肿瘤对胃壁和壁外的侵犯,但因胃的充盈程度不同,使胃的形态不一,对胃壁肿瘤的诊断应结合其他影像学检查。

(3)非特异性生化免疫检查:①癌胚抗原(CEA)。CEA 可在 1/3～2/3 的胃癌标本中检出,40%～70% 的胃癌患者血液 CEA 水平高于正常。②糖类抗原(CA19-9)。检测胃癌的阳性率可达 42.7%～50%,与 CEA 联合检测时,阳性率可达 70%。可作为恶性肿瘤预后判断和疗效评估的指标,当血清 CA19-9＞1 000ku/L,仅 5% 患者可手术切除。③胃肠癌抗原(CP-4)。检测胃癌的阳性率为 25%～60%,并与肿瘤分期有关。与 CEA 联合检测时,可提高胃癌检出的阳性率。同时测定 CEA 和 CP-4 能有效地检测胃癌,有效治疗后,CP-4 下降一般比 CEA 快。CP-4 能较影像诊断早 6 个月提示胃癌的复发。胃癌的肿瘤标志物有很多,胃癌肿瘤标志物的检测对胃癌的预后、疗效的判断及有无复发具有一定的价值,常见的胃癌血清肿瘤标志物包括以下几种:CEA、CA19-9、CA50、CA72-4、CA195、CA242。

(4)粪便隐血试验:粪便隐血试验持续阳性,排除其他肠道疾患后对胃癌诊断有一定价值。

(5)病史:凡年龄在 40 岁以上,尤其是男性患者在短期出现原因不明的上腹部不适、饱胀、隐痛、食欲减退、进行性消瘦和贫血等症状,或有类似溃疡病的症状经积极治疗短期内缓解,但症状反复发作或治疗无效,以及原有的症状有改变时,均应想到有胃癌的可能。

【常用方药】

(1)辨病常用中草药:七叶一枝花、白英、龙葵、藤梨根等。

(2)辨病常用中成药：①平消胶囊。含郁金、仙鹤草、五灵脂、白矾、硝石、干漆、枳壳、马钱子粉。具有活血化瘀、止痛散结、清热解毒、扶正祛邪之功效。对肿瘤具有一定的缓解症状，缩小瘤体，抑制瘤体生长，提高人体免疫力，延长患者生命的作用。适用于肺癌、胃癌、食管癌、肝癌、乳腺癌、骨肿瘤、子宫肌瘤、淋巴瘤、鼻咽癌。每次4～8粒，每日3次，口服。②安替可胶囊。含蟾皮等。具有软坚散结、解毒定痛、养血活血之功效。其抗肿瘤有效成分为蟾蜍内酯类，适用于治疗消化系统肿瘤及肺癌、皮肤癌、宫颈癌、乳腺癌等，与放疗合用，可达到减毒增效的作用。每次2粒，每日3次，饭后服用，6周为1个疗程。

【外治疗法】 胃癌的治疗，除了内服药物外，还可采用外治的方法，使药物通过皮肤，内达脏腑、经络，调整人体阴阳的平衡，起到治疗的作用。特别是对于癌性疼痛，可用蟾酥膏(蟾酥、生川乌、两面针、公丁香、肉桂、细辛、七叶一枝花、红花等)外敷，24小时换药1次，7日为1个疗程。坎离膏(麻黄、防风、荆芥、羌活、独活、透骨草、桂枝、白芷、生艾绒、干姜、附子、木瓜、牛膝、当归尾、红花等)。对于胃癌引起的胃脘部冷痛有一定祛风散寒和活血止痛的作用，外敷于胃脘部，24小时换药1次，7日为1个疗程。

(1)出血：表现为呕血和黑粪两种，临床上以排柏油样粪便较呕咖啡样液更为常见，有时黑粪为惟一的症状。中医在治疗出血时，把血量多少、颜色、部位等作为辨证的主要依据。出血量少、鲜红、病在上焦，为血热妄行；量多、色暗、病在下焦，为脾不统血；色紫、有块为瘀血；色黑、发热为毒火；色淡、骨骼酸痛为肾虚。中医治疗出血注重全身用药，结合脏腑功能立法开方：清心能凉血止血，健脾能统血止血，柔肝能藏血止血，补肾填髓能生血补血。在配伍中还要注意引经药物，如鼻出血、呕血在上焦，常用牛膝茅根引血下行；溺血、便血在下焦，常用升麻、柴胡炭，提升脾气加强止血。

（2）恶心、呕吐：呕吐清水，多属胃寒，治宜丁香柿蒂散（丁香、柿蒂、陈皮、半夏、茯苓、甘草、党参、生姜、大枣）加减。呕吐苦水、酸水，多属胃热，治宜陈皮竹茹汤（陈皮、半夏、茯苓、竹茹、黄连、麦冬、枇杷叶）加减。

（3）腹泻：症见饮食减少，大便溏薄，或腹泻，或呕吐，四肢乏力，形体消瘦，胸脘闷胀，面色萎黄，舌苔白，质淡红，脉细缓或虚缓。多属脾胃虚弱，治宜参苓白术散（莲子肉、薏苡仁、缩砂仁、桔梗、白扁豆、白茯苓、人参、炒甘草、白术、山药）加减。如下利清谷，形寒肢冷，多属脾肾阳虚，治宜附子理中丸（附子、党参、白术、干姜、甘草）或四神丸（肉豆蔻、补骨脂、五味子、吴茱萸）加减。

【康复治疗】 胃癌是临床上常见的恶性肿瘤，确诊时大多为中晚期，5 年生存率仅为 11.6%，许多患者虽经手术治疗，但术后常出现复发和转移，因此预防复发和转移是提高胃癌患者 5 年生存率的重要课题。胃癌手术治疗，常进行大部或全胃切除，对术后患者的消化功能有一定的影响；胃癌术后化疗，也会出现一些不良反应。上述问题，都是胃癌康复治疗中需要认真解决的。

七情（喜、怒、忧、思、悲、恐、惊）是人体正常的情志活动，但过度的情志变化会使人产生疾病。胃癌的发生、发展和预后与情志有关。《素问·通评虚实论》指出："隔绝闭塞，上下不通，则暴忧之病也。"《素问·举痛论》指出："百病生于气也，怒则气上、喜则气缓、悲则气消、恐则气下……惊则气乱……思则气结。"在临床工作中，人们常常看到有些肿瘤患者情绪高度紧张，身体一有不适，就马上怀疑肿瘤复发，结果适得其反，导致夭折。美国著名医学专家赖斯特·布莱斯罗博士曾经说过，"人们日常生活习惯对疾病和死亡的影响大大超过医药的作用"，胃癌患者除定时接受服药、打针等治疗外，要根据自己的病情安排好自己的日常生活，如听轻松的音乐、读书、看报、下棋、绘画、书法，参加适度的社会活动，或从事适当的工作，重建生活规律，有利于促进机体免疫功能的提高。

胃为水谷之海，主受纳、腐熟，胃癌患者大多已大部或全部胃切除，多餐少食，定时进食，有利于胃癌患者的康复。普通人一般采用三餐制，因为半流质食物（如稀粥）在胃中大约停留 2 小时，固体食物（如米饭）大约停留 4 小时，脂肪蛋白质食物大约停留 6 小时，三餐制是机体补充营养的有效方法。但胃癌术后患者，需采用多餐少食法，以适应变化了的情况。并根据患者的具体情况，采用适当的饮食疗法。张仲景在《金匮要略》一书中明确指出，"所食之味，有与病相宜，有与身为害，若得宜则益体，害则成疾"。食物能养身，但也能致病。胃癌患者适宜食用易消化的食物，新鲜的蔬菜、水果、蘑菇类、豆类食物，含有丰富的蛋白质、维生素和热能的食物，不宜进食油炸、干硬、辛辣、过冷的食物，以及霉变、熏制、腌制的食物。

【中医治疗】　在我国，临床上发现的胃癌仍然大多为中晚期。手术切除是胃癌治疗的首选方法。全国各地的中医肿瘤专家在长期治疗胃癌的临床工作中创造了许多好的经验，如有人对 189 例晚期胃癌患者，采用消食导滞、理气散结、活血化瘀、软坚消癥、健脾固涩等治法，基本药用炒山楂、神曲、炒麦芽、鸡内金、煅瓦楞子、陈皮、木香、枳壳、川楝子、延胡索、丹参、桃仁、赤芍、白芍、海藻、牡蛎、夏枯草、党参、黄芪、甘草、蒲公英、仙鹤草、白及等。治后在 120 例贲门癌中，1、2 年生存率为 31.67%、6.14%；36 例胃体和 29 例幽窦癌中，1、3、5 年生存率依次为 33.33% 和 12.12%、4.35% 和 7.41%、5.56% 和 1.2%。有人对 70 例 Ⅲ、Ⅳ 期胃癌按脾胃虚寒、瘀血停滞、肝气犯胃及阴虚型辨证论治，配合内服六神丸 20 粒，每日 4 次，治后 1、2、3 年生存率为 73.3%、63.6%、16.17%；有人治疗 182 例 Ⅲ、Ⅳ 期胃癌，以半枝莲、白花蛇舌草、黄芪、羚羊角、威灵仙、石斛、砂仁、穿山甲、山豆根、露蜂房、马鞭草、地骨皮、核桃枝、木香、大黄等研末制丸，地骨皮、枸杞子煎汤送服，治后 1、3、5 年生存率为 35.2%、10.4%、10.4%。

65. 怎样诊治大肠癌

大肠癌是包括自盲肠至直肠的整个肠段的癌症,是常见的恶性肿瘤,在古代中医典籍描述中,类似于"肠覃、脏毒、锁肛痔、下血、下痢、滞下"等病证。

【临床表现】 大肠癌初起时,临床表现隐匿,患者往往没有明显的症状和体征,表现为大便习惯的改变,但这一点患者常常不予重视。以后随着病情的发展,可以有大便的进行性变细,粪便不畅,或有大便次数增多,或便秘与腹泻交替出现等。约有1/4患者(多为左半结肠癌)可以有粪便带脓(黏液),带血或便血,或酱色粪便。大便时可以有腹痛。约有1/3患者(多为右半结肠癌)可以在腹部扪及肿块。直肠癌患者常有里急后重、肛门坠痛等感觉。全身症状可表现为进行性消瘦、乏力、营养不良、恶病质,肿瘤坏死或并发症可产生畏寒、发热等症状。根据大肠癌发生的部位、病程、进展情况可有不同的临床表现。

(1)大肠癌的主症:①大便习惯改变。脾主运化,胃主受纳,大肠主传导。水谷入胃,经腐熟后将水谷之精气上输于脾而转输全身,其水谷之糟粕则经小肠、大肠而排出体外。脾失健运,大肠功能失调,则大便可出现异常。大肠癌初起时,仅表现为大便习惯改变,以后随着病情发展,肿瘤长入肠腔,环状生长的肿瘤导致肠腔缩窄而出现便秘症状。随后,缩窄上端肠腔的积液增多,肠蠕动亢进,故在便秘后又可出现梗阻后腹泻,常为两者交替出现。中医辨证为运化失常,传导失司。②便血。初期病体尚小,仅气血不能通畅,大肠传导不利,多表现为大便习惯改变,日久则肠道血络受损,可见大肠癌溃破、坏死而出现便血。直肠癌在早期就可表现为便血,由于癌块本身坏死、溃疡,加以硬性粪便的摩擦,早期有3/4～4/5的患者每当排便时可随之排出少量血性液体,色鲜红,可与大便相混,亦可附于粪便表面(常误认为是"痔出血",应予警惕)。

随着癌块增大,坏死和溃疡灶不断扩大,出血量亦逐渐增多。偶伴有继发感染者,常有黏液血便和脓血便。右半结肠癌的瘤体较大,易发生溃疡出血及感染,由于血液与粪便混合,因此不容易引起患者注意。左半结肠癌出血量较少,血与粪便相混合,色泽呈暗红或鲜红色,大出血者较少见。中医辨证为脾不统血或瘀毒内阻。③腹部肿块。病初仅气血运行不畅,病所尚无形态可征验,伤滞日久,日以益增,则小者大,软者坚,无形者渐有形,且盘牢不移。大肠癌的肿块可位于右下腹部(右半结肠癌),或左下腹部(左半结肠癌),或直肠。腹部肿块是右半结肠癌的最常见症状,约占就诊时症状的80%。肿块多由肿瘤本身引起,早期可活动,当肿瘤浸润周围组织且引起肠周炎症反应时,局部有压痛且不能推动。中医辨证为气滞血瘀、湿毒瘀结。④肠梗阻。病初为气机不畅,继则血行瘀滞,久则形成癥积肿瘤沿肠壁浸润,使肠腔逐步狭窄,则可发生大便闭塞等梗阻症状,大多已属晚期。左半结肠癌常表现为慢性进行性肠梗阻。大多有顽固性便秘,也可间以排便次数增加,系部分肠梗阻近端肠曲的非特异性炎变所致。右半结肠癌一般较少出现肠梗阻,因右半结肠肠腔大,粪便稀,早期很少有梗阻症状。但随着病情发展,可出现肠梗阻,特别是不完全性肠梗阻。一旦出现梗阻症状,表明疾病已属晚期。临床上表现为腹胀,腹痛,肠鸣音亢进,肠型明显,排便排气停止,恶心和呕吐较轻或缺如。中医辨证为传导失司、瘀毒搏结。⑤全身症状。发病初期,正气尚盛,全身症状不明显。病至中晚期,则全身症状多与纳谷减少,脾胃运化功能下降及肿瘤的慢性消耗、便血等有关。常有精神疲惫、气短乏力、明显消瘦、贫血等。中医辨证为脾失健运、气血两虚。

(2)兼症或危重症候:①发热。常表现为原因不明的癌性发热,具有内伤发热特点,为持续性低热或中度发热,少数可为高热。②腹水。当大肠癌发生广泛的腹膜种植性转移时,常可出现癌性腹水。腹水呈浆液性,也可为血性,常能找到癌细胞。③黄疸。当大肠癌转移到肝脏时,肝失疏泄,气滞血瘀则可出现肝大,也可阻滞胆道,使胆汁外溢而出现黄疸。阳黄则为黄色鲜明,舌红苔黄腻;阴黄则为黄色晦暗或黧黑,舌淡苔白腻。④尿频、尿急、尿痛。当男性直肠癌侵犯后尿道、前列腺或膀胱后壁,由于膀胱气化功能失常,可出现尿频、尿急、尿痛和排尿困难。

【诊　断】　大肠癌的诊断分为病理诊断和临床诊断。

(1)病理诊断:组织学检查具有决定性诊断意义,凡经病理证实为大肠癌者,皆可确立诊断。该检查不仅可明确肿瘤性质、组织学类型及恶性程度,同时还可以决定治疗方案。

(2)临床诊断:在大肠癌的临床诊断中,直肠指检,内镜检查,影像学检查(X线钡剂灌肠检查、电子计算机断层摄影检查、磁共振成像、B型超声图检查、血管造影、淋巴造影等),生化免疫检查(如血清癌胚抗原)等方法都是行之有效的方法。在众多肿瘤标志物中癌胚抗原(CEA)是与结肠癌相关性较高的一种。CEA是一种糖蛋白,胚胎期存在于胎儿消化系统,出生后含量极低。如检测到异常升高则表明可能患了包括结肠癌在内的疾病。①结肠镜检查。结肠镜是准确性最高的有效诊断方法,除可清晰地显示病变外,还可取活体组织做病理检查。②钡灌肠检查。气钡对比灌肠是结肠镜检查的替代方法,有可能遗漏小的病变,但仍然可以准确地发现癌和较大的腺瘤。钡灌肠可有效地观察由于狭窄导致结肠镜不能达到的部位。③直肠指检。一般可发现距肛门7～8cm的直肠和肛管内有无肿瘤,此法最简便易行而又十分可靠。④粪便隐血试验。可发现癌前病变和早期癌。由于简便易行,可作为大规模普查之用。如肠癌术后,粪便隐血试验持续阳性,应高度怀疑癌症复发或有新的消化道肿瘤复发。⑤CEA及CA 19-9 。CEA虽然不是肠癌所特有的相关抗原,不具有特异性诊断价值,但在观察疗效、估计预后、有无复发等方面具有一定意义;肠癌患者术前CEA正常,术后预后较好;术前CEA明显增高,大多有血管壁、淋巴系统的侵犯或有远处转移,术后预后较差。术后 CEA 再度升高,提示有转移或复发的可能,且比临床症状出现早 3 个月以上。消化道肿瘤患者血清中的 CA19-9 浓度可明显升高,可认为它是消化道肿瘤的标志物。某些非肿瘤性疾病(如慢性胰腺炎、胆石症、肝硬化、肾功能不全、糖尿病),CA19-9 增高往往是低浓度或一过性的,CA19-9 与甲胎蛋白(AFP)、CEA 等联合检测对诊断胃肠道肿瘤的效果更好。⑥病史。凡年龄在 40 岁以上,近来有大便习惯改变、消化不良、不明原因的贫血和消瘦、粪便隐血试验阳性者,应高度警惕可能有肠癌。

【常用方药】

(1)辨病常用中草药:红藤、败酱草、凤尾草、白头翁、苦参等。

(2)辨病常用中成药:①康赛迪胶囊(复方斑蝥胶囊)。含黄芪、刺五加、人参、斑蝥等 10 余味中药。具有清热解毒、消瘀散结之功效,并有明显的抗肿瘤作用,能增强机体的非特异性和特异性免疫功能。适用于原发性肝癌、肺癌、鼻咽癌、泌尿系统肿瘤、恶性淋巴瘤、妇科恶性肿瘤等多种肿瘤的治疗,各种肿瘤术后的巩固治疗。也可与化疗、放疗配合使用,增效减毒。每次 3 粒,每日 2 次。②复方红豆杉胶囊(原名紫杉胶囊)。含红豆杉等。具有祛邪扶正和通络散结之功效,同时具有抑制肿瘤细胞分裂,对多种人体肿瘤有治疗作用。适用于气虚痰湿、气阴两虚、气滞血瘀而致的中晚期肿瘤患者的治疗,如乳腺癌、卵巢癌、肺癌、宫颈癌、食管癌、直肠癌、肝脏肿瘤、头颈部肿瘤、白血病等中晚期肿瘤的治疗。每次 2 粒,每日 3 次,3 周为 1 个疗程。

【外治疗法】

(1)熏洗法:蛇床子 30g,苦参 30g,薄荷 10g,加水 1 000ml,煮沸后加入生大黄,煎 2 分钟,将煮沸的汤药倒入放有雄黄 10g,芒硝 10g 的盆中搅拌,趁热气上蒸之际,患者蹲于盆上,熏蒸肛门处,待水变温后则改为坐浴,每晚 1 次。本法适用于肛管癌者。

(2)保留灌肠:鸦胆子 15 粒,白及 15g,苦参、白头翁、徐长卿、乳香、没药各 30g,加水 1 000ml,煎至 300～500ml,放至温热后用空针抽取,保留灌肠,隔日 1 次。本法可适用于各型肠癌。

(3)药栓疗法:硇砂 3g,鸦胆子 10g,乌梅肉 15g,冰片 1.5g,制成 3 个等量栓子,每日 1～2 次,每次 1 粒,塞肛,对直肠癌肠管狭窄、大便困难者有效。该药有腐蚀作用,用时慎防大便出血。

【急症和兼症治疗】

(1)便血:便血有远血和近血之分。《景岳全书·便血证治》指出:"血在便前者,其来近,近者或在大肠,或在肛门;血在便后者,其来远,远者或在小肠或在于胃。"大肠癌之便血,多为近血。一般下血鲜红,或先血后便,口苦,舌苔黄腻,脉象濡数,多属湿热,治宜清化湿热、和营止血,方用地榆散(地榆、茜草根、黄芩、黄连、栀子、茯苓)合赤小豆当归散(赤小豆、当归)加减。下血紫暗,甚则色黑,腹部隐痛,面色无华,神疲懒言,舌质淡,脉细,多属气虚,治宜健脾温中、益气摄血,方用黄土汤(灶心黄土、甘草、干地黄、白术、炮附子、阿胶、黄芩)加减。

(2)肠梗阻:症见腹痛,腹胀,肠鸣音亢进,肠型明显,便秘。左半结肠癌常表现为慢性进行性肠梗阻,大多有顽固性便秘,也可以排便次数增加,系部分肠梗阻近端肠曲的非特异性炎症所致。右半结肠癌一般较少出现肠梗阻,因右半结肠肠腔大,粪便稀,早期很少有梗阻症状。但随着病情发展,可出现肠梗阻,特别是不完全性肠梗阻。一旦出现梗阻症状,表明疾病已属晚期。完全性肠梗阻当以手术为首选,不完全性肠梗阻中医辨证为传导失司、瘀毒搏结。中医则宜攻下通腑,方用承气汤类(大黄、枳实、厚朴等)加减。

(3)贫血:症见面色苍白,形体瘦削,精神疲乏,舌质淡,苔薄白,脉细弱。发病初期正气尚盛,全身症状不明显,病至中晚期则症状多见纳谷减少,脾胃运化功能下降,加之肿瘤的慢性消耗、便血而致气血两亏,治宜补益气血,方用八珍汤(人参、白术、茯苓、甘草、当归、白芍、川芎、熟地黄)加减。

【康复治疗】 大肠癌是临床上的常见病,手术治疗是首选方法。预防大肠癌复发和转移,提高手术后大肠癌患者的生存期和生存质量可以从多方面着手。

(1)心理疏导:良好的心态是治疗癌症的良方。身体发生了肿瘤,虽然不幸,但癌症并不是不治之症,随着治疗手段的丰富和提高,许多癌症已得到了很好的治疗,许多患者不仅能长期生存,而且还恢复了工作。如果在精神上有恐癌症,患了癌症,便认为"一切都完了",消极等待死神的降临,那么预后一定不会好,古人说"哀莫大于心死",精神的崩溃,常常使患者失去了生存的信念,反而会过早地死亡。有人说癌症患者"一是吓死的,二是病急乱投医治死的,三才是病死的",我们不能说癌症患者主要是吓死的,但至少精神状态与疾病的发展和预后是密切相关的,保持良好的精神状态,有利于包括大肠癌患者在内的所有癌症患者的康复。上海癌症康复俱乐部发挥群体抗癌的优势,相互支持、相互鼓励,保持乐观的精神状态,积极与癌症进行斗争,取得了良好的临床效果,就是一个成功的例子。

(2)起居有常:养成良好的生活习惯,做到定时作息,保证充足的睡眠,有利于消除疲劳,促进康复。大肠为传导之官,大肠癌患者除日常药物治疗外,尤其对于大肠癌行造口术的患者建立有规律的生活所形成的条件反射,能使身体各组织器官的生理活动按节律正常进行,如每日定时排便等良好规律的形成,则有利于代谢后产生的废物的排泄,有利于大肠癌患者的康复。对于大肠癌行造口术的患者,应定期进行造口与导管接触部分的皮肤护理,防止感染,减少并发症的发生,有利于大肠癌患者的康复。

(3)饮食调养:张仲景在《金匮要略》中指出:"所食之味,有与病相宜,有与身为害,若得宜则益体,害则成疾。"合理的饮食,可以养身,不合理的饮食,反而致病。高脂肪有利于大肠癌的发生,而纤维则起相反的作用,大肠癌患者宜进食富含纤维素的食物,如麦麸等谷物、新鲜水果、蔬菜等,少食脂肪,不宜进食油煎、烟熏食物。肿瘤专家徐光炜教授提出的防癌饮食要诀可供借鉴:"要坚持少食多餐、少烫多温、少硬多软、少盐多淡、少糖多蜜、少酒多茶、少陈多鲜、少肉多素、少炸多炖、少熏多炒,忌烟酒、忌食霉变食物、忌偏食、忌狼吞虎咽、忌暴食、忌食不洁瓜果等原则。"

【中医治疗】 大肠癌由于早期临床症状不明显,早期诊断率较低,到临床症状明显时,已多属中晚期。大肠癌的治疗,目前仍以手术切除为首选方法。

由于大肠癌是多因素相互作用的结果,单一的治疗方法显然不能适应各种情况,事实上,大肠癌的临床表现也呈多样性,人们从湿热、热毒的病因病机出发,多运用一些清热解毒、以毒攻毒的方法进行治疗,收到了一些临床效果,如有人总结既往经验,提出肠癌基本方以藤梨根、猫人参、白花蛇舌草、苦参、水杨梅根、生薏苡仁、凤尾草、野葡萄根、白茅根、槐角、草河车、丹参等加减,保留灌肠方用黄柏、黄芩、紫草、苦参、虎杖、藤梨根、乌梅;有人以辨证施治方加消瘤净(三七、桂枝、地龙等)治疗 61 例肠癌,结果 1、2、3 年生存率为 50%、42.9%、30%,生存 5 年及 10 年各 1 例。有人自拟通幽消肾散(白花蛇舌草、槐角、槐花、龙葵、仙鹤草、地榆、当归、黄芪、败酱草、穿山甲、昆布、三七、大黄、黄药子)配合槐花汤保留灌肠(槐花、鸦胆子、皂角刺、血竭、白花蛇舌草、大黄、败酱草)治疗 53 例直肠癌,治疗后 2、5 年生存率为 37.7%、24.5%;有人以肠癌方(白头翁、白花蛇舌草、山慈菇、黄柏、浙贝母、当归、赤芍、木香、炒枳壳)加减配合灌肠方(槐花、鸦胆子、败酱草、土茯苓、白花蛇舌草、野葡萄藤、生薏苡仁、蛇莓、红藤、赤芍、土鳖、枳壳)为主,辨证加减治疗 24 例晚期大肠癌,治疗后 1、2、3 年生存率为 62.5%、25%、12.4%,平均生存期 13.5 个月。

因此,对大肠癌的治疗还是要强调辨证论治,采用中西医结合、辨病与辨证相结合的治疗方法,发挥中医药整体调整的优势,努力延长生存期、提高生存质量,而不是单纯地去追求癌肿块的缩小和消失。近几年对大肠癌除采用手术切除方法外,也有人采用在区域介入治疗中加用中药丹参注射液的方法,以改善局部血液循环,从而提高化疗效果。在广大医务工作者的共同努力下,大肠癌的治疗效果有望进入一个新的高度。

66. 怎样诊治原发性肝癌

原发性肝癌(简称肝癌)为原发于肝细胞或肝内小胆管上皮细胞的恶性肿瘤,在古代中医典籍描述中,类似于"黄疸、臌胀、积聚、癥瘕"等疾病。

【临床表现】 肝癌初起时(亚临床期或早期),临床表现隐匿,患者往往无典型的症状表现与体征,但是从中医的辨证角度分析,则多数患者素有情志不畅,烦躁易怒,口苦咽干,疲倦纳呆等"肝失疏泄、肝盛脾虚"的症状,中晚期肝癌常见的症状有胁痛、上腹肿块、纳呆、消瘦等,典型体征包括肝掌、蜘蛛痣、肝舌等"肝三征"表现。

(1)肝癌的主证:①胁痛。辨胁痛部位:肝癌初起时以气滞为主,多表现为右胁胀闷不适,胁痛隐隐,时有攻窜,部位不定,尚可放射至右肩背部,随着病情发展,瘀血内固,局部经脉阻滞,则疼痛固定于右上腹,持久不消。辨胁痛性质:按胁痛性质分,可有刺痛、牵引痛、灼热痛、胀痛、隐痛等。疼痛轻微,但绵绵不绝,疲劳后可使疼痛加重,喜温喜按者多属血气不荣,肝失濡养所致。而痛如针刺,局部灼热,触之更甚者应属肝胆湿热、瘀血痹阻等实邪内盛之证。临床辨证宜结合舌脉、分清虚实。另有骤发之疼痛,即患者突然出现上腹部刀割样或撕裂样剧痛,可伴面色青紫、汗出如油,此时应警惕肝包膜破裂出血可能。肝为血府,血为阴,故肝癌疼痛多以夜间为甚。②上腹肿块。肝癌肿块的部位均在上腹部,以右上腹为主,可能延及剑突下、左上腹。肿块质地坚硬如石,表面凹凸不平或呈结节状,推之不移,触压肿块可有疼痛。积块形成一般有一个较长的过程,出现之前多见相应部位疼痛,或兼见恶心、呕吐、腹胀及倦怠乏力、胃纳减退、逐渐消瘦等症状。正如王清任所说:"结块者必有形之血也。"瘀血日久,必损伤元气。瘀久化热,湿热熏蒸,胆腑气机不利,胆汁外溢于肌肤可形成黄疸。瘀血与寒湿困结,则水气不通,腹胀如鼓,下肢水肿难消。可见,上腹肿块是原发性肝癌病程发展中较为晚期的征象。③纳呆。纳呆是原发性肝癌常见的症状之一,可表现为纳谷不香,不欲饮食;腹中虽饥,但食后饱胀;宿食不消,食量减少甚至伴有腹泻和恶心呕吐等。纳呆辨证亦分虚实,食欲减退,食少不化,大便溏烂多为虚,而能食但腹中饱胀,大便秘结或滞下则有实邪。虚证多因肝气横逆犯脾,脾气亏虚,肝胃失和所致,实邪多见肝胆湿热,阻滞中焦。而临床多见虚实夹杂之症,可能既有脾虚,又见湿热。治疗时应分清主次,辨证兼顾,方能取效。④消瘦。消瘦常见于晚期肝癌患者,与恶性肿瘤的慢性消耗及肝功能损害影响能量代谢有关,乃因病久失养,渐至元气亏损,精血虚少,脏腑功能衰退,气血生化乏源,机体失濡所致。对于消瘦的肝癌患者应辨顺逆、知病势。如虽有消瘦,但胃气未败,无喘息不续,无大热不解,则尚属肝损凌脾,能受补益。清·王旭高在《西溪书屋夜话录》中曾提出用补肝阴、补肝阳、补肝血、补肝气法,使肝脏虚损得以补益。若消瘦日渐,肉脱骨萎,食欲缺乏,发热不休,气低声怯,或见鼻衄不止,精神萎靡则属脾肾衰败、预后欠佳。⑤"肝三征"表现。为红丝赤缕(蜘蛛痣)、朱砂掌(肝掌)和肝舌。红丝赤缕以面部、颈部、上胸部多见;朱砂掌为局限于掌面大小鱼际肌、指间和手指基部的鲜红色改变;肝舌,包括"肝瘿线"和舌下青筋暴露。肝瘿线为舌体两侧边缘呈紫或青舌,成条纹状或不规则形状的斑状瘀点。肝三征的出现为合并肝硬化的表现,中医辨证为肝热血瘀。肝癌最常见的四大主症为:右胁疼痛,上腹肿块,食欲缺乏和全身消瘦等。根据肝癌发生的部位、病程、进展情况可有不同的临床表现。

(2)兼症或危重证候:①血证。出血是晚期肝癌患者最常见的急重症之一。临床表现为呕血、便血、衄血(鼻衄、齿衄、肌衄等)。另有癌症肿块破裂所致的内出血,局限于肝包膜下,症见突发右下腹剧痛,叩诊肝脏浊音区迅速扩大,若破裂范围较大,血液流入腹腔可引起急腹痛、腹部胀满、腹膜刺激征,伴肠鸣音消失,严重时可致出血性休克和死亡。肝癌血证的病因病机一是肝肾阴虚,虚火迫血妄行;二是肝火犯胃,胃之气血上逆;三是脾气亏虚,失去统血摄血之权。②黄疸。症见身目俱黄、尿黄短、皮肤瘙痒、纳呆、恶心等。黄疸的病机在于湿邪,如《金匮要略·黄疸病》指出:"黄家所得,从湿得之。"肝癌黄疸的辨证应以阴阳为纲。阳黄:以湿热为主,黄色鲜明,身目俱黄,口干口苦,尿短赤,大便秘结,舌红苔黄腻,脉弦数。证属肝胆湿热、瘀毒内聚。阴黄:以寒湿为主,黄色晦暗,或如烟熏,或见腹胀,大便溏烂,神疲畏寒,口淡不渴,舌淡苔白腻,脉濡缓或沉迟。证属脾虚湿聚、瘀毒胶结。③腹水。肝癌出现腹水提示病情严重。肝癌所致的腹水,表现为腹部胀大,皮色苍黄,腹壁青筋暴露,肝癌腹水具有顽固、量大、反复的特点,属中医"鼓胀"病范畴。《灵枢·水胀篇》记载:"鼓胀何如?岐伯曰:腹胀,身皆大,大与肤胀等也。色苍黄,腹筋起,此其候也。"肝、脾、肾功能失调以致气滞、血瘀、水停腹中是形成鼓胀病的主要病机。肝气郁遏日久,势必木郁克土,脾失健运,水湿不化,阻滞中焦,随体质各异或化寒致寒湿内困,或化热成湿热蕴结。疾病迁延,累及肾脏,肾阳虚无以温养而致脾肾阳虚证;肾阴虚肝木失荣,可出现肝炎阴虚象。脾肾阳虚:症见腹部胀大,面色苍黄,脘闷纳呆,神倦怯寒,舌淡胖,脉沉细者,治宜健脾温肾,利水解毒。肝肾阴虚:症见腹大胀满,或见青筋暴露,面色晦滞,口燥心烦,失眠,牙宣出血,鼻衄,尿短少,舌红绛少津,脉弦细数。治宜滋养肝肾,利水解毒。

④神昏。见于晚期肝癌合并肝性脑病者,症见精神恍惚,心神不宁,或表情淡漠,语言呆滞,或烦躁易怒,乱语摸床。肝火燔灼、内扰心神:表现为躁狂易怒,面红目赤,甚至骂秽叫号,不避亲疏,不食不寐,小便黄赤而短,或伴皮下出血点,舌红绛苔黄腻,脉弦滑数。治宜清肝凉血、镇心涤痰。心肝血虚、清窍失养:症见精神疲倦,多言善惊,时而烦躁,时而呆滞少语,形体消瘦,舌红苔少或无苔,脉细数。治宜养心安神,调肝活血。⑤癌性发热。常表现为原因不明的持续性低热或中等度发热,少数可为高热,具有内伤发热的特点:发热缓慢,病程较长,发热而不恶寒,或感到怯冷但得衣被则减,其热时作时止,或发有定时,多感手足心热。肝癌气血亏虚,脾肾脏腑功能失调,瘀毒积聚日久而致发热,属里证,临床可分为两大类辨治。肝肾阴虚:症见午后或夜间发热,五心烦热,盗汗,颧红,心烦少寐,形体消瘦,舌红苔少,脉沉细。治宜滋养肝肾、清退虚热。气血亏虚:热势或高或低,可在出血后发生,兼见头晕乏力,面色不华,气短懒言,唇甲色淡,舌淡苔薄白,脉细弱。治宜补脾养血。其他尚有旁癌综合征:最常见为红细胞增多症和低血糖症,也可见男性乳房发育、高血钙、高纤维蛋白血症、高胆固醇血症、血小板增多症、高血压、高糖血症等,还可出现类癌综合征、甲状腺病变、多发性神经病变、肥大性骨关节炎等。中医治则依其症状归属于相应脏腑进行辨证论治。

【诊　断】　肝癌的诊断分为病理诊断和临床诊断。

(1)病理诊断:凡肝组织学证实为原发性肝癌或肝外组织病理检查为肝细胞癌者皆可确立诊断。

(2)临床诊断:在肝癌的临床诊断中,影像学(超声仪、CT、MRI等)发现占位性病变和甲胎蛋白(AFP)阳性是最重要的条件,临床诊断的确立有以下标准:AFP仍然是肝癌诊断的最佳标志物,除此之外,还有 γ-谷氨酰转肽酶(γ-GT)、a-L 岩藻糖苷酶(AFU)、γ-谷氨酰转移酶同工酶Ⅱ(GGT-Ⅱ)、核糖核酸酶 A

(RNAase A)同工酶、碱性磷酸酶(AKP)同工酶、醛缩酶同工酶、β_2-微球蛋白相关抗原等。在肝癌的检测中,以几项标志物协同使用,能提高诊断阳性率。①AFP≥400μg/L,影像学发现肝占位性病变,或伴有肝癌的症状体征者,可诊为原发性肝癌。②AFP 在20～400μg/L,影像学确认肝脏实质性占位,伴有肝癌的症状体征,能排除继发性肝癌、肝血管瘤等良性占位病变者,可诊为原发性肝癌。③AFP 阴性(＜20μg/L),影像学确认肝实质性占位,有明确的肝癌症状体征,能排除继发性肝癌、肝血管瘤或其他占位病变者,可诊断为原发性肝癌。④AFP 阳性,而影像学未发现肝占位变,应首先排除活动性肝病和生殖腺胚胎原性肿瘤后,警惕亚临床肝癌的可能。中医的"肝瘿线、朱砂掌、红丝赤缕"对肝癌早期诊断有一定参考价值,仍以病理诊断、影像学肝占位变及 AFP 阳性为确诊依据。

【常用方药】 辨病用药是根据原发性肝癌的细胞学特性、生物学行为,选择相应的方药,经过抑瘤筛选、药理研究和临床验证,证明确有一定的治疗作用,可以配合各型辨证治疗经常使用的药物。

(1)辨病常用中草药:斑蝥、干蟾皮、蜈蚣、半枝莲、七叶一枝花、莪术等。

(2)辨病常用中成药:①大黄䗪虫丸。含大黄、䗪虫、虻虫、蛴螬、水蛭、干漆等。具有活血祛瘀、消肿散结的功效。适用于各期肝癌正气未全虚者。每次 3～6g,每日 3 次。②消癥益肝片。为蟑螂提取物(总氮)的片剂,具有解毒化积、消肿止痛的功效。适用于各期原发性肝癌。每次 6～8 片,每日 3 次。③莲花片。含半枝莲、七叶一枝花、莪术、蜈蚣等,具有清热解毒、疏肝活血、祛瘀消癥的功效。适用于早、中期肝癌,亦用于肝癌手术后的综合治疗。每次 6 片,每日 3 次。④清肝消癥丹。含牛黄、蟾酥、绞股蓝、仙鹤草等。具有清肝解毒、扶正消癥的功效。适用于各期原发性肝癌、转移性肝癌未出现黄疸、腹水者。每次 1g,每日 3 次,口服。

(3)中药复方新制剂:①亚砷酸注射液。主要成分为三氧化二砷(AS_2O_3),为无色澄明液体,适用于早、中期肝癌及白血病,可用介入治疗及术中动脉灌注。亚砷酸注射液 10mg 加入 0.9％氯化钠注射液或 5％葡萄糖注射液 500ml 内,每日 1 次静脉滴注。治疗 4 周为 1 个疗程,间隔 2 周重复用药。介入治疗及术中灌注每次 20mg 稀释注入。对本品过敏、肾功能严重损害及孕妇禁用。不良反应有消化道不适、皮肤干燥、色素沉着、心电图异常改变等,停药或相应处理后可逐渐恢复正常。②艾迪注射液。含斑蝥、人参等,为浅棕色澄明液体,具有清热解毒、消瘀散结的功能。适用于各期原发性肝癌,成人每次 50～100ml,加入 0.9％,氯化钠注射液或 5％～10％葡萄糖注射液 400～450ml 中静脉滴注。首次给药速度开始 15 滴/分钟,30 分钟后如无不良反应,给药速度控制在 50 滴/分钟,外周静脉给药时如出现注射部位静脉刺激症状,可在静滴本品前后给予 2％利多卡因 5ml 加入 0.9％氯化钠注射液 100ml 静脉滴注。③华蟾素注射液。为中华大蟾蜍全皮的水溶制剂,淡黄色澄明液体。具有清热解毒、消肿止痛、化瘀散结的功能。适用于中晚期肝癌及慢性乙型肝炎等。静脉滴注,每日 1 次或隔日 1 次,每次 10～20ml,用 5％葡萄糖注射液 500ml 稀释后缓慢静脉滴注,4 周为 1 个疗程。肌内注射每日 2 次,每次 2～4ml,疗程同静脉滴注。④康莱特注射液。主要成分为注射用薏苡仁油,为水包油型白色乳状液体。具有益气养阴、消癥散结的功能。适用于不宜手术的气阴两虚、脾虚湿困型原发性肝癌、支气管肺癌等。静脉缓慢滴注,每日 1 次,每次 200ml,20 日为 1 个疗程,间隔 3～5 日可进行下一个疗程。在脂肪代谢严重失调时(急性休克、急性胰腺炎、病理性高脂血症、脂性肾病变等)禁用,孕妇禁用。⑤羟喜树碱注射液。是从我国特有的蓝果树植物喜树皮、果实中提取的生物碱,为黄色澄明液体。适用于各期原发性肝癌。静脉注射,每日 4～6mg,用 0.9％氯化钠注射液 20ml 稀释后,缓慢静脉滴注。不良反应主要表现为轻中度骨髓抑制、消化道不适、泌尿系统症状等。

【外治疗法】 外用药物作用于体表,可使药性透过皮毛腠理,内达脏腑,调整机体阴阳偏性,祛除病邪。《理瀹骈文》谓:"外治之理,即内治之理,外治之药,亦即内治之药,所异者法耳。"

(1)对于肝癌右胁疼痛,或于右上腹摸及肿块者,可用蟾酥膏或琥珀止痛膏外敷,或用双柏散调水蜜敷贴。

(2)肝癌腹水,胀顶难忍,小便不利,可用鲜田螺肉 200g,生姜 50g,徐长卿、七叶一枝花研粉各 60g,冰片 5g,冷饭适量,捣烂外敷肚脐,具有通利小便、逐水消胀的功效。

【急症和兼症治疗】

(1)血证:症见脘腹胀大,腹壁青筋暴露、呕血、便血、鼻衄、齿衄、肌衄,见于晚期肝癌合并消化道出血及皮下出血、鼻出血、口腔出血等。因阴虚火旺所致的迫血妄行,伴口干烦渴,舌红而绛,苔黄干焦,治宜养阴清热,凉血止血,方用清热地黄汤加减;因脾气虚弱致脾不统血,伴神疲乏力,心悸气短,面色苍白,舌质淡,治宜健脾益气,摄血止血,方用归脾汤加减;因肝火犯胃所致伴口苦、胁痛、心烦易怒、寐少、梦多和舌红绛,治宜泻肝清胃,凉血止血,方用龙胆泻肝汤合十灰散加减,可用冰冻紫地合剂或田七阿胶浆灌胃。

(2)肝性脑病:症见精神恍惚,心神不宁,或表情淡漠,言謇呆滞,或烦躁易怒,胡言乱语,耳目发黄,小便黄短,舌红少苔或无苔,脉细数,见于肝癌晚期合并肝性脑病,辨证为心肝血虚,清窍失养,治宜养心安神,调肝活血,方用甘麦大枣汤合人参鳖甲煎加减,亦可用醒脑净清热开窍,清肝凉血。肝癌所致的神昏一证,多有瘀血内阻,如舌质紫暗,舌下静脉曲张,脉涩等。治疗应加活血化瘀法,可适当配伍熊胆、地龙、石菖蒲等活血化瘀之品。肝癌临床过用耗血破气及苦寒泻下药物,亦可能诱发肝性脑病。中成药安宫牛黄丸、醒脑静等具有清热涤痰、醒脑开窍之功效,可酌情加用。

(3)黄疸:症见身目俱黄、尿黄短、纳呆、恶心、皮肤瘙痒、大便干结或溏烂,属阳黄者黄色鲜明,属阴黄者黄色晦暗。阳黄者舌红苔黄腻,脉弦数,中医辨证为肝胆湿热,瘀毒内聚,治宜清热利湿、祛瘀解毒,方用茵陈蒿汤合甘露消毒丹加减,大便干结者可用大柴胡汤,并选用安宫牛黄丸、至宝丹等;阴黄者舌淡,苔白腻,脉细涩或弦细,中医辨证为脾虚湿聚,瘀毒胶结,治宜健脾渗湿、化瘀消癥,方用茵陈五苓散合下瘀血汤加减,并选用鳖甲煎丸。对于黄疸的辨病治疗,茵陈、车前草、田基黄、溪黄草等均可选用,而祛湿利尿为黄疸的治疗大法。如《金匮要略·黄疸病》曰:"诸病黄家,但利其小便。"

(4)腹水:肝癌的腹水,以腹胀大,皮色苍黄,腹壁青筋暴露为特征,常伴双下肢水肿、面色晦暗、口干烦躁、舌红绛少津、脉弦细数者,为肝肾阴虚,湿毒停聚,治则滋养肝肾,解毒利水,方用济生肾气丸合清热地黄汤;若面色苍黄,脘闷纳呆,神倦怯寒,舌质胖淡紫,脉沉细者,为脾肾阴虚,水毒内聚,治宜健脾温肾,利水解毒,方用附子理中汤合五苓散加减。古代医籍文献中有类似现代腹腔穿刺放腹水的记载,《千金方》谓:"凡水病忌腹上出水,水出者月死,大忌之。"清俞东扶《今古医案》谓:"今有专门治肿胀者,用铜管子,从脐下刺入,出水如射,倾刻盈缶,以此水露一夜,明晨视之,浮面者是清水,中央沉底者是脂膏。盖病者,清浊不分,气血皆变为水,决而去之,去水即去其气血也。虽一暂快,或半月或一月,肿胀仍作,再针之亦死矣。"认为去腹水不能舍本求末,急功近利,突出了中医学治病必求于本的道理。临床上适当引流腹水的同时,予以腹腔内灌注中药制剂如羟喜树碱、康莱特等,可减少腹水的生成。直肠内滴注给药既有通利之功,又无伤脾之虞,采用解毒得生煎(含大黄、厚朴、栀子、红花、车前子、茯苓等)也在一定程度上达到减轻腹胀的效果。直肠给药既有通利之功,又无伤脾之虞,临症屡获良效。

【康复治疗】 原发性肝癌是最常见,预后最差的恶性肿瘤,其5年生存率约为5％,究其原因,一是发现时近90％已为中晚期患者,错失治疗良机;二是除手术外缺乏有效的治疗手段;三是手术后常常出现复发或转移。大肝癌根治性切除术后5年复发率约为80％,小肝癌仍高达60％。因此,治疗后预防复发,是提高肝癌5年生存率的主要措施之一,发挥中医药优势,开展康复治疗可以从下面三方面着手解决。

(1)健脾疏肝防复发:仲师认为,"见肝之病,知肝传脾,当先实脾"。此治则既用于肝癌的临床治疗,也适于肝癌的康复治疗。临床上,患者常表现为邪去正虚,故健脾益气类药,如四君子汤等,常用于辨证治疗中。实验及临床结果均表明,此类药物具有直接抑制肿瘤细胞生长及提高机体免疫功能的作用。国内通过对含四君子汤等20个复方中药进行了反复测试,提示四君子汤等有反突变作用。明·张介宾《景岳全书》曰:"故凡治虚邪者,当从缓治,只宜专培脾胃以固其本,或灸或膏,以疏其经,但使主气日强,经气日通,则积痞自消。"金·张元素《活法机要》提到:"若遽以磨坚破结之药治之,疾虽去而人已衰矣……故治积者,当先养正则积自除……但令其真气实,胃气强,积自消矣。"故肝癌病后的康复治疗,辨治原则宜以健脾疏肝法为要,常用参苓白术散、小柴胡汤类健脾益气、解毒疏肝,在治疗康复期,必须注意肝功能的变化,若患者出现疲倦乏力和上腹饱胀等脾虚症状,则须检查肝功能变化,并定期测量体重。某些中成药如百令胶囊(冬虫草制剂)、槐耳颗粒等具有护肝抑瘤的作用,适用于肝癌康复期的治疗。

(2)养生调摄防复发:《灵枢·本神》指出,"故智者之养生也,必须四时而适寒暑,和喜怒而安居处……"人体生命活动的四时变化是春生、夏长、秋收、冬藏,从四时与五脏的关系来看,春令之气升发舒畅的特点与肝主疏泄,升发条达之性相应。所以,肝癌患者,必须注意春时养生,强调适当运动。大病初愈,气虚血滞,适当运动,令气血流通,春季为万物生长,生机盎然,利于人体吐故纳新,导纳真气,以化精血充养脏腑,气旺血充,所谓:"养正积自消矣"。饮食的调摄对于疾病的治疗同样重要。《千金要方》提到春日宜,"省酸增甘,以养脾气"。《医宗金鉴》谓:"新愈之后,脏腑气血皆不足,营卫和平肠胃未和,惟宜白粥自养。"《灵枢·五味》提出:"肝色青,宜食甘,食米饭、牛肉、枣、葵皆甘。"中医学从"医食同源"出发,强调了饮食调养,注意以清润易消化为主,牛奶、鸡蛋、土茯苓煲水鱼类可也,日常生活的起居有常,防风御寒,抵御外邪侵袭,防止肝癌的复发,也很重要。《理虚元鉴》谓:"春防风,又防寒。"即是强调预防六淫之邪致病的重要性。通过运动、饮食起居调摄,使肝之气机条达,血行流畅,以利于机体的恢复,防止肝癌的复发和转移。

(3)气和志达防复发:《素问·阴阳应象大论》曰:"人有五脏化五气,以生喜怒悲忧恐。"七情致病,是内因致病的主要原因之一,关于精神因素与癌症发生、发展的关系,中医学文献中有丰富的论述,《素问·通评虚实论》曰:"膈塞闭绝,上下不通,则暴忧之病也。"《谵寮集验方》也提到:"盖五积者,因怒忧思七情之气,以伤五脏,遇传克不行而成病也。"

【中医治疗】 如何提高原发性肝癌的疗效?这是肝癌临床研究中最主要的难点。肝癌由于病灶隐蔽、症状多变,早期诊断率低,病情发展迅猛,而有"急性癌"之称。针对临床上 80%～90% 不能手术切除的晚期肝癌面临生存时间不超过半年的严峻局面,西医学经过 20 多年的探索而在近数年成熟的介入放射学技术,为中晚期肝癌的治疗开辟一个崭新的前景。肝脏是不同于其他脏器的以管道结构为主的器官,具有肝动脉、肝静脉、门静脉三套血液供应系统,癌症肿块主要由动脉系统供养,在医学影像学介导下利用特定的穿刺针、导丝、导管,通过肝动脉灌注化疗药,或注入栓塞剂行肝动脉栓塞术(TAE),或经皮无水乙醇注射(PEI),能有效控制肿瘤,缓解症状,改变面对"癌王"发病凶险而束手无策的被动状况。现代医学已把 TAE 技术作为多数不能切除的中晚期肝癌的首选疗法,但是,随着介入性治疗的广泛开展和应用,发现影响TAE 疗效的诸多因素,如肿瘤血供和侧支循环建立、门静脉癌栓形成,以及瘤内药物浓度和抑瘤功效外,主要还在于 TAE 造成的肝功能损害。

中医肿瘤学认为,肝癌是一种以局部病变为主的全身性疾病,其发病背景多有慢性肝炎、肝硬化致瘀毒内聚、肝郁脾虚,而肝功能损害(瘀毒、脾虚)既是疾病的演变结果,也是影响治疗效果的主要矛盾,针对肝癌的病理病机结合 TAE 的治疗优势,广州中医药大学中医肿瘤研究所开展大肝癌保肝抑瘤的临床研究,获得成功的经验。对中晚期大肝癌患者进行肝脏储备功能检查后纳入研究计划,内服有健脾养肝、解毒祛瘀功效的参桃养肝丸(人参、桃仁、冬虫草、当归、丹参、茵陈等)并配合辨证论治,动态检测肝功能,进行 TAE 并灌注中药提取物羟喜树碱(HCPT),结果使不能介入治疗的肝癌变为可以介入治疗,并减少介入治疗后的肝损害,提高肝癌治疗效果,延长存活时间。

67. 怎样诊治胆囊癌

胆囊癌为原发于胆囊黏膜细胞的恶性肿瘤,在古代中医典籍记载中,类似于"癥瘕、胁痛、黄疸、腹痛"等病证。

【临床表现】

(1)主要症状:胆囊癌早期常无特异性症状和体征,就诊时多已属中晚期。由于多数患者伴有胆囊结石,早期表现的右胁痛与结石性胆囊炎较为相似,故临床上易被当作"胆囊炎"等良性病变治疗。其后随病程发展主要有右胁疼痛渐重、消化不良、嗳气、胃纳减退、黄疸和体重减轻等。①右胁疼痛。胆囊癌初起时,常感右胁部隐痛或胀闷不适,服用利胆止痛药物常无效后可转变为持续性钝痛;如肿瘤或其合并的胆石导致胆管阻塞或癌症转移至肝脏及邻近器官时,则可发生"胆绞痛"或持续疼痛,局部拒按。晚期疼痛的性质表现多样,与良性病变所致的胆绞痛的区别在于,癌性右胁痛常随时间推移逐渐加重,患者逐渐消瘦。中医常将胆囊癌的右胁痛辨证属气滞血瘀。②黄疸。中晚期胆囊癌,随癌肿块逐渐增大,可影响胆管正常排泄而发生黄疸。具体可表现为"阳黄"或"阴黄"。可与疼痛相伴,亦可以无痛性黄疸为首诊。中医辨证属湿热蕴结或脾虚湿阻。③右胁肿块。部分患者可于右胁部扪及肿块,质地坚硬,活动度差,按之疼痛。中医辨证为血瘀癥积。

(2)其他症状:①发热。若为癌热,多表现为持续性低热或中度发热,以午后较重,抗感染治疗效果不明显;若为并发胆管感染,则可表现为高热,发热前可有恶寒,给予清热解毒药物或抗感染治疗多可控制发热。②腹水。多为胆囊癌晚期发生腹腔广泛转移所致。血性渗出液居多,腹水中有时可找到癌细胞。可参照"鼓胀"的病机进行辨证论治。③呕吐。伴随病情的发展,致肝胆、脾胃之气渐衰,胆胃之气上逆则每发恶心、呕吐,以食后恶心、欲呕为常见。④全身消瘦。主要因癌肿块的失控性生长,消耗机体正常生理所需的能量,加之疾病本身所致的纳谷减少,营养不良所致。出现极度全身消瘦,表明疾病已进入晚期,预后多不良。中医辨证为气血两虚或脾气衰败。

【诊　断】　早期胆囊癌,单凭临床症状难以确立诊断。随着疾病的发展,当出现上述典型的临床表现时,促使患者就诊,一般诊断不难,但病情多属晚期。实验室检查常无特异性,发生梗阻性黄疸时可有胆红素、胆汁酸、碱性磷酸酶、γ-谷氨酰转肽酶等值的升高。近年来,随着影像医学的迅速发展,临床诊断水平已有迅速提高。

(1)以下情况下应考虑本病的可能性:①年龄 40 以上的胆石症、慢性胆囊炎患者,近期症状有所改变;右上腹持续疼痛,有明显消化不良者。②50岁以上的无症状胆石病患者，近期出现右上腹持续疼痛或平时有症状，但近期发作次数较多，经利胆药治疗无效，并伴有体重减轻者。③中老年出现阻塞性黄疸、胆囊区可触及肿块，药物难以缓解者。

（2）以下有关检查将有助于确诊或排除该病：①X线检查。腹部平片示"瓷瓶样胆囊"患者，癌变率高；胆囊造影示胆囊不显影或显影不满意。若胆囊显影而有黏膜不完整或腔内充盈缺损，则提示胆囊癌可能。②B超检查。准确性在80％以上。主要有以下几种表现：一是小结节型，为早期表现，病灶较小，为1～2.5cm，呈乳头状回声，团块自囊壁突向腔内，基底宽，表面不平整。好发于胆囊颈部。二是蕈伞型，蕈伞状伸向腔内，弱回声或中等回声，多发可连成一片，肿块周围可见胆泥形成的点状回声。三是厚壁型，呈不规则增厚，局限型或弥漫型，以颈部、体部为主。四是混合型，即厚壁型与蕈伞型合并的表现。五是实块型，胆囊肿大，正常液性腔消失，呈现一个弱回声或回声粗而不均质肿块，或在胆囊腔内充满不均质的斑点状回声，其内可见结石的强回声团伴声影。③逆行胰胆管造影（ERCP）。可用于肝功能受损时的诊断，能清晰地显示肝胆管的各级分支及其梗阻、狭窄部位的形态特征。对胆囊癌侵犯转移或压迫胆总管出现的阻塞性黄疸，鉴别阻塞部位及病因均有帮助。④经皮肝胆管造影（PTC）。可用于排除胆管阻塞病变，有助于鉴别诊断。⑤十二指肠引流及胆汁检查。少数患者可检出癌细胞。⑥CT检查。一般表现为胆囊内软组织块影或整个胆囊肿大，密度增高。少数仅表现胆囊壁普遍增厚，需与胆囊炎相鉴别。⑦腹腔镜检查。可见胆囊表面高低不平、结节。胆囊肿大，或与周围组织粘连，肝门区有转移性淋巴结肿大。⑧经皮经肝胆囊穿刺细胞学检查。于超声引导下经皮经肝胆囊穿刺做肿囊壁及胆细胞学检查，并行造影，对早期发现胆囊癌有一定价值。⑨手术探查。经以上诸种方法检查仍未能确诊的疑诊病例，可尽早剖腹探查,往往可获得诊断和治疗的双重目的。

【常用方药】 胆囊癌的辨病用药是根据古代医籍记载结合临床经验积累和现代医学的研究结果,在辨证用药的同时,于处方中适当加入一些具有抗肿瘤功效的中药或成药。

(1)辨病常用中草药:大黄、山豆根、薏苡仁等。

(2)辨病常用中成药:①复方胆通胶囊。由舒胆通、穿心莲、溪黄草、大黄、茵陈等组成。具有清热利湿、消炎利胆的功能。对于胆囊癌有胁肋部疼痛、恶心呕吐等症有一定的效果。每次2粒,每日3次,口服。②鳖甲煎丸。由鳖甲、射干、黄芩、柴胡、鼠妇、干姜、大黄、白芍、桂枝、葶苈子、石韦、厚朴、牡丹皮等组成。具有软坚散结和行气活血的功效。适用于右上腹包块,胁肋部疼痛。每次3g,每日3次,口服。③清开灵口服液。由胆酸、水牛角、黄芩苷、珍珠层粉、栀子、板蓝根、金银花提取物等组成。具有清热解毒和清胆安神等功效。适用于胆热实证之胆囊癌。每次10～20ml,每日2～3次,口服。

【外治疗法】 对于胆囊癌所致癌痛者,可选用耳针止痛:可取胆、腹、神门、交感、皮质下和肺(双侧)等穴,用轻中度刺激手法,留针5～10分钟。腹痛明显者,可针刺足三里、胆囊穴、内关、章门、期门;恶心呕吐者,针刺中脘、内关、足三里、公孙;便秘者,针刺支沟等;发热者,针刺曲池、合谷、胆俞等。另外,可配合外贴蟾酥膏、辣椒膏等以止痛。

【急症和兼症治疗】 胆囊癌的处方除上述辨证和辨病用药外,尚需针对疾病的兼症或急症,加入适当的药物。

(1)黄疸:以阳黄表现突出而正气未伤者,可于方中加入茵陈、栀子、大黄、虎杖、田基黄等;若以阴黄表现突出者,则可于方中加入茵陈、附子、白术等以健脾温肾、化湿退黄。

(2)食少:可于方中加入焦山楂、焦神曲、焦麦芽等健胃助消化。

(3)癌痛:可加入延胡索、木香、乳香、没药、制川草乌等以止痛。或可加服复方中药止痛散:田三七 30g,七叶一枝花 30g,延胡索 30g,山慈菇 30g,芦根 30g,川芎 30g,冰片 6g,黄药子 30g。共研为细末,每次 3g,每日 3 次,口服。

(4)发热:可加入郁金、蒲公英、柴胡、紫花地丁、野菊花等清热解毒退实热;以银柴胡、地骨皮、青蒿、鳖甲等退虚热。

【康复治疗】 胆囊癌因发现时多为中晚期,80%以上死于 1 年内,5 年生存率仅为 2%～5%。早期病灶仅限于黏膜层及黏膜下层,进行胆囊切除术后,5 年生存率可达 40%～64%。针对不能手术切除的患者,中医药将作为主要的治疗手段。而对于早期得以诊断并行手术切除的患者,给予适当的中医药治疗,则有利于患者的康复。具体应注意如下方面。

(1)疏肝利胆促进手术后康复:胆为中清之腑,职司贮藏胆汁而助消化,同时与肝脏互为表里。对于不能手术的胆囊癌患者,随着癌肿块的逐渐生长增大,势必影响胆腑的贮藏和"泻而不藏"的功能,因此采用疏肝利胆类中药则能缓和胆腑的功能失职。对于已行胆囊切除的患者,肝脏分泌的胆汁无所可藏,此时保持胆管的通畅无疑对改善临床症状、促进病后康复具有重要意义。

(2)情绪条达、饮食有节利于康复:情绪过度抑郁是导致该病的重要病因之一、而情绪过激易怒往往又会促进该病的发展或加重病情,因此保持良好的处事待人方式,正确看待生活中的得失利弊,无疑对胆囊癌的康复有重要价值。饮食不节是导致该病发生的一个重要因素,因此在未病时,即应注意饮食的节制,少食油腻肥甘难消化之品。发病后或胆囊切除后,消化功能减弱,更应节制油腻之品。另外,在中医药治疗的同时,适当地配合食疗,亦有助于疾病的康复。

【中医治疗】 胆囊癌临床确诊时多属晚期,采用内科疗法,结合中医辨证施治,不仅可以增强疗效,减少放疗、化疗的不良反应,

而且可以提高生存质量,延长生存时间,提高远期疗效。有报道用
中医药配合手术治疗胆囊癌,对原位胆囊癌术后肝胆气郁、湿热中
阻者以疏肝利胆、清热化湿;对已出现邻近组织侵犯而进行姑息性
治疗伴阻塞性黄疸者行疏肝软坚、清热化湿;对继发胆管感染者加
用清热泻肝;对晚期正气虚损者以清热化湿、益气育阴等辨证治
疗,较单纯西医手术的疗效好,显示中医药治疗胆囊癌的优势。也
可根据胆囊癌的发病机制,辨证用药,以温胆汤加减并加用守宫研
粉、羚羊角研末冲服治愈胆囊癌。

胆囊癌由于起病隐袭,缺乏特异性的临床表现,确诊时多属晚
期,手术切除率极低,总的 5 年生存率为 2%~5%,常规的化疗对
胆囊癌的疗效很差,因此寻找治疗胆囊癌新的有效药物急待突破。
中医辨证治疗多按肝胆气郁、湿热中阻、气血两虚、痰凝血瘀等予
以疏肝解郁、清热利湿、补益气血、祛瘀散结。近年来,南京八一医
院全军肿瘤中心用中医学"以毒攻毒"的典型代表药物砒霜的主要
成分——三氧化二砷(As_2O_3)注射液治疗胆囊癌并取得明显疗
效。今后尚须继续系统观察研究,结合现代化科学技术,寻找高效
低毒的药物,以提高胆囊癌的治疗效果。

68. 怎样诊治胰腺癌

胰腺癌是消化系统常见的恶性肿瘤,通常指胰腺本身的癌症。
在古代中医典籍的描述中,类似于"心积、伏梁、积聚、腹痛、黄疸"
等病证。

【临床表现】 胰腺癌的临床表现与癌肿块生长的部位、周围
器官受累程度和并发症是否出现密切相关。胰腺癌初期(早期)往
往有原因不明的进行性体重下降的症状,中医学认为,这是"脾胃"
功能受到了损伤。"脾胃"乃人体"后天之本",为水谷运化、阴阳升
降之枢纽;脾胃受损而运化失调,升降不和,以致气血不足,经脉和
肌肉失养而空虚,导致邪毒留滞,积而成癌,正所谓"邪之所凑,其

气必虚"。脾虚不用,气机不畅,湿浊内生,困郁不化,郁久化热,湿热蕴结,日久成毒,湿热毒三者交阻,熏蒸肝胆而见"黄疸、上腹痛、腹部包块"等症状。

(1)主要症状:①消瘦和体重减轻。常见症状之一为中年以上患者有原因不明的进行性体重下降及明显的消瘦,特别是伴有上腹痛或腰背痛者(发生率达65%～90%)。胰腺癌患者的消瘦特征为发展速度快,常常1个月内体重减轻10kg以上。消瘦的原因除癌细胞的直接消耗作用外,还与脾胃运化功能失调、人体消化吸收不良等因素有关。②腹痛。是另一常见症状,50%～80%患者为首发症状,而病程中出现疼痛者占75%～90%。其疼痛特点如下:部位多在上中腹或左、右上腹部,或伴有腰背部放射痛(占15%～60%),胰头癌疼痛多在上腹偏右,而胰体尾癌疼痛多偏左,且放射至腰背部较胰头癌多见。胰腺癌疼痛多为钝痛、钻痛、绞痛,并进行性加剧,镇痛药难以奏效。胰头癌疼痛在进食后加剧,而胰体尾癌与进食及肠蠕动无关。疼痛在夜间加重,平卧或脊柱伸展时加重,尤以胰体尾癌明显。③黄疸。胰头癌的黄疸多为持续性进行性,胰体及胰尾癌少有黄疸。部分患者常以黄疸为首发症状。虽然黄疸可作为胰腺癌的首发症状,但不一定是早期表现。黄疸出现的时间一般与患者的胆和胰管的解剖关系、肿瘤所在的部位、生物学特性等因素有关。如果肿瘤邻近胆管,又有胆管浸润的特征,黄疸的出现则较早。以往多强调胰腺癌黄疸的特征为进行性加重的无痛性黄疸。但近来的观察发现,一部分胰腺癌患者的黄疸可有波动,甚至在应用激素治疗后可有暂时性减退;同时还发现大多数黄疸患者伴有不同程度的腹痛,而仅有25%左右的患者为无痛性黄疸。胰腺癌患者的黄疸属梗阻性黄疸,由癌肿块阻塞或压迫胆总管下端所致。④消化不良。食欲缺乏,厌油脂,恶心,呕吐,腹泻或便秘都存在,呕血,黑粪亦可出现。⑤发热。可有间歇性或持续性低热,并发胆管感染则常有寒战、高热。⑥腹部包块。胰头癌有半数触及无压痛的胀大的胆囊。胆石阻塞胆总管时,胆囊多因慢性炎症而缩小,而胰头癌致阻塞性黄疸时则胆囊胀大。库瓦济埃(Courvoisier)定律认为,胰腺癌增大时上腹部触及质硬而表面不平滑的包块,并可有左锁骨上窝淋巴结转移。临床资料表明,胰腺癌伴有胆囊肿大者仅 12%～37%,这表明胰头癌并不完全符合库瓦济埃定律,因此胆囊不肿大决不能排除胰头癌所致胆管阻塞。

(2)其他症状:①腹水。晚期患者因腹膜转移、门静脉血栓形成或癌症转移压迫门静脉而产生腹水征,其性质可为血性或浆液性。另外,偶见有胰腺癌继发假性胰腺囊肿破裂引起腹水,此时腹水中的胰酶增高。②下肢红肿。中晚期胰体尾癌患者可并发血栓性静脉炎,常发于下肢,表现为局部红、肿、痛等可扪及条索状硬块;偶可发生门静脉血栓性静脉炎,出现门脉高压。此种血栓性静脉炎的发生机制尚未完全明了,有人认为可能是胰腺癌阻塞了胰管,使胰腺外分泌酶进入血液循环,而促进了血液的凝固所致。据此,还有人将血栓性静脉炎、关节炎嗜酸性粒细胞增多症和脂膜炎视为胰腺癌所特有的四联症,是胰腺癌的特异的综合征。③症状性糖尿病。在一些患者中,症状性糖尿病可能在出现上述各种症状之前 2～3 个月出现;也会出现原来控制较好的糖尿病无特殊原因突然加重。临床上常满足于发现糖尿病而延误诊断。对此,应予以警惕。④胆囊肿大。胰腺癌出现肝外阻塞性黄疸时,有时可扪及肿大的胆囊。按照所谓库瓦济埃定律,无痛性黄疸如同时发现胆囊肿大,乃是胰腺癌的特征,与胆石症在鉴别诊断上具有重要的意义。但实际上,胰腺癌伴有黄疸的患者能触及肿大胆囊者不到 50%,兼有无痛性黄疸者及胆囊肿大者更少,因而不能因扪及肿大胆囊,而排除胰腺癌的诊断。

【诊　断】

(1)病史及体征:胰腺癌早期无特征性症状,临床诊断常较困难。凡40岁以上,尤以男性患者,近期有上述临床表现的一项或多项时,特别是消化不良症状伴癌胚抗原阳性与 γ-谷氨酰转肽酶活性增高者;近期出现糖尿病或糖耐量试验异常者,应考虑胰腺癌的可能。

(2)辅助检查:①影像学检查。第一,B型超声波检查:B超是理想的首选检查,B超具有安全、简便、经济、无损伤、无痛苦等优点。B超对胰头癌的诊断阳性率高达约80%,胰体胰尾癌略差约70%。第二,电子计算机断层扫描(CT)检查:在B超发现可疑病灶后,可采用CT进一步检查。CT既可以直接观察病灶,又可以了解肿瘤浸润程度和转移程度,判断肿瘤分期。实用价值较大。第三,磁共振成像(MRI):在胰腺癌诊断中亦有上述优势,但并不比CT优越。第四,胃肠道X线钡剂检查:在胰腺癌的诊断中,这是一种间接的方法,不能直接显示肿瘤,只能通过胃肠道的形态和位置及黏膜的改变来判断,具有较大的局限性,早期仅对胰头癌意义较大,其余部位意义不大。第五,内腔镜超声显像(EUS):EUS可清晰显示出胰头、胰体、胰尾及胰周围的组织血管等,在小胰腺癌中具有较大的价值。目前,EUS已可以诊断出小于1cm的小胰腺癌。第六,内腔镜逆行胰胆管造影(ERCP):多在B超、CT检查后仍可疑时才考虑ERCP检查。由于ERCP可引起急性胰腺炎等严重并发症(27%),一般不作为胰腺癌首选检查方法。第七,血管造影:胰腺癌在血管造影检查中表现为缺血性占位病变,其范围与肿瘤大小基本一致。本法多用于鉴别诊断。②活体组织检查。超声或CT引导下细针穿刺活检有助于确诊。③肿瘤标记物检查。第一,糖类抗原CA19-9:许多报道认为CA19-9在胰腺癌患者中的阳性率达85%以上,特异性则稍差,为70%左右。第二,CA50:敏感性与CA19-9相同,特异性要低于CA19-9。第三,CA242:敏感性和特异性要低于CA19-9和CA50。一般认为,CA19-9、CA50和CA242三者在诊断胰腺癌中敏感性和特异性基本一致，CA19-9略好，与CA50和CA242联合应用可提高敏感性。第四，胰腺癌胚胎抗原(POA)和胰腺癌相关抗原(PCAA)：在胰腺癌患者中，约67％阳性，特异性也不高；POA和PCAA定量单位尚未规范化，临床应用较少。第五，癌胚抗原(CEA)：特异性不高，多用于预后判断。④其他检查。经皮肝胆管穿刺造影(PTC)、核素扫描等临床应用较少，且争议较大。

总之，B型超声可作为理想首选检查。CT检查可进一步肯定。另外，ERCP及血管造影也有肯定诊断的价值。血清学和免疫学有关生化免疫指标可供选择，如CEA、POA、CA19-9等，但它们的敏感性及特异性不高。

【常用方药】

(1)辨病常用中草药：夏枯草、白花蛇舌草、半枝莲、莪术等。

(2)辨病常用中成药：①大黄䗪虫丸。含大黄、䗪虫、虻虫、蛴螬、水蛭、干漆等。具有活血祛瘀的功效。适用于各期胰腺癌正气未全虚者。每次3～6g，每日3次，口服。②鳖甲煎丸。含鳖甲、射干、黄芩、柴胡、鼠妇、干姜、大黄、白芍、桂枝、葶苈子、石韦、厚朴、牡丹皮、瞿麦、紫葳、半夏、人参、阿胶、蜂房、赤硝、蜣螂、桃仁等。具有养阴清热、软坚散结、活血化瘀之功效。适用于胰腺癌阴虚内热者。每次1丸，每日3次，口服。③金克槐耳冲剂。含槐耳菌质。具有活血祛瘀、扶正祛邪之功效。适用于胰腺癌伴有腹胀、乏力、胁痛、食欲缺乏之患者，有明显和直接的抑制肿瘤生长及提高机体免疫功能的作用。每次20g，每日3次，口服。

【外治疗法】 中医外治疗法历史悠久，有一定疗效。中医学认为，病生于内而形诸于外。"外治之理，即内治之理，外治之药，亦即内治之药，所异者法耳"。外治疗法的原则要求：守病机而求其属，察病形、度病情、审四时、知标本、明缓急，精选要穴，用药适当。外治疗法主要用于胰腺癌疾病的症状治疗，如癌性疼痛、腹水等。对于胰腺癌疼痛可选用蟾酥膏、麝香止痛膏等；腹水可选用皮硝120g,单层纱布包扎,敷脐部,融化后可换之。一般认为,外治以不损伤皮肤为度。

【急症和兼症治疗】

(1)黄疸:症见身目俱黄、纳呆、恶心、皮肤瘙痒、尿黄短、大便干结或溏薄。阳黄者舌红苔黄腻,脉弦数,中医辨证为肝胆湿热,瘀毒内聚,治宜清热利湿和化瘀解毒,方用茵陈五苓散加减;大便干结者可用大柴胡汤。对于黄疸的辨病治疗,茵陈、车前草、田基黄、溪黄草、六月雪等均可选用。

(2)腹水:症见腹胀大,皮色苍黄为特征,常伴双下肢水肿,口干烦躁,舌红绛少津,脉弦细数者,为阴津亏损,湿毒停聚,治则滋养阴津,解毒利水,方用一贯煎加减;若面色苍黄,脘闷纳呆,神倦怯寒,舌质胖淡紫,脉沉细者,为脾阳不振,水毒内聚,治宜温通脾阳,利水解毒,方用五苓散加减。临证时,切忌急功近利,攻伐太过。

(3)血证:症见呕血、便血、鼻衄、齿衄、肌衄等,见于晚期胰腺癌合并消化道出血及皮下出血、鼻出血、口腔出血等。多因阳虚火旺所致的迫血妄行,伴口干烦渴,舌红而绛,苔黄焦,宜养阴清热,凉血止血,方可用清热地黄汤加减;如因脾气虚弱致脾不统血,伴神疲乏力,心悸气短,面色苍白,舌质淡,治宜健脾益气和摄血止血,方用归脾汤加减。

【康复治疗】 胰腺癌需要长期的治疗与康复,故一定要有坚定必胜的信心和长期与疾病作战及克服困难的思想准备,不能操之过急。同时要保持乐观情绪,尽量避免在遇到困难和反复时产生急躁情绪和焦虑、心情压抑等情况,以防导致机体内分泌失调、抗病能力下降而不利于治疗。

胰腺癌术后及各期患者均应适当地多休息,动静结合,不宜整天卧床或过多锻炼。可根据自身条件建立一些爱好,努力使生活充满情趣。并可选择一些锻炼方法,如散步、体操、养生功、太极拳等。胰腺癌术后,应常服用补益气血、健脾和胃之品,如山药、枸杞子、淡菜、无花果、牛奶、菱角粉粥、陈皮粥等。改变不良饮食习惯在胰腺癌的康复中极其重要,为了减少复发的机会,凡是与发病的相关因素如抽烟、饮酒、刺激性食物、高动物脂肪和低纤维素饮食结构等,均应尽可能避免。少用不易消化之食品,多吃富含纤维和维生素的食品,注意保证大便通畅。

【中医治疗】 现代医学治疗胰腺癌主要采用手术疗法,然而由于胰腺癌很难早期诊断并早期手术,加之疾病进展迅速,疗效极差。非手术疗法如放射疗法、化学抗癌药物疗法对胰腺癌细胞不敏感,免疫疗法、内分泌疗法疗效并不肯定,故中医药治疗本病具有一定优势。

有人将42例中晚期胰腺癌分为湿热毒盛、气滞血瘀、脾虚湿阻、阴虚内热4型。湿热毒盛用黄连解毒汤、龙胆泻肝汤加减;气滞血瘀用血府逐瘀汤、越鞠丸加减;脾虚湿阻用异功散、香砂六君子汤加减;阴虚内热用一贯煎、清凉甘露饮加减。经6个月以上治疗,结果1年生存率为90.5%,3年生存率为50%,5年生存率为4.5%。有人将30例胰腺癌分为湿热毒盛、脾虚瘀阻2型,以基础方"青一方"(大青叶、白花蛇舌草、半枝莲、蒲公英、桃仁、红花、丹参、郁金、白术、茯苓、薏苡仁)为主治疗,一般1个月为1个疗程,服药最短者52天,最长者1年半。经随访生存1~2年者18例,生存3年以上者7例,生存5年以上者5例。有人用胰宝康泰胶囊内服(由生薏苡仁、冬凌草、白花蛇舌草、佛甲草、肿节风、白术、三棱、莪术、黄芪等20多味中药组成)及B超介入局部注射无水酒精、顺铂注射液治疗胰腺癌35例,结果治疗后症状改善、稳定、恶化例数分别为22、7、6例;体重增加22例;瘤体消失、缩小、不变、增大、转移的例数分别为14、8、6、7、6例;治疗后半年、1年及2年的生存率分别为88.7%、68.6%及51.4%,中位生存期为10.3个月。

69. 怎样诊治肾癌

肾癌又称肾细胞癌,起源于肾小管的上皮细胞,可发生于肾实质的任何部位,但以上、下极为多见,少数侵及全肾,左右肾发病机会均等,双侧病变占1‰~2‰。本病属中医学"腰痛、肾积、尿血、癥积"等病证范畴。中医指的"肾岩"并非西医所指肾癌,而是指阴茎癌,临床应注意区分。

【临床表现】 一般认为,无痛性血尿、腰部或上腹部肿块和腰痛被认为是肾癌的三大主要症状。但临床大部分患者就诊时只有其中一个或两个症状,也有些患者症状很不典型,如表现为不明原因的发热等。早期肾癌多以无痛性血尿为主,一旦发生疼痛则多属晚期,疼痛以腰部钝痛为多见,若有血块肿瘤组织阻塞输尿管时,则引起肾绞痛。肾癌晚期的患者可表现为贫血、乏力、发热、消瘦等症状,以及骨痛、自发性骨折、肺部转移等。

(1)肾癌的主症:①血尿。单纯血尿约占1/3,如伴有疼痛或肿块约占2/3。初为间歇性全程血尿,每次发作持续时间不定,以后间隔逐渐缩短。出血时常见碎血块如茶叶渣,少见条状血块,偶见较大血块。肉眼血尿常说明癌症已侵犯肾盏或肾盂,或肿瘤压迫使肾盂过度充血而引起血尿。②疼痛。单纯疼痛占10%,如伴有血尿或肿块则占50.9%。主要表现为持续性肾区痛,若癌症侵犯肾周围组织,疼痛加重,在深呼吸或脊柱运动时更明显。如伴有血块,可出现肾绞痛。③肿块。单纯肿块占8%,伴有血尿或疼痛占30.9%,临床上肿块较大时方能触知,较小时易误认为正常肾脏。肿物多较硬,表面不平滑,可在较短时间出现肿物固定。

(2)肾癌的兼症:肾癌为恶性程度较高的肿瘤,不少患者求诊时已属晚期而有明显的恶病质,也可有肺或骨骼转移的症状如咯血、疼痛、骨折等。①发热。为肾癌常见的肾外表现之一,有低热或高热,高热者可高达39℃~40℃,持续不退。肾癌切除后体温恢复正常。多数学者认为,发热与癌组织的致热原有关,与肿瘤的坏死和出血无关。2%～3%的病例发热是肾癌的惟一表现,对中老年患者原因不明的发热,肾癌应列入可能病因之一。②贫血。主要是由于持续慢性失血引起,但临床上有些肾癌患者没有明显血尿病史,却出现贫血,说明患者的贫血除血尿引起外,还有其他原因,可能与肿瘤毒素或大量肾组织破坏导致代谢与造血系统功能紊乱有关。③血压增高。占肾癌的 10%～15%。④转移症状。以转移症状为初发表现者约占 4%,初诊者中约 20%已有转移症状。多数表现为偏瘫、坐骨神经痛、背痛、颈部淋巴结转移、体表软组织转移或肺转移等。较少患者表现为左侧精索静脉曲张(左肾静脉瘤栓),或下肢水肿(下腔静脉瘤栓)。

【诊 断】

(1)典型症状:50 岁以上,无痛性血尿,腰部或上腹部肿块,腰部疼痛。

(2)影像学检查:①X 线检查。是诊断肾癌较为重要的方法。腰部平片可见患侧肾影不规则增大,腰大肌影模糊,有 10%肾癌肿块周围可见钙化。肾盂造影片常显示肾盂或肾盏受压、变形、拉长或扭转,甚至出现肾不显影。下腔静脉造影检查可发现5.9%～15.9%的肾癌患者静脉内有瘤栓,造影可了解下腔静脉、肾静脉内有无瘤栓,下腔静脉有无受到肿瘤压迫和浸润等改变。②CT 检查。主要用来确诊肾占位性病变,对囊性和实质性肿块的鉴别,准确率达 95%,能对肿瘤的大小、外形、密度、有无出血、液化和坏死、对周围组织有无浸润、转移等给予客观和较为准确的评价。③MRI检查。肾癌的 MRI 检查可以清晰的显示肾实质肿块,与肾囊肿加以鉴别。由于 MRI 的清晰显像,对肾癌的分期和预后的估计有很大的帮助。④超声显像检查。B 型超声显像具有应用方便、无创伤性的优点。临床该检查能准确区分实质肿块和肾囊肿,其准确率为 90%～95%。另外,它还能显示肾癌的范围、癌肿块有无侵及邻近器官,肝脏和脾脏有无转移、肾蒂及腹膜后淋巴结是否肿大等。⑤放射性核素检查。既能显示脏器形态,又能反映脏器功能。肾肿瘤和肾囊肿在扫描图上显示缺损,常用的放射同位素为汞(^{197}Hg)和(^{203}Hg)。同位素锝(^{99m}Tc)动态肾显像图呈梗阻曲线,并在动态观察肾脏疾病中有一定的诊断意义。⑥实验室检查。显微镜检查可见镜下血尿;血生化检查可发现一部分患者血沉增快,血钙升高,血磷降低及前列腺素增高;尿脱落细胞学检查可发现尿中癌细胞,对早期诊断有价值;膀胱镜检对肾癌血尿期的诊断及排除其他疾病最有价值。

(3)病理检查:肾穿刺活检能早期获得病理形态学诊断。肾癌细胞类型主要为透明细胞癌,颗粒细胞癌和未分化癌,其中以透明细胞癌最为常见,颗粒细胞癌生长活跃,其恶性程度较透明细胞癌高。这两种类型的癌细胞可单独存在,也可同时出现在同一肿瘤内。未分化癌较少见,其恶性程度更高。

【常用方药】

(1)辨病常用中草药:白英(又名蜀羊泉)、土贝母、冬虫夏草等。

(2)辨病常用中成药:①六味地黄丸。含熟地黄、山茱萸、山药、泽泻、茯苓、牡丹皮。具有滋阴补肾的功效。适用于各期肾癌患者。每次6g,每日2次,口服。②康赛迪胶囊。又名复方斑蝥胶囊,含黄芪、斑蝥、人参等。具有破血消瘀和攻毒蚀疮的功效。适用于肾癌、肺癌、原发性肝癌等。每次3粒,每日2次,口服。

【急症和兼症治疗】

(1)疼痛:表现为单侧或双侧的腰部钝痛,刺痛或肾绞痛,伴有腹部或腰部肿块,或有尿血,或尿中出现血块,可兼有发热、口渴、纳差等,舌质紫暗或有瘀斑,瘀点,脉弦或涩或结代。治宜活血化瘀、理气散结。可以内服与外用同时兼顾,内服用桃仁四物汤加减,水煎服;外敷药散止痛:冰片、藤黄、麝香、生天南星各适量,共研为细末,酒醋各半调成糊状,涂敷于腰部瘀块处,药干后换掉;或外用冰香止痛液:朱砂、乳香、没药、冰片各适量,捣碎,装入盛有500毫升米醋的瓶内,密封2天后取上清液入小瓶备用,用棉签或毛笔蘸药水涂痛处,可反复使用。一般用药后10～15分钟疼痛消失,可维持2小时以上。

(2)血尿:表现为尿血量增多或全程血尿,甚则因肾包膜破裂而大出血,伴腰痛,坠胀不适,时有低热,舌苔白腻或黄腻,舌体胖,脉滑数或濡数。宜清热解毒、凉血止血,方用八正散加减,水煎服。或用止痛散:煅花蕊石、煅龙牡、阿胶珠、代赭石、大蓟、小蓟、侧柏叶炭、焦栀子、茜草炭各等量,共研为细末,加入适量的云南白药,调匀,每次6g,每日3～4次,温开水送服。

【康复治疗】 应始终贯穿肾癌治疗的整个过程,对提高治愈率,恢复功能,提高患者生活质量有非常重要的作用。发挥中医中药整体治疗的特点,提高患者的免疫力,调节人体内分泌功能,促进患者的机体康复,延长生存期,提高生存质量。

(1)中药康复治疗:肾藏精,为人体先天之本,脾主运化,为人体后天之本,先天和后天可相互促进,滋养补充。肿瘤发病是渐进过程,日久多有脾肾受损,补益脾肾,扶助正气有利于正气的恢复和抗邪,对手术、放疗、化疗都有一定的辅助治疗作用。健脾益肾的中药有:党参、白术、茯苓、何首乌、山茱萸、枸杞子、紫河车等。肾癌的发生及发展,肾虚是关键,而现代医学研究表明,肾虚往往表现为免疫功能低下、内分泌功能紊乱等。以六味地黄丸为代表的补益脾肾中药可调节内分泌功能,恢复下丘脑-垂体-性腺轴各层次功能,调节促进垂体的肾上腺皮质激素的合成和分泌,提高机体的免疫功能,从而达到抑癌抗转移防复发的作用。

(2)心理康复:首先要嘱其家属给患者营造一个"轻松"的环境,医护人员要以"自信、乐观"的态度与患者谈论肾癌的发展及预后,使患者在一种平稳和轻松的心态下接受治疗,要从各方面减轻患者的精神负担,包括有效的治疗,亲友的安慰和鼓励,求实的态度和信心,使患者的精神状态得到调整,有利于自身免疫功能的恢复和增强。鼓励患者增强战胜疾病的信心,消除恐惧心理,积极配合医护人员进行彻底治疗,戒烟戒酒,养成良好的生活习惯,可常听节奏欢快的乐曲,亦可通过琴棋书画陶冶情趣,适当参加户外活动,如散步、垂钓等。

(3)节制房事,清心寡欲:从医学的观点看,健康人的性生活是人体生理和心理的需要。但对于肾癌患者来说,应节制为宜。肾癌其病位在肾,肾虚是发病的关键,若病后不节制房事,更耗其精血。所以,静心休养,清心寡欲是肾癌康复治疗的不可忽视的一部分。只有这样才能使气血得充,体虚得复,从而提高机体免疫力,达到抗癌防复发的目的。

【中医治疗】 肾癌是泌尿系第二常见肿瘤,早期症状不为人们所重视。明确诊断多为中晚期,且预后不良,统计表明在就诊后半年死亡达80%。虽然单纯用中药治疗肾癌文献报道较少,但运用中医中药对晚期肾癌的姑息性治疗,减轻患者痛苦,提高机体免疫功能,稳定和改善全身状况,延缓肿瘤生长速度等方面显示了一定的疗效。

近年来,运用单味中药的有效成分,对肾癌的实验研究和临床观察获得了一定的进展。如黄芪对肾癌术后蛋白尿和疼痛之减轻有一定的作用。用土贝母制剂对体外培养的人肾粒细胞癌细胞系(GRC-1)和裸鼠移植性人肾透明细胞癌株(RLC-310)的生长、组织形态学改变,以及癌细胞 DNA 含量及细胞周期的影响作用的实验观察。结果提示,土贝母对人肾癌有一定的治疗价值。实验证明,土贝母制剂对 GRC-1 及 RLC-310 的生长均有明显的抑制作用,并呈剂量-时间依赖性,且体外和体内试验结果有良好的相关性。在与长春新碱(VCR)体外实验对照表明,长春新碱的作用虽比土贝母强,但 VCR 对骨髓和神经系统均有较大的不良反应,而土贝母恰能升高白细胞提高机体免疫力,且无明显不良反应,若在临床化疗中联合应用,可减少化疗药物的不良反应,最大限度地发挥药物抗肿瘤的协同作用。也有报道,用鸦胆子油乳剂对人肾颗粒细胞癌系 GRC-1 细胞周期的影响,实验结果表明,此药物可使细胞周期的 S 期细胞百分比含量明显减少,使 DNA 合成受到抑制和阻断,DNA 含量指数下降,G_0/G_1 期细胞堆积,使癌细胞周期无法如常进行,从而发挥其抗癌的作用。

还有报道用白及粉肾动脉栓塞治疗肾肿瘤取得较好的疗效。肾动脉栓塞作为晚期肾肿瘤的姑息性治疗手段,其目的是使肿瘤梗死,缓解或控制肿瘤所产生的症状,如出血、疼痛等,并使肿瘤缩小,稳定和改善全身状况,延缓肿瘤生长速度。白及具有良好的黏合作用,可机械性阻断血流,且表面粗糙,加速血栓形成。白及因有较强的黏合性,还可与其他抗癌药物合用一并注入肿瘤内,使其停滞于局部,缓慢地释放从而达到治疗目的。

70. 怎样诊治膀胱癌

膀胱癌是指发生于膀胱黏膜的恶性肿瘤。在古代中医典籍中,膀胱癌类似于"尿血、血淋、癃闭"等病证。

【临床表现】 膀胱癌早期可无任何症状,出现症状时多属中晚期。

(1)膀胱癌的主症:血尿为膀胱癌最常见的临床表现,以此为主要症状的约占 94%。血尿多为肉眼血尿,少数为镜下血尿,可为间歇性或全程血尿,无痛血尿,也可为终末血尿,有时伴有血块。

(2)兼症或危重证候:①尿路刺激症状。肿瘤发生在膀胱三角区、病变范围增大或合并感染时可出现该症状,或以该症状为主。可排出腐肉样物质,排出肿块、血块,或因肿块阻塞尿路而出现排尿困难,点滴而下,甚至尿潴留。②肾积水。如果肿瘤浸润到输尿管口或长在输尿管口,可引起输尿管阻塞,进而形成肾积水、肾脏体积增大。③侵犯或转移。膀胱癌侵犯直肠时,可出现便急、便稀、便频等症状。膀胱癌转移至肺、肝、骨时会出现相应症状。④其他。中晚期膀胱癌可见下腹部触痛或肿块;浅表淋巴结转移时表现为淋巴结肿大;肺转移时可见肺部体征,呼吸音减弱,或合并干、湿啰音;肝转移时可见肝脏增大、包膜不光滑或黄疸;骨转移时出现转移部位压痛;全身衰竭可见恶病质、消瘦等。

【诊　断】　早期膀胱癌可无任何症状或仅有尿隐血检查为阳性。中晚期膀胱癌则有典型的无痛性血尿,极个别伴尿路刺激征或少腹疼痛。

(1)膀胱镜及组织活检:可以直接看到癌肿块的生长部位、大小、数目、形状、有无蒂、浸润范围,是否合并出血。对发现病灶或可疑者则通过组织活检而做出细胞学诊断,是确诊的关键依据。

(2)利用血卟啉衍生物(HPD)进行光敏诊断:血卟啉衍生物易积累于肿瘤区域,通过过滤光电可以发现该处。这对发现肿瘤病灶和指导取活检有帮助。

(3)尿脱落细胞检查:是一种简便易行又无创伤性的检查方法,对膀胱癌的诊断有重要价值。膀胱癌患者约85%尿脱落细胞可呈阳性。

(4)线造影检查:通过造影可了解膀胱内的充盈情况和肿瘤浸润的范围、深度;结合肾盂和输尿管造影可了解是否有肾积水、输尿管浸润及浸润的程度。

(5)B超检查:通过使膀胱充盈、膀胱壁黏膜充分伸展,B超可以测量出肿瘤的大小、位置及黏膜浸润的程度;如果是经直肠超声扫描,则能显示肿瘤基底部膀胱壁的畸形和突入膀胱腔的肿块回声,可依此确定膀胱肿瘤的范围。

(6)CT检查:当膀胱上的肿瘤组织向腔内或壁外生长及出现转移时,CT成像可充分显示其形状、大小,准确率在80%左右。此表现对膀胱癌的分期有一定的帮助。

【常用方药】 中医药治疗各类恶性肿瘤,应根据肿瘤的病理及生物学特性进行辨证与辨病治疗,即是在辨病的同时进行辨证,选择有抗癌作用的中药辨证施治。实践证明,辨证与辨病结合治疗各类恶性肿瘤,有科学依据,疗效好。

(1)辨病常用中草药:猪苓、薏苡仁、茯苓、泽泻、苦参、仙茅等。

(2)辨病常用中成药:①八正合剂。由生大黄、车前子、萹蓄、木通、滑石、瞿麦、栀子、甘草梢等组成。具有清热解毒通淋之功效。主治膀胱癌,小便赤涩或癃闭不通。②复方喜树碱片。由喜树果、竹茹、白茅根等组成,每片0.3g,每次2~4片,每日3次,饭后口服。适用于膀胱癌。③复方斑蝥丸。复方斑蝥丸由斑蝥、大黄、人参、猪苓等组成。具有扶正抗癌的功效。适用于乳头状膀胱癌、腺癌等。

【外治疗法】 膀胱癌晚期多出现疼痛,如小便时下腹疼痛;肿瘤浸润输尿管时出现腰痛;骨转移时出现相应部位的疼痛。中药外敷,有效成分可透皮吸收,通过腠理、脉络,深达脏腑,调节阴阳,扶正祛邪。

复方止痛散:由制乳香、制没药、血竭、儿茶、延胡索、红花、刺猬皮、麝香、白芍等组成。上药共研为细末,放入胶囊或醋调,内服外敷配合应用。适用于膀胱癌晚期、下腹疼痛。

【急症和兼症治疗】

(1)尿闭:症见下腹持续胀痛,进行性加重,无尿超过4小时,下腹膨隆、压痛,多因膀胱癌晚期,湿热瘀毒蕴结,阻塞水道而致。伴烦躁口渴,夜寐不安,舌红,苔黄腻,脉滑数者,治宜清热利湿、行气利尿。方选八正散加苍术、黄柏等。伴消瘦、乏力、气短、神疲、面白、虚冷,舌淡苔白,脉细弱无力等脾肾两虚之证者,治宜健脾补肾、化气利水。方选补中益气汤合肾气丸加减。必要时应配合西医方法治疗。

(2)大量血尿:症见小便红赤,或有血块,伴面白乏力,消瘦食

少,舌淡脉弱等;也可见排尿时下腹胀痛,舌质紫暗,或有瘀斑,脉
细涩。治宜补肾健脾、摄血或活血止血。方选归脾汤加山药、山茱
萸、肉苁蓉、三七等。

【康复治疗】 膀胱癌是泌尿系统最常见的恶性肿瘤,早期症
状多不明显,容易被误诊。早期膀胱癌经积极治疗后常可获得长
期生存,即使是晚期膀胱癌,在以中医药为主的中西医结合治疗
下,也常可获得较满意的疗效。除早期发现、早期治疗外,影响膀
胱癌预后的主要因素是复发和转移,因此中医药治疗有一定优势。
中医药辨证论治,可使肿瘤患者的生存期延长、生活质量有所
提高。

(1)生活起居调养对康复至关重要:中医学认为,疾病的药物
治疗固然重要,但平素与病后的调养更加重要。例如,《素问·上
古天真论》曰:"乃问于天师曰:余闻上古之人,春秋曾度百岁,而动
作不衰,今时之人,年半百而动作皆衰者,时世异耶?人将失之耶?
岐伯对曰:上古之人,其知道者,法于阴阳,和于术数,食饮有节,起
居有常,不妄作劳,故能形与神俱,而尽终其天年,度百岁乃去。"又
曰:"夫上古圣人之教下也,皆谓之虚邪贼风,避之有时,恬淡虚无,
真气从之,精神内守,病安从来?"全面论述了注重平素调养,可延
年祛病,终老天年。具体调养方法如下:①生活调理。保持会阴区
特别是尿道口的清洁,预防感染。进行心理护理,帮助患者解除畏
惧、紧张、恐惧、失望等不良心态,引导其忘掉疾病,心情舒畅,更好
地配合各种治疗。注意起居有时,适当的体育锻炼,或做养生功锻
炼来调整身心。②饮食调理。在平素正常饮食情况下,应适当地
进行饮食调理。赤小豆鸡内金粥:赤小豆50g,鸡内金研细末15g。
如常法煮赤小豆做粥,将熟时入鸡内金调匀。每日2次,趁热饮
食。具有解毒通经利尿等功效,适用于膀胱癌治疗后清解余毒。
大麦米粥:大麦米75～100g,白糖或红糖少许。先将大麦米加水
煮粥,熟时加入白糖或红糖,调匀,当作早餐或点心食,可养胃生

津。适用于膀胱癌治疗后脾胃虚弱者。③精神调理。鼓励患者树立战胜癌症的信心,树立未来生活的目标。使患者相信,良好的心态可以帮助自己克服精神上的压力与纠结,使患者从精神到身体做好战胜癌症、完成目标的准备,促使早日康复。向患者讲解清楚,膀胱癌经积极地治疗与配合治疗,是可以获得长期生存的。资料表明,患者有生活目标,有良好的心态,机体的脏器功能、免疫功能活跃,对抗癌有利。

(2)药物祛邪扶正可助机体康复:早在《素问·阴阳应象大论》中即有"治病必求于本"之说。《素问·至真要大论》中记载:"百病之起,有生于本者,有生于标者,有生于中气者。有取本而得者,有取标而得者,有取中气而得者,有取标本而得者。"均说明了治疗疾病必须寻找疾病的根本及病因而治疗,恶性肿瘤的治疗更应如此。现代中医学认为,膀胱癌的发生是脾肾亏虚,湿热瘀毒积聚于膀胱所致。膀胱癌经抗癌(祛邪)治疗后,邪气虽祛,但正气未复,仍需继续康复治疗。常用的康复疗法有:①健脾法。《灵枢·病传篇》曰:"病先发于脾,一日而之胃,二日而之肾,三日而之膀胱,十日不已,死。"可见膀胱病,防治于脾的重要性。临床可采用辨证与辨病相结合的方法,选用具有健脾除湿、扶正抗癌的中药或方剂加减。如中药选茯苓、人参、薏苡仁、猪苓、黄芪、白术、山药、甘草等;成药选参苓白术散、四君子汤等。于术后或放疗、化疗后施用。②补肾法。《灵枢·病传篇》曰:"病先发于肾,三日而之膂膀胱,三日而上之心,三日而之小肠,三日不已,死。"说明肾病可影响到膀胱、心及小肠等脏腑。中医学认为,"肾为先天之本"和"人生身之本",治病当先治肾,治肾"是欲固寿命之原"。补肾宜选用熟地黄、枸杞子、鹿茸、山茱萸、肉桂、五味子、楮实、山药、五加皮、知母、人参等辨证与辨病加减应用;成药选六味地黄丸、二至丸、济生肾气丸、右归丸等辨证与辨病加减应用。

【中医治疗】 膀胱癌证型复杂,多数学者主张采取以祛邪为主的治疗原则,治以清热利湿,解毒散结,凉血止血为主。如有人在辨证基础上,以凉血止血、化瘀解毒为治法,制定的基本方为小蓟饮子加减:小蓟 30g,鲜生地黄 30g,蒲黄炭 30g,藕节 15g,淡竹叶 6g,栀子 10g,三棱 10g,莪术 10g,半枝莲 30g,石见穿 30g,田七粉 6g,七叶一枝花 30g,甘草 6g。并根据阴虚火旺、脾气亏虚、湿热内蕴等不同证型进行加味,取得了良好效果。使膀胱癌患者 1 年生存率为 83.3%,2 年生存率 77.4%,3 年生存率 65.2%,4 年生存率 54.5%。有人以清热利湿和解毒散结为治法,组成加味五苓散,治疗 31 例晚期膀胱癌,存活 5 年以上者 3 例,2 年以上者 18 例。药物组成为:猪苓、茯苓、白术、生黄芪各 15g,泽泻、海金沙、海藻各 18g,桂枝 10g,生地榆、生薏苡仁、白花蛇舌草各 30g。由此可见,膀胱癌的治则治法,以祛邪为主,即清热利湿、解毒散结、化瘀止痛、凉血止血等。有人还研制了复方斑蝥丸(斑蝥 15g,大黄 25g,人参 20g,猪苓 25g)。将斑蝥酒浸,入大黄、人参、猪苓末,用蛋清调匀,制成绿豆大药丸。每次 5 粒,每日 3 次。对膀胱癌有效。其结合辨证施治,治疗膀胱癌 23 例,临床治愈 3 例,显效 1 例,总有效率为 78%。

有人总结多年的治癌经验,用龙蛇羊泉汤(龙葵 30g,白英 30g,蛇莓 15g,海金沙 9g,土茯苓 30g,灯心草 9g,威灵仙 9g,白花蛇舌草 30g),治疗膀胱癌 21 例,结果 5 年生存率为 90.47%。有人用蛇桑汤(沙苑子 15g,山慈菇 15g,桑寄生 30g,猪苓 30g,白花蛇舌草 30g),治疗膀胱癌 40 例,临床治愈 2 例,显效 24 例,有效 9 例,无效 5 例,总有效率为 87.5%。有人研究的僵蚕软坚汤(生牡蛎 60g,昆布 15g,海藻 15g,土木鳖 5g,僵蚕 15g,炮穿山甲片 10g,山慈菇 12g,半枝莲 30g),治疗膀胱癌 13 例,生存 1～3 年 12 例,3～5 年 3 例,5～10 年 4 例,10～16 年 4 例,方中山慈菇为主药,具有清热解毒、消肿散结之功效,所含秋水仙碱可使细胞有丝分裂停止于中期,阻断 DNA 的复制,并抑制肿瘤细胞的生长。

71. 怎样诊治前列腺癌

前列腺癌是发生于前列腺腺体的恶性肿瘤,中医学虽无前列腺这一器官名称,但将其功能概括于肾、膀胱、三焦等脏腑之内,前列腺癌在古代中医典籍描述中,类似于"尿血、癃闭、劳淋、积聚"等病证。

【临床表现】 前列腺癌早期多无症状,凡50岁以上男性排尿如有不适即应就诊检查。只有当肿瘤增大至阻塞尿路时,才会出现排尿困难,小便淋沥,进而有排尿费力,尿线变细,尿潴留,尿失禁等,其时多已属晚期,常伴腰骶部疼痛、下肢水肿、贫血、骨痛、骨折、食欲缺乏、乏力等,最常见的四大主症为小便淋沥、排尿困难、会阴部疼痛、前列腺硬结。

(1)前列腺癌的主症:①小便淋沥。前列腺癌初起时表现为尿流变细或缓慢,继而为尿频尿急,或尿流中断,淋漓不尽,尿道涩痛。张仲景《金匮要略》认为,"淋之为病,小便如粟状,小腹弦急,痛引脐中",主要是肿瘤不断增大至阻塞尿路时,出现膀胱颈梗阻症状,不易与前列腺增生症相鉴别,且前列腺癌绝大多数伴有一定的良性前列腺增生症,两者无因果关系。雄激素的长期作用刺激前列腺上皮的发育与维持,并且是恶变的基础,中医学认为因肾虚,或者湿热痰浊移于膀胱所致。②排尿困难。排尿困难是指排尿无力,排尿不尽,甚至尿失禁。由于病程一般为数月至数年,患者对排尿困难已不断适应,对病前排尿正常和病后排尿困难两者在感觉上的差异已很模糊,故除非到了相当严重的程度,患者多不能准确提供病史。故应注意提醒患者仔细回忆从何时开始排尿须费点力气,便是排尿困难的开始,应及时就医检查,本症也见于前列腺增生症,不易鉴别,中医辨证为三焦水道不通所致。即"膀胱者,州都之官,津液藏焉,气化则能出矣",而"膀胱不利为癃,不约为遗溺",多因湿热蕴结或气滞血瘀所引起三焦水路不通。③会阴部疼痛。会阴部疼痛可为酸沉感、胀满感，或下坠感、清冷感、针刺感，痛势可急可缓，总因经络不通，气血瘀滞所致。肾主水，司命门，会阴部与任、督二脉有关，肝经布胁肋，络阴器，抵少腹，故多因气血瘀滞肝经脉络不通，不通则为痛。④前列腺硬结。早期须在肛门指检中方能扪及，初起多为后叶或腺体边缘的硬结，常坚硬如石，大小不一，表面异常突起，中央沟消失，发展到晚期，可侵及精囊、膀胱三角、直肠前壁，此时前列腺多固定，盆底为一片癌肿块浸润区，称为"冰冻盆腔"，乃为"血淋者，小腹硬，茎中痛欲死"，为肾气亏虚，毒邪瘀滞于阴部所致。

（2）兼变症：①生骨性破坏。以盆骨、腰椎、股骨和肋骨多见，可表现为腰痛、下肢疼痛，甚至病理性骨折或者瘫痪，X线多表现为多发性边缘模糊的结节状或雪片状致密阴影，病灶扩大融合则成为大片状硬化灶，全身同位素扫描有助于早期诊断，前列腺特异性抗原（PSA）多超过 20ng/ml。②尿毒症。为晚期前列腺癌的表现，多见尿少甚或无尿，饮食不进，呕吐不止，大便秘结，或循衣摸床，撮空理线，生化检查可见血清尿素氮及肌酐明显升高等。③下肢肿胀。亦为晚期前列腺癌的表现之一，轻则双下肢稍肿，甚则肿至大腿根部，质地坚实，按之深陷不起，类似象皮腿，多为淋巴静脉回流受阻所致。

其他尚有高钙血症和肌无力综合征。高钙血症又称异位甲状旁腺素（PTH）分泌综合征。症状主要有肌无力、恶心、呕吐、食欲缺乏、活动减少、腱反射消失、共济失调、紧张性木僵、昏睡、多尿等，血清钙可高于 3.5mmol/L（14mg/dl），血磷常下降；而肌无力综合征又称肌无力——肌病综合征，主要表现为四肢近端无力或易疲劳，以下肢为甚，特别是骨盆带肌群及大腿肌群，早期出现步行和站立困难，其他有复视，眼睑下垂，吞咽困难和构音障碍，主动活动数秒后，肌力可暂时改善，无肌萎缩，四肢腱反射减弱或消失，对箭毒很敏感，肌电图和肌肉活检可明确诊断，中医治疗依其症状归属于相应脏腑而进行辨证论治。

【诊　断】

(1)临床症状:尿流变细,进行性排尿困难,尿程延长,尿痛,尿血,尿潴留,会阴部及尾骶部疼痛等。

(2)直肠指检:腺体增大,坚硬结节,高低不平,中央沟消失,甚至可侵及肠壁、阴囊,可及条索状且向双侧骨盆伸展的肿块。

(3)穿刺活检:近年来,多采用 B 超引导下经直肠前列腺细针抽吸活检。

(4)影像学:CT 及 MRI 对前列腺癌Ⅲ期以上诊断阳性率可达 95%左右,并可判断周围浸润程度及盆腔淋巴结转移情况。

(5)前列腺特异性抗原(PSA)的测定:一般认为超过 10ng/ml 已有诊断意义,其值与前列腺癌分期分级均有关。另外,前列腺特异性抗原指数(PSAI)、前列腺特异性抗原密度(PSAD)及血清游离 PSA 与血清总 PSA 测定(F/T),均有助于与前列腺增生症鉴别。PSA 是前列腺癌的特异性标志物,也是目前少数器官特异性肿瘤标志物之一。前列腺癌是男性泌尿系统的主要囊性肿瘤,血清 PSA 定量的阳性临界值为大于 $10\mu g/L$,前列腺癌的诊断特异性达 90%~97%。总前列腺特异抗原(tPSA):正常参考值 tPSA <4.57ng/L(化学发光法)。游离前列腺特异抗原(fPSA):正常参考值 fPSA<0.65ng/L(化学发光法)。

前列腺特异性抗原(PSA)已被用于男性前列腺癌的辅助诊断。并且还可用于评价前列腺癌治疗和特定治疗后的健康情况。与 fPSA 结果相配合可用于前列腺癌和前列腺的良性增生的辅助诊断。tPSA 越小越好,若大过 10ng/L,有 50%以上的机会是前列腺癌。至于 fPSA,则是越大越好。事实上,tPSA 升高并不能确定有前列腺癌,而 fPSA 升高则危险得多。只有"结合前列腺素(cPSA)"升高才是良性的。tPSA 的参考值有随年龄增长的趋势:<50 岁者 tPSA<4.0ng/L;50~55 岁为 4.4ng/L;60~69 岁为

6.8ng/L;70 岁以上可达 7.7ng/L。tPSA 升高没有特异性,有的良性增生 tPSA 也会升高,近 50% 良性前列腺增生 tPSA 水平的增高与前列腺癌难以鉴别;fPSA 对前列腺癌的诊断意义更大。通常 fPSA/tPSA 比值<0.19(也有<0.15),前列腺癌的可能性较大。

【常用方药】 辨病用药是依据前列腺癌的细胞学特性、生物学行为而选择的相应药物,多经过抑瘤筛选,药理研究和临床验证证实确有一定治疗作用,可配合各型辨证治疗时经常选用的药物。

(1)辨病常用中草药:龙葵、白英、山慈菇、仙鹤草、老鹳草等。

(2)辨病常用中成药:①艾迪注射液。含斑蝥、人参等,具有清热解毒、消瘀散结的功效,主要用于前列腺癌、肝癌的治疗,每日以艾迪注射液 50～100ml 加入 0.9% 氯化钠注射液或 5% 葡萄糖注射液 500ml 中,静脉滴注,每日 1 次,每半个月为 1 个疗程,不良反应主要为面红、荨麻疹、发热等。②蟾酥注射液。含蟾酥水溶性提取物吲哚类总生物碱,具有解毒消炎抗癌的作用,可用于前列腺癌、胃肠癌的治疗,可用蟾酥注射液 10～20ml 加入 5% 葡萄糖注射液 500ml 中稀释后静脉滴注,每日 1 次,1 个月为 1 个疗程。

【外治疗法】 因为前列腺位置特殊,既不在内,也不在外,周围正常组织较多,外治法难以直达病所,外治法主要能够缓解尿潴留。

(1)大葱白矾散:大葱白 9cm,白矾 15g。以上 2 味共捣烂如膏状贴肚脐上,每日换 1 次,贴至尿通为度,此方能软坚通尿,适用于前列腺癌小便不通点滴难下。

(2)蚯蚓田螺散:白颈蚯蚓 5 条,小田螺 5 个,荜澄茄 15g。以上 3 味共捣烂,伴米饭为丸,敷脐上,此药能温肾散寒,行气利水,对前列腺癌癃闭、尿塞不通、少腹胀痛难忍者有效。

(3)甘遂膏:甘遂 2g,研为细末,用醋调膏,纱布包裹,外敷脐部,以通为度。

【急症和兼症治疗】

(1)生骨性骨破坏:症见腰骶或腰背部疼痛,或为坐骨神经痛,可向会阴部放射,疼痛初起可为轻痛,疼痛逐渐加剧,最后致夜不能寐,甚者出现病理性骨折或截瘫,前列腺癌因早期缺乏特异性表现,诊断时多已出现成骨性骨转移,按转移多少依次为盆骨、腰椎、股骨和肋骨,辨证为肾元亏虚,热毒寒浊壅滞于骨,因阴毒壅滞而致骨质形成过多者,症见局部酸楚疼痛,皮色不变,遇寒加重,舌淡苔白,脉沉迟者,治宜温阳通络、祛寒化滞,用阳和汤加减;因邪热蕴结者,症见局部肿瘤迅速增大,刺痛发红,肢体活动障碍,发热,便秘,舌红苔黄,脉滑数者治宜清热解毒、化瘀散结,方用消毒化瘀汤加味;因气滞血瘀者,症见局部疼痛如刀割,局部紫暗,舌边尖有瘀点,舌质紫暗,脉涩,治宜破血化瘀、解毒散结,用逐血破瘀汤加减。

(2)尿毒症:症见呕吐不止、饮食不进、小便少,甚或无尿、大便秘结、伴呃逆不止,多见于晚期前列腺癌,为肿瘤压迫输尿管致肾衰竭,辨证为脾胃阳气衰败,津液枯竭,治疗宜镇逆止呕、泻浊解毒,可用镇逆止呕汤加减。

(3)肢肿:症见初起时多为足踝部稍肿,后期下肢肿胀逐渐加剧,甚至肿大如象皮腿,按之久不能起,行走不便,多因气血痰浊、热毒壅滞于局部所致。因邪热蕴结、腰酸腿痛,舌苔黄腻,舌质紫绛,治宜破气活血、清热解毒散结,用寒通汤加减;因水湿互结者伴少腹胀满、大便干燥、胸闷、食欲缺乏、口黏无味,舌质淡胖,苔厚腻,脉濡滑者,以利水祛湿、解毒利尿,用橘核丸合导痰汤加减。

【康复治疗】 前列腺癌为老年男性常见恶性肿瘤之一,因早期无特异症状,易与前列腺增生症相混淆,发现时多属中晚期,预后很差,多采用根治性手术切除为主,辅以睾丸切除去势,雄激素拮抗药、促性腺释放激素类似物、化疗、放疗及生物疗法。因此,防止复发及终末期的综合治疗,是提高患者生存质量的关键,应发挥中医药的优势。

(1)静心素食防复发:前列腺癌患者多因过食五味,忧怒过度,致湿热痰浊热毒蕴结于下,虽经手术或放疗、化疗、去势等治疗,但多出现过度悲观情绪或因放疗、化疗而出现恶心、厌食等症,故帮助患者树立战胜疾病的信心,进食高营养、易消化的素食能明显减少疾病的复发,如《内经》所谓"恬淡虚无,真气从之,精神内守,病安从来"。国内外调查亦显示,东方人前列腺癌发病率明显低于欧美国家之类可能与多种因素有关,但与饮食结构差异关系密切。东方人食品中的豆类富含植物雌激素,具有防癌作用,尤其豆腐中含量甚高的异黄酮类物质有抑制前列腺增生和控制前列腺癌细胞生长的作用。前面提到所谓之静心,是要保持良好的心态,还要正确面对疾病,医生在确诊治疗及恢复期应给予康复指导,在心理、营养、人际关系、职业需要、家庭护理等方面予以关怀。《素问·脏器法时论》指出:"五谷为营、五果为助、五畜为益、五菜为充,气味合而服之,以补精益气"。《金匮要略》亦有"所食之味,有与病相宜,有与身为害,若得宜则补体,害则成疾"。所以,饮食中的调理亦十分重要,如适当进食无花果、蔗汁、黄豆、番茄、甲鱼、鲍鱼、鲈鱼、槐花、冬瓜、洋葱等。

(2)综合治疗终末期:前列腺癌患者多年事已高,肾气亏虚,天癸渐竭,正气不足,或因劳倦,或因思虑,或因过食五味致气血凝滞,湿浊下注,日久成癌,加之病久正气更伤,精气衰败,杂症重生,可表现为癃证、虚劳、痛证(尤其是生骨性骨质破坏)等,发现时多已处晚期,恶病质的处理尤其值得重视,中医多从温肾健脾的方法着手,方取肾气丸为主,现代研究亦证实,激素分泌的失调与前列腺癌、乳腺癌等的发生、发展有一定关系,而中医"肾"与机体的免疫监测功能、甲状腺、肾上腺等内分泌系统及蛋白质的合成与代谢有着较为密切的关系,所以前列腺癌、乳腺癌等晚期多见肾阳虚或脾肾阳虚表现,而温补肾阳药可改善机体的物质代谢,促进蛋白质、脂肪的合成，可使恶病质机体得到一定的改善，提高生存质量。另外，骨痛也是本病常见症状之一，可在前述辨证施治基础上，加用三骨汤（骨碎补、透骨草、补骨脂）常能取得比较好的效果，必要时配合西药三阶梯止痛药物。此外，晚期肿瘤的心理、社会问题更加值得重视，可表现为恐惧、孤独、愤怒、焦虑、抑郁等多种方式，原因可能是患者及其家属对死亡的恐惧，也可能是患者对痛苦的恐惧及担心。由于患病而失去职业、地位，减少或失去经济来源等的恐惧。所以，有效地控制疼痛和缓解症状是消除患者恐惧生理的一个重要内容。另外，患者家属和医务人员及社会工作者对患者的关心和帮助也是减轻其孤独、恐惧感的重要方法之一。至于癫病、郁病，中医常归于肝、心，可表现为精神抑郁、表情淡漠、忧心忡忡、惶惶不安、睡眠紊乱，甚至死亡临近感，也可表现为持续的紧张，注意力和记忆力减退、失眠等。首先应以心理治疗为主，或改变周围的环境，进行解释和说理等支持治疗，严重者以理气解郁、畅达神机为治疗原则。属肝郁气滞者可见时太息、胸胁胀闷和脉弦等，以柴胡疏肝散为主；属痰气郁结者可见喜怒无常、秽洁不分、不思饮食，以及舌苔白腻和脉弦滑等，以顺气导痰汤为主；属心脾两虚者多见善悲欲哭、心悸易惊、饮食锐减和脉沉细无力等，以养心汤送服越鞠丸。总而言之，要强调移情易性，这不但是防病治病的需要，也是防止反复及发生意外不可忽视的措施。

【中医治疗】　近年来，由于 PSA 的广泛应用，及配合前列腺穿刺活检，经尿道前列腺电切手术的广泛开展，以及睾丸切除配合氟他胺（缓退瘤）或抑那通（注射用醋酸亮丙瑞林微球）等药物的采用，使得欧美国家前列腺癌的死亡率首次出现了下降。但与此同时，上述雄激素撤除治疗并不能长久抑制肿瘤的现象越来越引起重视，人们称这种不依赖雄激素生长的前列腺癌称为"雄激素非依赖性前列腺癌"，西医多采用雌激素和抗雌激素药物及新一代抗雄激素药物及化疗等，仍不能取得满意的疗效。近来研究证实，采用补肾益气中药治疗前列腺癌及其去势术后诸症,可取得较为满意的疗效。这是因为前列腺癌多为本虚标实之证,久病或行双侧睾丸切除术后,虽癌病得以控制,但肾之精气骤减,天癸枯竭,冲任二脉空虚,气血失和,阴阳失调,临床上多以潮热、汗出为典型表现,中医多归之为肾元亏虚,治疗宜从补肾入手、调整阴阳、平和气血,可以补肾汤为基本方,药用生地黄、熟地黄、山茱萸、女贞子、黄精、菟丝子、枸杞子、地骨皮、茯苓、白芍、浮小麦、泽泻、甘草。阴虚明显,症见口干咽燥、大便干结,舌质干红,苔少有裂纹,脉细数者,方加知母、黄柏、玄参、麻仁等;脾肾阳虚,症见神疲乏力、腰膝腿软、下肢渐肿,舌质淡苔白和脉沉细者,加黄芪、白术、牛膝、续断等;如兼心血瘀阻,症见胸闷胸痛,舌质紫暗,或有瘀斑、瘀点者,加丹参、川芎;兼痰浊瘀阻,症见咳嗽痰多、呕恶食少,苔厚腻和脉滑者,加半夏、陈皮、橘红等;肝郁气滞,症见两肋胀满、郁闷不舒和脉弦者,加柴胡、郁金、佛手等。中成药可考虑金水宝、百令胶囊等虫草制剂益肾固本。

西安医科大学附一院采用中药鸦胆子油乳静脉滴注配合前列腺腺体内局部注射加睾丸切除治疗 35 例中晚期前列腺癌亦取得了良好的效果,3 年生存率达 78.8%,现已通过研究证实其有效成分为油酸,其抗癌机制与抑制拓扑异构酶Ⅰ、Ⅱ有关,其他中药提取物如羟喜树碱及其衍生物可能亦有类似作用,值得进一步研究。

72.怎样诊治阴茎癌

阴茎癌是原发于阴茎龟头、冠状沟、包皮内板、包皮系带或外尿道口边缘的恶性肿瘤。中医学认为,阴茎属肾,故在古代医籍中将本病称为"肾岩";病久疮面翻花,形似石榴,故又名"肾岩翻花、翻花下疳、翻花疮"等病证。

【临床表现】

(1)主要症状:阴茎癌的临床表现主要根据包皮能否翻转而

定,包皮过长者的病变发现比包茎者为早。在包皮过长者,病变早期常在包皮内板见到丘疹、湿疹、疣、小疱及溃疡等表现,初时极小,逐渐增大,呈无痛性生长,经一般治疗无好转。在包茎患者,由于包皮口狭小,不易见到病变,初时可能仅有包皮内刺痒或烧灼不适感,当肿瘤继续生长,侵及阴茎头大部时,则可清楚触及肿块。若肿瘤占位过多,可致尿道口移位、尿线变形。至晚期阴茎头或阴茎大部分破溃和溃烂。

(2)其他症状:①感染症状。阴茎癌合并感染时,可感阴茎头部疼痛,排尿不适或尿道疼痛,包皮口常有脓性或血性分泌物流出,伴恶臭味。②转移症状。据报道阴茎癌约有 1/3 患者有淋巴转移,最常见为腹股沟浅淋巴结转移,其次为腹股沟深淋巴结、闭孔淋巴结、髂外淋巴结及直肠周围淋巴结,转移的淋巴结随病情发展而增大,在晚期可溃破呈溃疡型或菜花状肿块。血行转移较为少见,仅在晚期病例中见到,可能发生转移的组织器官有肝、肺、胸膜、肋骨、骨盆、肾、前列腺、精囊及睾丸等,并可因转移部位的不同而出现相应的证候。③全身症状。晚期患者常伴有消瘦、贫血、食欲缺乏、恶病质等全身症状,终至全身衰竭。

【诊　断】

(1)病史及体征:根据病史及临床表现,一般诊断并不困难。但对某些有包茎的早期患者诊断较难,因有包茎而不能直接检视阴茎龟头部,只能隔着包皮触及可疑包块,且不易与包皮垢区别。对此类患者应及时行包皮环切术,并仔细检查包皮内板、冠状沟、龟头、包皮系带等处有无可疑病变,如有应立即进行活体组织检查或细胞学检查,以达早期诊断目的。

诊断确定后,还应了解有无腹股沟淋巴结转移。应仔细检查腹股沟淋巴结的大小、硬度和数目。由于腹股沟淋巴结常常因包茎、阴茎头或下肢的炎性病变所致而增大,因此淋巴结肿大不一定就是癌转移,但如发现腹股沟淋巴结的长径大于 1.5cm,质坚韧,或经短期抗感染治疗无效时,则癌转移的可能性很大,必要时进行细胞学或活体组织检查。对无腹股沟淋巴肿大者也不能完全排除转移的可能,因阴茎癌尚可通过耻骨上淋巴结、腹股沟深淋巴结等途径而转移。以往多用淋巴管造影检查来明确淋巴结转移的范围,目前认为价值不大。最有效的方法为 CT 检查,通过腹股沟区及盆腔 CT 拍片检查,可较全面地了解转移淋巴结的大小和转移范围。B 型超声波检查亦可大概了解淋巴结肿大的范围,且具有方便易行和费用低廉的优点。

(2)辅助检查:①B 型超声波检查。B 型超声波检查可探测腹膜后肿块、肾蒂转移性淋巴结、腹腔脏器转移灶,有助于肿瘤分期和疗效观察。②X 线检查。胸部 X 线检查:胸部可以观察是否有肺及胸廓、纵隔的肿瘤转移。静脉肾盂造影:可观察肾盂和输尿管有无移位或梗阻,以判断是否有腹主动脉旁和肾周围淋巴结转移。淋巴管造影:双侧下肢或经精索淋巴管造影可观察淋巴结有无转移,推测转移的范围和程度,亦有助于设计治疗方案。由于 CT 检查的普及,目前该方法已较为少用。骨骼 X 线拍片:了解有无骨转移。③CT 及 MRI 检查。腹部 CT 可显示肿瘤三维大小及与邻近组织的关系。MRI 检查软组织的对比度较好,可显示血管结构。

【常用方药】

(1)辨病常用中草药:白花蛇舌草、半枝莲、夏枯草、山豆根等。

(2)辨病常用中成药:①知柏地黄丸。主要成分为知母、黄柏、熟地黄、山茱萸、山药、牡丹皮、茯苓、泽泻。每次 6g,每日 2～3次,口服。具有滋阴降火的功效,适用于阴茎癌肝肾阴虚,虚火上炎而见骨蒸潮热、盗汗遗精、腰酸腿软、眩晕耳鸣等证候者。②小金丹。主要成分为白胶香 45g,草乌 45g,五灵脂 45g,地龙 45g,马钱子(制)45g,乳香(去油)22.5g,没药(去油)22.5g,当归身 22.5g,麝香 9g,墨炭 3.6g。共研为细末,用糯米粉和糊打千锤,待融合后,为丸如芡实大,每料约 250 丸。每次 1 丸,陈酒送下,每日 2 次。具有破瘀通络、祛痰化湿、消肿止痛等功效。适用于阴茎癌。

【外治疗法】

(1)散、丹类：①冰螺散。主要成分为大田螺(去壳，日中线穿，晒干)5 枚，白矾(面裹煨熟)3.6g，冰片 0.3g，硇砂 0.6g。用法用量：用晒干螺肉切片，同煨熟白矾碾为细末，入硇片再碾，小罐密收。凡用时，先用艾炷灸核上 7 壮，灸后灸疮起疱，以小针挑破，将前药(0.032～0.064g)津唾调成饼，贴灸顶上，用绵纸以厚糊土壤封上勿动，7 日后，四边裂缝，再 7 日其核自落，换搽玉红膏，内服补药兼助完口。具有解毒消瘤的功效。适用于肾岩翻花(阴茎癌)，坚硬未溃者。②红灵丹。主要成分为雄黄、火硝、乳香、没药各 18g，煅月石 30g，青礞石、冰片各 9g，朱砂 60g，麝香 3g。用法用量：除冰片、麝香外，共研为细末，最后加冰片及麝香，瓶装封固，不出气，备用。用时撒膏药或油膏上，敷贴患处。具有活血止痛、消坚化痰的功效。适用于初、中期阴茎癌。③阴茎癌外用药散。主要成分为轻粉 9g，青黛 9g，密陀僧、生附子、生马钱子各 6g，雄黄 15g，枯矾 1.5g，硇砂 15g。用法用量：共研为细末，每次适量，撒布于肿瘤局部，周围用凡士林纱条保护正常组织，每日换药 1次，连用 5 次。若未见效，可继续使用。具有解毒敛疮的功效，适用于阴茎癌。

(2)膏、饼类：①红灵丹油膏。主要成分为雄黄 18g，乳香 18g，煅月石 30g，青礞石 9g，没药 18g，三梅 9g，火硝 18g，朱砂 60g，麝香 3g。用法用量：除三梅、麝香外，共研为细末，后入三梅、麝香；将凡士林烊化冷却，再将药粉徐徐调入，和匀成膏。将药膏涂于纱布上贴之，每日 1 换。具有活血止痛、消坚化痰的功效。适用于肾岩(阴茎癌)坚硬而痒者。②生肌玉红膏。主要成分为白芷 15g，甘草 36g，当归身 60g，血竭 12g，轻粉 12g，白蜡 60g，紫草 60g，麻油 500ml。用法用量：将芷、草、归、紫 4 味入油浸 3 日，大勺内慢火熬至药枯，细绢滤清，复入勺内，熬至滚，下血竭化尽，次下白蜡亦化,光茶盅 4 个顿水巾,将膏分倾四处,候片时方研为极细轻粉末,每份投入 3g 和匀。流脓时,先用甘草汤,甚者用猪蹄汤淋洗患处,软绢拭干,挑膏温化,遍搽腐上,外盖太乙膏,早晚洗换 1～2次,内服大补脾胃之药,以祛腐生肌,疮口自敛。此乃外科中收敛亡神方也。具有祛腐生肌敛疮的功效。适用于阴茎癌溃烂、流脓臭秽者。

(3)外洗类:①阴茎癌外洗方。主要成分为苦参 30g,蛇床子 30g,露蜂房 10g,半边莲 30g,黄药子 15g。用法:水煎外洗患处。具有清热解毒和燥湿止痒的功效。适用于各型阴茎癌患者。②卤水乌梅汤。卤水 1 000ml,大乌梅 27 个,煮沸后,放置 24 小时过滤。可作为外搽剂使用;亦可内服,每日 6 次,每次 3ml,饭前、饭后各服 1 次。禁吃红糖、白酒、酸、辣等食物。

(4)鲜草外敷类农吉利外敷:农吉利新鲜全草适量,捣烂直接外敷,每日换药 2～3 次;或将新鲜全草制成粉末,高压消毒后,以 0.9%氯化钠注射液调成糊状,涂敷患处。具有解毒祛湿的功效,对阴茎癌、皮肤癌均可试用。

【急症和兼症治疗】

(1)疼痛:阴茎癌一般无明显疼痛,但合并感染或肿瘤发生转移时,则可出现相应的疼痛症状。症见阴茎癌局部红肿结块,持续疼痛,伴口干口苦,尿赤便干,舌红苔黄,脉弦数,属热毒蕴结所致,治宜清热解毒、散结止痛,方用五味消毒饮:金银花 15g,野菊花 15g,蒲公英 15g,紫花地丁 15g,青天葵 6g。水煎,加酒 1～2 匙和服,每日 3 次。

阴茎癌转移至腹腔脏器时,症见腹部胀痛,时发时止或时轻时重,舌质淡红,苔白,脉弦,属气机壅滞所致,治宜行气止痛为主,方用金铃子散:川楝子、延胡索各 30g。共研为细末,每次 9g,酒调服下,每日 3 次。

阴茎癌发生转移并侵犯骨膜、胸腹膜或外周神经时,症见骨骼或胸腹刺痛,痛处固定,舌紫暗或见瘀斑,脉涩,为瘀血内阻所致,治宜化瘀通络止痛,方用活络效灵丹:当归、丹参、乳香、没药各15g。水煎服,每日1剂。亦可试用蛇水方:先将活蛇数条置玻璃缸内,2～3日后加凉开水淹至蛇体一半,经2日后再加水淹没全身,又2日即为蛇水。另取红花、木香各150g,水煎至10茶缸(药重4 000g)左右,加入蛇水6 000ml,即为本方。每次服100g(约100ml),每日3次,饭前温服为宜。具有化瘀止痛作用,尚未发现有不良反应。

(2)出血:阴茎癌在原发灶或转移淋巴结坏死溃烂之后,可出现局部渗血或流血,或仅见血性分泌物,究其病机多属热毒伤络或脾不统血,治疗可于辨证论治的基础上增加相应治法和有关药物。症见病灶局部坏死溃烂,时有出血,伴见口干口渴,身热心烦,舌红苔黄,脉数,为热毒伤络所致,治宜凉血止血,方用四生丸:生柏叶、生地黄、生艾叶、生荷叶各等份。研末为丸,如鸡子大,每服1丸,每日3次;或每药各取30g,水煎服,每日1剂。

阴茎癌的中晚期,或经多次放疗、化疗后,局部渗血或流血,血色黯淡,或伴见尿血、便血、皮下瘀斑等,面色苍白或萎黄,纳呆乏力,气短懒言,舌质淡,苔白,脉弱无力,为气虚不摄之故,治宜益气摄血,方用归脾汤加减:白术10g,茯苓10g,黄芪12g,龙眼肉10g,酸枣仁10g,人参12g,木香5g,炙甘草5g,仙鹤草15g,蒲黄10g。水煎服,每日1剂。

【康复治疗】 中医的康复治疗指的是根据患者的具体情况,通过有选择地应用调摄情志、娱乐、体育活动、方药、饮食等康复方法,以扶持正气、祛除邪气,达到改善或恢复人体脏腑的生理功能,提高生活质量的目的。对于恶性肿瘤已基本治愈或控制,但存在身体功能障碍者,均可进行预防性、支持性的康复治疗,对晚期患者则可进行安慰性康复治疗。

(1)养生调摄促康复:①调摄情志,树立信心。阴茎癌的治疗以手术为主,而阴茎是男性最突出的性器官,阴茎切除后患者将不同程度地丧失性功能和(或)被迫改变排尿姿势,即使是阴茎部分切除亦常出现阳痿,这些改变令其感到巨大的心理压力,个别患者甚至产生悲观失望或急躁易怒等不良情绪。因此,应针对这些情况,对患者及家属做好耐心细致的宣传和说服开导工作,让他们了解病情,鼓励患者正视疾病,"既来之则安之",树立战胜疾病的信心。指导患者学会自我调节、松弛的方法,建立良好的心态。此外,尚应根据患者的具体情况,指导其参加一些力所能及的娱乐活动,如音乐歌舞、琴棋书画、观光旅游等活动,将有助于减轻和改善患者的异常情志反应和克服情志障碍,以利于疾病的痊愈和身心的康复。《理瀹骈文》云:"七情之为病也,看花解闷,听曲消愁,有胜于服药者也。"即为此意。②劳逸有常,调畅气血。阴茎癌患者在手术后或行术后放疗、化疗的治疗过程中及治疗后,均应根据自己的具体情况,合理安排好休息和选择合适的锻炼方式。如术后初期或放疗、化疗期间,尤其是伴有贫血和(或)白细胞减少,免疫力较低时,应注意保证休息时间,远离虚邪贼风,春防风,夏防暑,秋防燥,冬防寒,随四时冷暖而及时增减衣物。在病灶未愈或初愈时,仍应清心寡欲,远离房事,以利康复。即如《素问·上古天真论》所云:"虚邪贼风,避之有时,恬淡虚无,真气从之,精神内守,病安从来。"随着康复治疗开始,则可选择一些适当的锻炼方法如散步、太极拳、慢跑、养生功等,以求气血流畅,形体得养,从而达到增强体质、提高抗病能力的目的,以有助于加速身心健康的恢复。③饮食宜忌,调和阴阳。阴茎癌经手术治疗或放疗、化疗后,常可表现出气血亏损、阴阳失调和脾胃功能减弱等病理反应。此时的饮食应以营养丰富而易于消化为原则,多食高蛋白、富含维生素及矿物质的食物,如鱼、瘦肉、蛋类、蔬菜、水果等,避免进食煎炒油炸及辛辣、肥腻之品,戒烟忌酒。在治疗、康复期间,可根据患者的病情和口味偏好,选用相应的中药和合适的食物组成药膳,再经合理的加工烹调,使之不仅营养丰富,色、香、味俱佳,而且具有一定的治疗功效。正如《医学衷中参西录》所云:"病人服之,不但疗病,并可充饥。不但充饥,更可适口。用之对症,病自渐愈。"例如,手术后或放疗、化疗后气血亏损,症见头晕心悸、乏力气短者,可选用黄芪、龙眼肉、枸杞子各30g,与猪脊骨(或猪瘦肉)、水鱼(或乌龟)加水久炖,待肉熟烂后和盐调味,喝汤吃肉,可达到益气养血、健脾滋肾的目的,有助于身体康复。

(2)培元清毒防复发:《马培之医案》云:"玉茎者,即宗筋也,乃肾脏之主,又十二经络之总会。"阴茎癌的发病与肝肾两脏关系密切。由于本病在临床上多表现为肝肾阴虚或湿热下注的病机特点,故培元(滋补肝肾)及清毒(清利湿热)为常用法则,既可用于临床辨证施治,亦可用于病后调理和预防复发。可根据患者的具体情况选用大补阴丸、龙胆泻肝丸、小金丹等结合辨证方药长期服用,以巩固疗效,预防复发。

【中医治疗】 由于阴茎癌较为少见,且目前多以手术治疗为主,故有关中医中药治疗此病的临床报道较少,且多以与手术配合的方式应用。

(1)中药内服方面:据现代研究,轻粉为人工炼制而成的氯化亚汞,对小鼠实验性移植肉瘤180和艾氏腹水瘤有显著抑瘤作用。江西省余干县人民医院用红粉9g,轻粉6g,水银3g,红枣适量,共研末水泛为丸,每丸如绿豆大小,每日1～2丸内服,治疗1例阴茎癌获临床治愈。具有祛痰、消积等功效。江西瑞昌市人民医院用内服具有清热解毒、祛风渗湿功效的苓花汤,另用茶叶加食盐适量煎汁供局部冲洗,配合手术治疗阴茎癌3例,均达临床治愈。该方由土茯苓60g,金银花12g,威灵仙、白鲜皮各9g,丹参6g,苍耳子15g组成。水煎服,每日1剂,分2次温服。据报道,金银花的水及乙醇浸液在体外实验中对肉瘤和艾氏腹水瘤有细胞毒作用,故常用于抗癌治疗中。

（2）中药外用方面：红砒（砒石的一种）的主要成分为三氧化二砷，对小鼠肉瘤 180 有抑制作用。河南省鹿邑县人民卫生防治院以含红砒的皮肿净外敷配合姑息性手术治疗阴茎癌 24 例，仅 1 例无效（出院 1 年内死亡）；其他 23 例观察 5 年以上的 5 例，4 年以上的 8 例，3 年以上的 5 例，2 年以上的 2 例，1 年以上的 1 例，除 2 例复发、死亡外，其余均健在。

有人报道，以"抗癌一号"（鸦胆子肉、硇砂、砒石、草乌各 6g，雄黄、轻粉各 9g，硼砂、枯矾各 30g，麝香 15g，冰片 3g，消旋氯霉素 10g，将各药混合，研为细末备用）。外敷为主治疗阴茎癌 23 例，效果良好。具体治疗方法为：先行包皮环切术以暴露肿瘤，或将包皮肿瘤切除，阴茎头、冠状沟处癌巢再用中药外敷。将"抗癌一号"药粉均布在肿瘤局部，敷以凡士林纱条，每日或隔日换药 1 次。待肿瘤枯萎脱落后，癌巢局部用漂白粉硼砂纱条或盐水纱条敷盖。经活检阳性者，可再继续治疗，直至癌巢部病理检查为阴性。据观察，从用药开始到肿瘤脱落创面病理检查无癌细胞的时间，最短为 10 天，最长为 57 天，平均 22 天。湖南省邵阳地区人民医院肿瘤研究组运用具有腐蚀消瘤作用的面碱方外用治疗阴茎癌等恶性肿瘤 22 例，均获近期治愈。具体方法：以 40％～50％面碱加石灰适量，调成糊状备用。治疗时先用面碱方涂于癌体表面，20～180 分钟后，除去坏死溶解组织，再以 3％硼酸溶液清洗创面，每日 1～2 次。当病理检查无癌组织存在，或细胞学多次检查无癌细胞发现则停用该方，令创面结痂愈合。若表浅溃疡经久不愈则用三黄散（含黄连、黄芩、黄柏、紫草、象皮各 15g，硼砂、枯矾各 30g，冰片 9g，青黛 12g。共研细末加放消炎粉）敷布患处，促使溃疡愈合。

73. 怎样诊治睾丸肿瘤

睾丸肿瘤为原发于睾丸生殖细胞或其附属组织的肿瘤，绝大多数为恶性肿瘤。在古代中医典籍的描述中，类似于"囊痈、子痈、肾囊痈"等病证。

【临床表现】

(1)主要症状:①局部肿块。睾丸肿瘤在早期症状不明显。典型的临床表现为阴囊内逐渐增大的无痛性肿块,多在无意中或体检时偶然发现。隐睾的患者则多表现为逐渐增大的腹内或腹股沟区肿块,而同侧睾丸缺如。患病的睾丸虽可光滑,而触摸时弹性消失,且由于患睾较为坚实而有沉重感;一般无明显压痛,但失去正常睾丸的感觉;肿瘤表面大多无结节,晚期可呈结节状,与阴囊粘连,甚至溃破;透光试验阴性,无波动感,少数晚期患者可并发积液或血肿而有波动感。②局部不适。约50%患者常有睾丸下坠感,有时觉阴囊或下腹部、腹股沟有牵拉感,在跳跃、跑步时或劳累后明显。少数患者可有不同程度的疼痛。若发生瘤内出血、坏死或血管栓塞,可表现为剧痛,类似急性睾丸炎或附睾炎之表现。

(2)其他症状:①转移引起的症状。睾丸肿瘤在临床上较易发生转移,有5%~10%的睾丸肿瘤以转移症状为初始症状。例如,腹膜后淋巴结转移可以引起腹痛、背痛,转移到骨骼会出现骨痛;转移到锁骨上或腹股沟淋巴结会引起该处淋巴结肿大和疼痛;腹内淋巴结转移灶压迫下腔静脉及乳糜池可引起下肢水肿或腹水;转移到眼眶内会引起视觉障碍,转移到肺部可出现咳嗽、咯血等。②内分泌失调。睾丸肿瘤偶可引起诸如男性乳房发育、性早熟或女性化等内分泌失调的症状,多见于滋养叶细胞癌、间质细胞癌及胚胎性癌的患者。③不育。多见于自幼有双侧隐睾的睾丸肿瘤患者。④转移引起的危急症状。多见于晚期患者,如肿瘤转移至腹膜后淋巴结,当肿物巨大时,可压迫肠道引起肠梗阻;纵隔淋巴结转移时可引起上腔静脉压迫综合征;颅脑转移则可出现头痛、呕吐等颅内高压症或精神神经症状。

【诊　断】

(1)病史及体征。凡青壮年男性,阴囊内或腹股沟区出现逐渐增大的肿块,皆应怀疑睾丸肿瘤的可能。同时应重视体格检查,注意有无如下体征:①睾丸肿大,弹性消失。有时睾丸完全被肿瘤所代替,亦可光滑,但失去正常的弹性。一般无明显压痛,但失去正常睾丸的感觉。肿瘤表面大多无结节,但晚期可呈结节状,与阴囊粘连,甚至溃破。②睾丸沉重,质地坚实。其原因是肿瘤侵蚀睾丸组织致质地硬实、体积稍大,检查时往往比健侧睾丸更有沉重感。③透光试验阴性,无波动感。但少数晚期患者可并发积液或血肿而有波动感。④其他部位体征。除检查阴囊局部外,尚需注意检查身体其他部位,如腹股沟及腹部有无肿块,下肢有无水肿,肝脏是否大,锁骨上窝淋巴结有无肿大等,均有助于诊断和判别肿瘤有无他处转移。

(2)辅助检查:①B型超声波检查。B型超声波检查能直接而准确地测定睾丸大小、形态、有无肿块。B超还可探测腹膜后肿块、肾蒂转移性淋巴结、腹腔脏器转移灶,有助于肿瘤分期和疗效观察。也是探查性腺外生殖细胞瘤和睾丸肿瘤筛选诊断的重要手段。②X线检查。胸部X线检查:可以观察是否有肺及胸廓、纵隔的肿瘤转移。静脉肾盂造影:可观察肾盂和输尿管有无移位或梗阻,以判断是否有腹主动脉旁和肾周围淋巴结转移。淋巴管造影:双侧下肢或经精索淋巴管造影可观察淋巴结有无转移,推测转移的范围和程度,亦有助于设计治疗方案。骨骼X线拍片:了解有无骨转移。③CT及MRI检查。腹部CT可显示肿瘤三维大小及与邻近组织的关系。MRI软组织的对比度较好,可显示血管结构。④肿瘤标记物。绒毛膜促性腺激素β亚单位(β-HCG):β-HCG是一种糖蛋白,正常值血清<1mg/L,生殖细胞肿瘤患者的β-HCG常常增高,其中绒毛膜上皮癌者100%增高,胚胎癌40%～60%升高,纯精原细胞瘤仅5%～10%增高。当病灶去除后β-HCG会下降,肿瘤复发时又会升高。甲胎蛋白(AFP):AFP是一种单链糖蛋白,在胚胎期由卵黄囊、肝、胃肠上皮产生,正常血清

＜25mg/L,绒毛膜上皮癌和精原细胞瘤患者血清 AFP 不升高,卵黄囊肿瘤和胚胎癌 AFP 含量升高者占 75％～90％。手术后 AFP 持续升高表示手术不彻底或已转移。AFP 升高比临床症状及体征要早几个月出现。乳酸脱氢酶(LDH):LDH 有 5 种同工酶,其中任何一种升高均有意义。在Ⅰ期患者 LDH 升高者占 8％,Ⅱ期 32％,Ⅲ期 81％,可作为睾丸肿瘤的临床分期参考。另外,治疗前 LDH 升高与否亦可提示预后,如Ⅰ、Ⅱ期患者治疗前 LDH 已升高者,则治疗后复发率达 77％,而治疗前 LDH 正常者其治疗后复发率仅 40％。不过,由于 LDH 普遍存在于不同组织的细胞中,因而特异性差,易造成假阳性。癌胚抗原(CEA):在睾丸畸胎癌患者中行血清或尿液 CEA 检测,CEA 增高者约占 80％。故 CEA 测定对睾丸畸胎癌的诊断有一定参考价值。

【常用方药】

(1)辨病常用中草药:海藻、昆布、夏枯草、白花蛇舌草、半枝莲、莪术等。

(2)辨病常用中成药:①六味地黄丸。主要成分为熟地黄、山药、山茱萸、茯苓、泽泻、牡丹皮,制成蜜丸。用法用量:每次 9g,每日 2 次。具有滋补肝肾功效,适用于睾丸肿瘤辨证偏于肝肾阴虚型患者。②西黄丸。主要成分为牛黄、麝香、乳香(醋制)、没药(醋制)。用法用量:每次 3g,每日 2 次。具有清热解毒、和营消肿的功效,适用于睾丸肿瘤辨证偏热者。③小金丹。主要成分为白胶香 45g,草乌 45g,五灵脂 45g,地龙 45g,马钱子(制)45g,乳香(去油)22.5g,没药(去油)22.5g,当归身 22.5g,麝香 9g,墨炭 3.6g。各味研为细末,用糯米粉和糊打千锤,待融合后,为丸如芡实大,每料 250 丸左右。每次服 1 丸,陈酒送下,每日 2 次。具有破瘀通络、祛痰化湿、消肿止痛等功效。适用于睾丸肿瘤。

【外治疗法】 如意金黄散:主要成分为天花粉 120g,黄柏、大黄、姜黄、白芷各 90g,厚朴、陈皮、甘草、苍术、天南星各 24g。各药切成薄片,晒极干燥,各味研为极细净末,每样称准合和再研,瓷器收藏,勿令泄气。适用于睾丸肿瘤,红赤肿痛,发热坠重而未成脓者,用葱汤同蜜调敷,夏月温热红肿甚者改用温茶汤同蜜调敷。

【急症和兼症治疗】

(1)疼痛:睾丸肿瘤在临床上较易发生转移,如转移到腹股沟或锁骨上淋巴结可以引起该处淋巴结肿大和疼痛;转移到腹膜后淋巴结可引起腹部或腰背部等处疼痛;转移到骨骼会出现骨痛。症见局部痛如锥刺或刀割,痛有定处,或痛处可扪及包块,舌紫暗或有瘀点瘀斑,脉涩者,为瘀血阻络,治宜活血化瘀止痛,可予活络效灵丹(《医学衷中参西录》)或云南白药(每次 0.5g,每日 3 次),田七末(每次 3g,每日 3 次)服用。症见腹部或腰背部胀痛,时聚时散,得嗳气或矢气则舒,遇忧思恼怒则甚,舌淡红,苔薄白,脉弦,为气机郁滞,治宜理气止痛,可予四逆散或金铃子散服用。

(2)肠梗阻:睾丸肿瘤如发生腹腔内脏器或淋巴结转移,转移灶的压迫或浸润可导致不同程度的肠梗阻。如症见腹部胀满,阵发性腹痛,腹部可扪及痞块,大便不通或反复呕吐,吐出酸馊食糜或腐臭液体,舌暗红,苔白腻或黄厚,脉沉弦,为腑气不通、浊气上逆,治宜通腑降浊,予大承气汤加减,服药困难者可改为肛管滴注。

(3)下肢水肿和腹水:腹内淋巴结转移灶压迫下腔静脉及乳糜池可引起下肢水肿或腹水。下肢水肿和(或)腹水伴见纳呆乏力,大便溏泄,口淡无味,舌质淡,苔白,脉细,证属脾虚水停,治宜健脾利水,可予五苓散加减;下肢水肿和(或)腹水伴见烦热口苦,渴不欲饮,小便短赤,大便秘结,或身目发黄,舌边尖红,苔黄腻,脉弦数,证属湿热中阻,治宜清利湿热、行气逐水,予中满分消丸加减。

【康复治疗】 睾丸肿瘤的首选治疗手段是高位睾丸摘除术,但基于仍有潜在的复发、转移危险,或在手术时已出现扩散,所以术后常需施予放疗、化疗以提高疗效。然而,手术、放疗及化疗均可以不同方式损伤人体正常组织,以致不少患者在原发的睾丸肿瘤已基本治愈或控制后,却由于上述治疗而带来不同程度的组织损害、功能障碍和精神创伤等,对于此类患者往往需要一段时间的康复治疗以促进其身心康复;对于正在进行肿瘤治疗或病变仍在发展的患者,则可进行预防性、支持性的康复治疗;对晚期患者则可进行安慰性的康复治疗。中医的康复治疗指的是根据患者的具体情况,通过有选择地应用调摄情志、娱乐、传统体育、饮食、药物等康复方法,以扶持正气、祛除邪气,达到改善或恢复人体脏腑的生理功能,提高生活质量的目的。

(1)调摄情志以利于康复:睾丸肿瘤的治疗以手术摘除为主,而睾丸是产生男性性激素的最主要器官,所以睾丸摘除后患者有可能产生被阉割感和自卑感。此外,有一部分患者需进一步行术后放疗、化疗,这些疗法均可损害患者的性器官、性功能和生育能力,令其感到巨大的心理压力,个别患者可产生急躁易怒甚或悲观失望等不良情绪,以至于影响康复、加重病情。医务人员应与患者家属和亲友一起,鼓励患者正视疾病,树立战胜疾病的信心。除耐心细致地开展说理开导工作外,更应充分应用多种娱乐方式,如音乐歌舞、琴棋书画、观光旅游等活动,以达到减轻和改善患者的异常情志反应、消除病理性情志因素和克服情志障碍的目的,从而以利于疾病的痊愈和身心的康复。《理瀹骈文》云:"七情之为病也,看花解闷,听曲消愁,有胜于服药者也。"即为此意。

(2)适当锻炼和饮食调养:合理安排好休息和选择合适的锻炼方式。如术后初期或放疗、化疗期间,尤其是伴有贫血和(或)白细胞减少,免疫力较低时,应注意保证休息时间,远离虚邪贼风,随气候冷暖而及时增减衣物。当体质开始增强时,则可选择诸如散步、太极拳、慢跑、养生功等锻炼方法,须注意以渐进、适度为原则,以求气血流畅,形体得养,从而达到增强体质、促进机体功能康复的目的。正如《理瀹骈文》所云:"气血流通即是补,不药补亦可。"另外,在术后初期或放疗、化疗的治疗过程中及治疗后,常可表现出气血亏损、阴阳失调和脾胃功能减弱等病理反应。此时的饮食应以营养丰富而易于消化为原则,多食高蛋白、富含维生素及矿物质的食物,如鱼、瘦肉、蛋类、蔬菜、水果等,避免进食辛辣燥热、肥腻厚味之品,远离烟酒。并可根据患者的病情和口味偏好,选用适合的中药和食物组成药膳供患者享用,既有营养又有一定的治疗效用。

(3)滋水柔肝以防止复发:因"肾开窍于二阴"(《素问·金匮真言论篇第四》),"足厥阴肝经……绕阴器,至小腹"(《灵枢经·经脉第十》),睾丸肿瘤的发病与肝肾二脏关系密切,且临床上多表现为肝肾阴虚或肝经郁热的病机特点,故滋补肾阴(滋水)及疏肝泄热(柔肝)为常用法则,既可用于临床辨证治疗,亦可用于病后预防复发。可根据患者的具体情况选用六味地黄丸、龙胆泻肝丸等结合辨证方药长期服用,以巩固疗效,预防复发。

【中医治疗】 由于睾丸肿瘤的发病率较低,且其治疗以手术为首选,以综合治疗为原则,中医中药多作为辅助治疗,所以有关中医中药治疗睾丸肿瘤的报道较少,且多为个案报道。

有人报道,以辨证方药及棉酚内服,同时静脉滴注1%莪术油,治疗精原细胞瘤术后腹腔及右肾转移1例,取得良效。患者为51岁男性,诊断为左侧睾丸精原细胞瘤术后7年并腹腔及右肾转移,就诊时症见左腹部及右侧腰部疼痛,腹胀纳呆,消瘦乏力。治疗予棉酚10mg,每日3次,口服,配用清热解毒和活血化瘀软坚中药内服,静脉滴注1%莪术油。治疗30天后,饮食增加,乏力、腹胀腰痛等症状好转,左腹部肿块已摸不清,脐右上肿块缩小2cm×2cm。后继续单服中药治疗,患者体质逐渐增强,腹部肿块全部消失,右肾下部肿瘤亦触摸不到。迄报道时已逾3年,患者工作正常。

有人报道,以蟾蜍煎汁内服及外搽治疗睾丸胚胎癌术后并纵隔、肺部及腹股沟处转移1例,取得佳效。患者为男性,33岁,行睾丸胚胎癌切除术后 2 个月因咳嗽、胸闷、右腹股沟肿物复诊,胸部 X 线拍片发现右肺门处有一 3cm×3cm 阴影,体检于右下腹相当于内环处见一核桃大小肿物,质硬有触痛。予蟾蜍煎汁服用:每日取 1 只中等大小的蟾蜍,除去五脏后洗净,清水煮烂,取煎汁饮用,每日分次于饭后半小时口服,并用其汁涂抹肿物处,每日 2 次。用药 10 日后,即觉呼吸通畅,食欲增加。服药 3 个月后自觉胸背疼痛消失,无咳嗽,呼吸通畅,胸透示右肺门阴影显著缩小。右腹股沟部肿物处开始局部渐肿大,随后流脓水,肿物变软变小直至消失(在涂抹中局部有剧痛现象)。口服和局部外用蟾蜍煎汁持续半年,肿块消失。术后 8 年复查,胸部 X 线拍片正常,患者感觉良好。

有人以益气活血、清热解毒方药为主治疗附睾平滑肌肉瘤并右下腹转移 1 例,亦获良效。患者为男性,30 岁,因右附睾肿块肿大和右下腹深部扪及一 10cm×8cm 肿块,行右侧睾丸切除术后病理诊断为右侧附睾平滑肌肉瘤,患者拒绝对右下腹肿块做手术切除。曾用环磷酰胺作为化疗,后因全身不良反应严重而停用。给予党参、白术、茯苓、薏苡仁、天花粉、莪术、大青叶、淡竹叶各 12g,半枝莲、皂角刺、白花蛇舌草各 30g,露蜂房 10g,甘草 3g,蟑螂(焙干、碾细、冲服)4～6 个。将上药水煎约 1 000ml 当茶饮,每 1～3 日 1 剂,连续服用。服药 1 个月后,精神、食欲明显改善,肿块缩至 10cm×5cm,2 个月后缩至 8cm×4cm,半年后缩至 5cm×3cm,可活动。1 年后仅残留约 3cm×1.2cm,2 年后肿块全部消失,恢复正常工作。随访 7 年,表浅淋巴结未肿大,一般状况良好。

74. 怎样诊治卵巢癌

卵巢癌是指发生于卵巢组织的恶性肿瘤。在中医古籍中,卵巢癌属于"癥瘕、积聚、肠覃"等病证范畴。

【临床表现】 多发生于围绝经期的妇女,早期可无任何症状。

(1)卵巢癌的主症:卵巢癌早期可无症状。少腹不适、坠胀或疼痛、腹部痞块为中晚期卵巢癌的主要临床表现。常见少腹部持续性胀痛、膨隆，随着肿瘤的生长可触及下腹包块并固定不移，常伴有盆腔或腹腔内脏器的种植转移。部分患者可伴有纳呆、恶心及消瘦等症状。

（2）兼症或危重证候：①月经不调。月经周期及经血量紊乱，晚期见不规则性子宫出血及绝经后出血。是由于性激素分泌紊乱所致。②腹水。卵巢癌常出现腹腔或盆腔种植转移，致腹水、腹大如鼓等。腹水量大，腹内压增高，可致横膈抬高及血液回流障碍而引起气促难卧、心慌气短及下肢水肿。③排尿困难或尿频尿急。晚期卵巢癌，肿瘤生长迅速，压迫周围脏器，产生排尿困难或尿路刺激症状。④肠梗阻。肿瘤侵犯肠壁或压迫肠道，可致肠梗阻，出现大便硬结或不通、腹部绞痛等。⑤恶病质。晚期卵巢癌因进食不好，且肿瘤组织生长消耗大量蛋白质，可出现进行性消瘦、贫血等恶病质的表现。⑥远处转移。卵巢癌除出现腹盆腔的种植转移外，还可出现远处脏器或淋巴结转移，如肝脏转移、肺脏转移、骨转移及锁骨上淋巴结转移等，可产生相应的临床表现。

【诊　断】卵巢癌早期可无明显临床表现，常发生于 40～60 岁的女性。临床在绝经期前后，出现不明原因的胃肠道症状、消瘦、下腹疼痛或不适、腹部包块、不规则阴道出血等，应引起重视。体检时触及盆腔不规则包块，呈实性或囊实性，且相对固定时，应怀疑卵巢癌的可能，应进一步做如下检查。

（1）细胞学检查：可结合病情采用不同方法取材检查。常用的方法有如下几种：①阴道后穹隆吸液涂片检查。阳性率仅为 33% 左右，检查方便，可重复，无损伤，如能排除子宫、输卵管癌，则可成为卵巢恶性肿瘤诊断的指标之一。②子宫直肠窝穿刺吸液或冲洗液检查。无炎症、粘连、瘢痕者可进行。③腹水检查。可经腹壁或经阴道后穹隆穿刺取液，取腹水量 200ml 送检，癌细胞发现率可达 93%。如出现间皮细胞（肿瘤刺激）、砂粒体或黏液卡红阳性细胞,亦为恶性肿瘤的特征。④纯化腹水脱落细胞学检查。用20pm尼龙网孔滤器,滤去腹水中的单一细胞与小细胞,留取大细胞块,用免疫细胞化学分析方法,癌细胞阳性率可达(90.6%±1.7%)~(97.5%±0.5%)。⑤组织细胞学检查。肿瘤贴近腹壁或阴道前或后穹窿部者,可用细针穿刺抽吸肿瘤组织液体进行病理细胞学或组织学检查,诊断正确率高达85%~90%。

(2)肿瘤标志物检查:①糖蛋白类抗原 CA125 测定。正常参考值 CA125＜3.4 万 U/L。血清放射免疫法检测卵巢癌时阳性率高于 80%,临床符合率达 90%。有肝硬化肝功能失代偿者,血清 CA125 也明显升高。②人绒毛膜促性腺素(HCG)测定。人血清正常参考值 HCG＜10μg/L,尿 HCG＜30μg/L。于妊娠性及非妊娠性滋养细胞瘤时升高,卵巢原发绒癌时亦升高。目前,更注重血清 β-HCG 的检测,避免与黄体生成素(LH)交叉。③癌胚抗原(CEA)测定。不同测定方法时,人血清正常参考值 CEA＜5~15μg/L。CEA 不是卵巢癌特异性标志物,主要是消化道肿瘤的标志物。卵巢腺癌时血清中阳性率为 42%~48%。以上检测应综合分析,单凭一种免疫学检测,要在治疗前判断某一种恶性卵巢癌尚难做到。可组合的标志物有:CEA、HCG、SIEX、CA125、CA19-9 等单克隆抗体,在基因检测方面有 K-ras 癌基因等。

(3)内分泌检查:卵巢原发性绒癌能分泌甲状腺激素而引起甲状腺功能亢进,有的卵巢浆液性囊腺瘤、无性细胞瘤能分泌胰岛素而导致持续性血糖过低,此类情况极罕见。

(4)影像学检查:如 B 超、CT、MRI 虽已能精确显示肿瘤内部结构象,但由于囊性、实性或两者兼而有之者在各种卵巢肿瘤均可存在,而所含组织的复杂,又往往使影像学检查缺乏特异性,故须结合其他检查,方能定性。单抗[131]I-CEA,[99m]Tc-CEA,[131]I-COC182B2 放射免疫显像诊断在这方面将发挥作用。

【常用方药】 中医药治疗各类恶性肿瘤,应根据肿瘤的病理及生物学特性进行辨证与辨病治疗,即是在辨病的同时进行辨证,选择有抗癌作用的中药辨证施治。实践证明,辨证与辨病结合治疗各类恶性肿瘤,有科学依据,疗效好。

(1)辨病常用中草药:人参、鸦胆子、贯众、苦参、槲寄生等。

(2)辨病常用中成药:①大黄䗪虫丸。由大黄、黄芩、甘草、桃仁、杏仁、虻虫、蛴螬、白芍、干漆、水蛭、䗪虫、干地黄等组成。为攻坚破积之名方,适用于各类良、恶性肿瘤。②增生平片。每次4~8片,每日2~3次,口服,疗程3~6个月。具有清热解毒和化瘀散结的功效。适用于各期卵巢癌。③西黄丸。由牛黄、麝香、乳香、没药等组成。每次6g,每日1~2次,米醋送下。适用于湿热毒结为主型。④仁康胶囊。每次3粒,每日3次,口服,2个月为1个疗程。具有清热解毒、化瘀散结、益气养阴的功效,适用于中晚期卵巢癌。⑤复方红豆杉胶囊。由红豆杉、人参等组成。每次1~2粒,每日3次,口服。具有扶正抗癌作用,适用于晚期卵巢癌患者。⑥益母丸。由益母草川芎、赤芍、当归、木香等组成。具有调气活血的功效。适用于卵巢癌。

【外治疗法】 卵巢癌晚期多出现少腹疼痛,肿瘤浸润输尿管时出现腰痛;骨转移时出现相应部位的疼痛。中药外敷,有效成分可透皮吸收,通过腠理、脉络、深达脏腑,调节阴阳,具有扶正祛邪的作用。

(1)薏苡附子败酱散:生薏苡仁30~60g,熟附子5~10g,败酱草15~30g,加水煎2次,分3次将药液温服,药渣加青葱、食盐各30g,加酒炒热,趁热布包,外敷患处,上加热水袋,使药气透入腹内。每次熨1小时,每日2次。适用于各种卵巢良、恶性肿瘤。

(2)独角莲敷剂:鲜独角莲(去皮),捣成糊状,敷于肿瘤部位,上盖玻璃纸,包扎固定,24小时更换一次(用干独角莲研细末,温水调敷也可)。适用于各种卵巢良、恶性肿瘤。

(3)阿魏膏或水红花膏:适量外敷包块局部。不论癥之初期或久积,配合内治法,均有助于消癥下瘀。适用于卵巢恶性肿瘤。

【急症和兼症治疗】

(1)腹水:中医药辨证治疗对恶性腹水有一定疗效。因卵巢癌腹腔内广泛浸润或压迫所致的恶性腹水,多是邪毒内蕴、气滞湿阻或湿热蕴结、水湿内停所致,与肝、脾、肾脏功能失调有直接关系。①气滞湿阻型。治以理气活血,除湿消满;方选柴胡疏肝散和平胃散加减。②湿热蕴结型。治以清热利湿,攻下逐水;方选中满分消丸合舟车丸加减。血瘀重者,加丹参、红花、牡丹皮、穿山甲等;兼脾虚者,加党参、白术、茯苓等;兼肾虚者,加茯苓、附子、人参等。

(2)排尿困难:卵巢癌晚期压迫尿路所致的排尿困难,似于古籍中的"转胞",与肺、脾、肾脏功能障碍所致的"癃闭"不同。治当行瘀散结,通利水道。方选大黄䗪虫丸加减。久病气血亏虚者,酌加黄芪、人参等;小便不通,小腹胀痛难忍者,酌加麝香少许吞服。

【康复治疗】 卵巢癌是生殖系统最常见的恶性肿瘤之一,早期症状多不明显,容易被误诊。早期卵巢癌经积极治疗后常可获得长期生存;晚期卵巢癌,在以中医药为主的中西医结合治疗下,也常可获得较满意的疗效。除早期发现、早期治疗外,影响卵巢癌预后的主要因素是复发和转移,因此中医药治疗有一定优势。中医药辨证治疗可使卵巢癌患者的生存期、生活质量有所提高。

(1)生活起居调养对康复至关重要:中医学认为,疾病的药物治疗固然重要,但平素与病后的调养更加重要。如《素问·上古天真论篇》曰:"乃问于天师曰:余闻上古之人,春秋皆度百岁,而动作不衰,今时之人,年半百而动作皆衰者,时世异耶? 人将失之耶? 岐伯对曰:上古之人,其知道者,法于阴阳,和于术数,食饮有节,起居有常,不妄作劳,故能形与神俱,而尽终其天年,度百岁乃去。"又曰:"夫上古圣人之教下也,皆谓之虚邪贼风,避之有时,恬淡虚无,真气从之,精神内守,病安从来。"论述了注重平素精神调养,适当运动和锻炼,注意饮食起居等,可延年祛病,终老天年。①生活调理。进行心理护理,帮助患者解除畏惧、紧张、恐惧、失望等不良心态,引导其忘掉疾病,心情舒畅,更好地配合各种治疗。起居有时,适当的体育锻炼,或做养生功锻炼来调整身心。保持会阴区特别是尿道口的清洁,预防感染。②饮食调理。卵巢癌患者接受治疗期间或治疗后的饮食调理非常重要。丰富的营养可促进身体康复,色、香、味俱佳可刺激食欲增加。患者切记不可偏食或不食。如需要,可将每日的2～3餐改为少食多餐,多食用新鲜的蔬菜、水果、杂粮等,不食用腐败变质的食物。条件允许的可行药膳治疗,有利于疾病的治疗。例如,常用的药膳配方一是葵花向阳:葵花托盘2只,枸杞子30粒,核桃仁10枚,猪肉30g,调料适量。诸味洗净,猪肉切片,将枸杞子、核桃仁、猪肉片摆放于葵花托盘上,加入调料,入蒸锅中蒸熟即成。每日1次,连汤食用,此方适用于卵巢癌伴腰膝痿软者。二是乌贼白果:乌贼肉60g,白果10枚,调料适量。将两味洗净,入锅中,加水适量,煮至肉烂,加入调料调味即成。每日1次,连汤食用,适用于卵巢癌体虚者。三是铁树叶红枣汤:铁树叶200g,红枣10枚。将两味洗净,入锅中,加水适量,煎煮取汁即成。每日1剂,分3次食用,30日为1个疗程,适用于卵巢癌伴出血者。四是蜗牛汤:蜗牛50只,猪瘦肉100g,调料适量。将猪瘦肉洗净切片,蜗牛洗净。两味入锅中,加水适量,煮熟,加入调料调味即成,适用于卵巢癌久病虚热者。五是益母草煮鸡蛋:益母草50g,鸡蛋2枚。将益母草洗净切段,与鸡蛋加水同煮,鸡蛋熟后去壳取蛋再煮片刻即成。每日1剂,吃蛋饮汤。适用于卵巢癌伴血虚者。③精神调理。鼓励患者树立战胜癌症的信心,树立未来生活的目标。使患者相信,良好的心态可以帮助自己克服精神上的压力与缠结,使患者从精神到身体做好战胜癌症、完成目标的准备,促使早日康复。向患者讲清楚,卵巢癌经积极的治疗与积极地配合治疗,是可以获得长期生存的。资料表明,有生活目标,有良好的心态,机体的脏器功能、免疫功能是活跃的,对抗癌症有利。

（2）药物扶正祛邪可助机体康复：早在《素问·阴阳应象大论篇》中即有"治病必求于本"之说，《素问·至真要大论篇》中还有记载："百病之起，有生于本者，有生于标者，有生于中气者。有取本而得者，有取标而得者，有取中气而得者，有取标本而得者。"均说明了治疗疾病必须寻找疾病的根本及病因而治疗，恶性肿瘤的治疗更应如此。

现代中医学认为，卵巢癌的发生是由于七情内伤等致脏腑气血功能失调，又感受邪毒，致湿热瘀毒积聚于卵巢所致。卵巢癌经抗癌（祛邪）治疗后，邪气虽祛，但正气未复，仍需继续康复治疗。常用的康复疗法有如下几种：①健脾补肾，调顺冲任法。中医学认为，妇女病症的发生与脾、肾功能失常及冲、任二脉失调有密切关系。因此，卵巢癌康复治疗重在脾、肾及冲、任二脉。若卵巢癌治后有脾肾两虚、气血不足者，可选用如圣散加减。药用人参 15g，茯苓 12g，柴胡 12g，熟地黄 15g，当归 12g，鳖甲 9g，沉香 9g，知母 9g，胡黄连 9g，葛根 6g，桑寄生 6g，甘草 10g。每日 1 剂，水煎，早晚分服。具有调补气血、健脾补肾、调顺冲任等功效，适用于卵巢癌久病或治后体虚，气血不足者。②健脾疏肝，理气活血法。肝藏血，脾主运化并统血，两脏病易引起冲任失调。因此，卵巢癌治后有情志不舒、气滞血瘀之象者，可选用逍遥散加减。药用柴胡 15g，炒当归 15g，白芍 30g，茯苓 15g，炙甘草 10g，生姜 3g，薄荷 3g，加川芎 15g，莪术 15g。每日 1 剂，水煎，早晚分服。具有健脾疏肝、理气活血等功效，适用于卵巢癌术后，情志不舒及瘀血不化者。③滋养肝肾，清热解毒法。卵巢癌经放疗或化疗后，毒热伤及气血，临床见有毒热伤阴的表现，可选用一贯煎加味治疗。药用生地黄 30g，沙参 10g，麦冬 10g，当归身 10g，枸杞子 12g，川楝子 6g，加熟地黄 10g，金银花 20g，蒲公英 15g，天葵子 20g。每日 1 剂，水煎，早晚分服。具有滋养肝肾和清热解毒的功效。

【中医治疗】　近几十年,卵巢癌的中医药治疗有了很大的进展,出现了很多有一定疗效的中药方剂。有人以化瘤丸(牛黄、麝香、血竭、硇砂、轻粉、冬虫夏草、朱砂、全蝎、蜈蚣、乳香、没药、白芷、金银花、连翘、生栀子、白术、半枝莲、蟾酥、雄黄等)为主治疗卵巢癌 44 例,其中 19 例加西药化疗(CAP 及 TPA 方案),治疗中晚期卵巢癌 44 例,全部患者均坚持服药 1～2 年。根据辨证施治的原则随证加减,气滞血瘀型加用金铃子散、失笑散;痰瘀凝结型加用二陈汤。结果表明,有效者 40 例,其中达 CR 的 6 例,占13.6%;PR 的 18 例,占 40.9%;MR 的 16 例,占 36.4%;NC 的 4例,占 9%;总有效率 91%。远期随访,44 例患者中生存 1 年以内的 10 例,占 22.7%;1～3 年的 15 例,占 34.1%;3～5 年的 12 例,占 27.3%;5 年以上的 7 例,占 15.9%。经对照研究,其有效率及长期存活率均高于国内卵巢癌化疗后的患者。

　　以西医化疗为祛邪之法,中医健脾理气为扶正之法,中西药配合,相互取长补短,一方面可增强抗癌效果,另一方面又可减轻化疗的不良反应。例如,有人以扶正培本、化瘀解毒为治则。药用生黄芪 30g,党参 15g,天花粉 15g,白术 20g,白芍 15g,薏苡仁 30g,仙鹤草 30g,鸡血藤 30g,猪苓、茯苓各 15g,丹参 15g,玄参 10g,半枝莲20g,白花蛇舌草 30g,同时配合腹腔内化疗,治疗晚期卵巢癌 27 例。其中 18 例患者出现轻度消化道反应,1～3 日内能自行恢复;22 例生存期均超过 1 年,3 年生存率为 59.1%。

　　有人根据卵巢癌的不同证型,研制了 4 个经验方用于治疗卵巢癌。①益气煎。党参、白术、白芍、茯苓、当归、生地黄、熟地黄、补骨脂、木香、鹿角霜、龙眼肉、枸杞子、陈皮各 9g,黄芪 12g。食欲缺乏者,先服香砂六君子方后再服本方。适用于卵巢癌气虚证。②育阴煎。生地黄、白芍、天冬、麦冬、玄参、当归、牡丹皮、枸杞子、沙参、地骨皮、党参各 9g,天花粉、墨旱莲各 15g,五味子 5g。适用于卵巢癌阴虚证。③益气养阴煎。党参、白术、白芍、黄芪、天冬、麦冬、枸杞子、牡丹皮、鹿角霜、生地黄各 9g，佛手片、木香各 6g，天花粉 15g，五味子 5g。适用于卵巢癌气阴两虚证。④清热消瘤煎。铁树叶、预知子、白花蛇舌草、半枝莲各 30g，蜂房、白术各 9g，陈皮 6g。适用于卵巢癌化疗期间或化疗后。共观察了 27 例患者。其中，4 年以上生存率达 37%。

75. 怎样诊治恶性滋养细胞肿瘤

恶性滋养细胞肿瘤包括绒毛膜癌和侵蚀性葡萄胎，是发生于胎盘外层的绒毛膜上皮细胞(即滋养叶细胞)的一种恶性程度很高的肿瘤，在中医古代典籍描述中，类似于"伪胎、鬼胎、石瘕、肠覃、崩漏"等疾病。

【临床表现】 侵蚀性葡萄胎主要表现为在葡萄胎、流产、足月分娩后长期不规则阴道出血，有时突然大出血，甚至昏迷。由于出血多，可出现贫血、消瘦。绒毛膜癌最常见的临床症状为阴道持续不规则出血，子宫增大且柔软，早期就可以发生肺部转移，出现胸痛、咳嗽、咯血等症状。其他转移部位是阴道、外阴、盆腔、肝、脑等，并出现各受侵脏器相应的症状。由于广泛转移，可以引起发热、贫血、消瘦等全身症状。检查时，如有阴道转移时，可以发现阴道有紫蓝色软结节，子宫常增大、饱满或呈不规则状；宫旁有时可扪及血管搏动，卵巢黄体囊肿，或盆腔浸润的肿块。

(1)主症：①阴道不规则出血。表现为阴道持续或间断不规则出血，时多时少，有时突然大出血，也有病例可先有几次正常月经，然后出现闭经，再出现阴道出血；伴有感染者，阴道有酱色腥臭的血性分泌物；当肿瘤转移至阴道壁，发生溃烂，可发生阴道大出血，检查时见阴道壁上有单个或多个大小不等的紫色结节。②贫血。长期出血可引起不同程度的贫血，常伴有头晕眼花、面色苍白、少气乏力，中医辨证为气血两虚。③消瘦。多因饮食减少、营养不足所致。也与肿瘤的慢性消耗有关。常伴有倦怠乏力、短气神疲。

④子宫增大。多数患者子宫增大,如妊娠 2～3 个月子宫大小,触诊时增大的子宫质软或有结节。子宫增大的程度及形状由子宫内病灶的大小、数目和部位而定。病灶大数目多,又近浆膜层,则子宫大而不规则。

(2)兼证或危重证候:①内出血。当病原体破子宫肌层和浆膜层时,可造成子宫穿孔或穿入腹腔或阔韧带内,形成内出血或血肿,出现腹痛、头晕、血压下降及休克等。②卵巢黄素囊肿。侵蚀性葡萄胎合并卵巢黄素囊肿较多,可在一侧或双侧扪及囊性肿物,囊肿有时发生扭转或破裂,引起剧烈腹痛。③转移症状。肺转移可出现咳嗽、咯血、胸痛,严重时伴有呼吸困难。脑转移可发生呕吐、头痛、视力障碍、抽搐、昏迷、瘫痪等。肝、脾转移可出现肝、脾大;消化道转移可有呕血及便血;肾转移有血尿等。

【诊　断】

(1)病史:有分娩史,流产史,尤其是葡萄胎史。当葡萄胎排出后,6 个月内发病者,可能为侵蚀性葡萄胎,1 年后发病者可能为绒毛膜癌,6～12 个月内发病者,两者机会均等,一般间隔时间越长,绒毛膜癌的机会越多。

(2)症状和体征:凡继发于流产或足月分娩(尤其是 2 个月)后,阴道不规则出血,子宫大而软,首先要考虑恶性葡萄胎或绒毛膜癌。

(3)绒毛膜促性腺激素(HCG)持续不正常,或不该出现阳性又出现阳性,对本病诊断有重要参考价值。

(4)X 线检查:绒毛膜癌的肺部转移很多。故肺 X 线片可显示肺部有结节状、棉球状或片状转移阴影。

(5)钳取活检:可见阴道壁上出现紫蓝色结节。

(6)病理学检查:取手术切除之标本或行刮宫术取组织做病理学检查,可以明确诊断。绒癌的病理诊断标准为在子宫肌层或其他切除的器官可见有大块坏死和出血,在其周围可见大片生长活跃的滋养细胞,有的可侵入血管。它与侵蚀性葡萄胎的区别是侵蚀性葡萄胎标本中肉眼或镜下仍可找到绒毛结构或葡萄胎组织者为侵蚀性葡萄胎。

【常用方药】 辨病用药是根据恶性滋养细胞肿瘤的特点,选择相应的方药,经过药理研究和临床验证,证明确实有效,可以配合各型辨证治疗经常使用的药物。

(1)辨病常用中草药:天花粉、白花蛇舌草、穿心莲、山豆根、半枝莲等。

(2)辨病常用中成药:①穿心莲注射液。10%穿心莲注射液50～100ml 稀释于 5%～10%葡萄糖注射液内,静脉滴注,每日 1次。可连续使用,无明显不良反应。适用于各型恶性葡萄胎、绒毛膜癌。②穿心莲片。为穿心莲浸膏片剂,具有清热解毒和凉血消肿的功效,适用于各型恶性葡萄胎、绒毛膜癌。每次 5 片,每日3～4 次,口服。③桂枝茯苓丸:含桂枝、茯苓、牡丹皮、桃仁(去皮尖)、白芍。为蜜丸剂,每丸 10g,每次 1 丸,每日 3 次,口服。方中桂枝温通血脉,茯苓渗湿健脾为君药,宿有瘀血癥块,郁久化热,故配伍味辛苦寒之牡丹皮、赤芍合桃仁清热化瘀共为臣佐。适用于各型恶性葡萄胎、绒毛膜癌、癌毒未清者。

【外治疗法】 绒癌发生转移的可能性很大,绒毛膜癌阴道转移较多见,对已发生阴道转移的病例可给予阴道转移结节局部注射山豆根注射液。或用天花粉 250mg,猪牙皂 150mg,经快速冷冻干燥,制成 10%合剂,装入胶囊。阴道给药,以温开水冲洗阴道,排除积水后,将胶囊放入后穹隆,卧床 8 小时。剂量从 0.25g开始,5～7 日用药 1 次。如用药后反应轻微,每次可增加 0.25g,注意使用前先做天花粉皮试,阴性时才能用药,如配合全身用药效果更快。

【急症和兼症治疗】

(1)内出血:症见腹痛剧烈,面色苍白,少气懒言,头晕目眩等;

见于病灶穿破子宫肌层和浆膜层时,造成子宫穿孔或穿入腹腔或阔韧带内,形成内出血或血肿。因阴虚火旺,迫血妄行,伴有口干烦渴,舌红,苔黄,治宜养阴清热、凉血止血,方用保阴煎加仙鹤草、海螵蛸;因脾虚不摄,脾不统血,伴神疲乏力,心悸气短,舌质淡,治宜健脾益气、摄血止血。

(2)卵巢黄素囊肿:症见盆腔可扪及囊性包块,囊肿发生扭转时可出现下腹疼痛、拒按、包块增大等。因气滞血瘀所致者,伴胸胁乳房胀痛,烦躁易怒,舌紫暗,有瘀点,脉弦涩,治宜行气活血、化瘀止痛,方用牡丹散加减;因瘀热互结所致,伴发热,恶寒,或低热起伏,带下量多,黄稠有臭味,小便黄短,舌红,苔黄腻,脉弦滑而数,治宜清热除湿、化瘀止痛,方用清热调血汤加减。

(3)转移症状:肺转移可出现咳嗽、咯血、胸痛,严重时伴有呼吸困难,因邪毒蕴肺所致,伴口干渴或发热,舌质红,苔黄腻,脉沉数,治宜清热化痰、润肺止咳,方用益肺饮加减;脑转移可发生呕吐、头痛、视力障碍、抽搐、昏迷、瘫痪等,伴烦躁易怒,胡言乱语,舌质暗紫,脉沉涩,辨证为瘀阻清窍,治宜通窍活血安神,方用通窍活血汤加减;肝、脾转移可出现肝、脾大,伴见腹水,腹胀大,皮色苍黄,少气倦怠,黄疸,舌质淡,舌苔白,脉弦细,治宜健脾益气、活血消癥,方用茵陈五苓散合下瘀血汤加减。消化道转移可有呕血及便血,伴有口干烦渴,舌红苔黄,辨证为阴虚火旺,迫血妄行,宜养阴清热、凉血止血,方用清热地黄汤加减;伴神疲乏力,心悸气短,舌质淡,辨证为脾虚不摄,脾不统血,治宜健脾益气、摄血止血,方用归脾汤加减。

【康复治疗】 除化疗和手术外,中医药治疗对恶性滋养细胞肿瘤也有一定的疗效,尤其是康复期的治疗中医药的作用尤为重要。

(1)生活调理:进行心理护理,帮助患者解除畏惧、紧张、恐惧、失望等不良心态,引导其忘却疾病,心情舒畅,更好地配合各种治疗。注意起居有时,适当地体育锻炼,或做养生功来调整身心。另外,患过葡萄胎、恶性葡萄胎及绒毛膜癌的患者,3 年内不能受孕,应采用除避孕环以外的其他避孕方式。

(2)饮食调理:在平素正常饮食情况下,应适当地进行饮食调理。常用的配方如清蒸桃胶:桃树胶 10g,冰糖适量,加水少许,隔水清蒸 20 分钟,不拘时间食用。具有通经活血和调补气血的作用。适用于病后调补气血。

【中医治疗】 恶性滋养细胞癌的中医药治疗近 20 年进展较快,主要表现在中西医结合治疗及辅助治疗方面。纯中医药治疗恶性滋养细胞癌目前有一定疗效,但尚没有大量病例报道或严谨的研究报道,只有个例或数例的治愈报道。目前,临床报道较多的是针对晚期患者的中药调理与对症治疗或中西医结合治疗。现代临床研究表明,一些中成药制剂配合化疗或手术治疗,对恶性葡萄胎、绒毛膜癌有确切的疗效。江西省妇女保健院采用山豆根制剂静脉滴注及局部注射,口服中药抗癌药(龙葵 15g,薏苡仁 15g,天花粉 15g,紫草根 15g,白英 15g,山豆根 30g,半枝莲 30g,丹参 15g),化学疗法和手术等综合疗法,治疗绒毛膜上皮癌 34 例,缓解 21 例;治疗恶性葡萄胎 43 例,其中缓解 34 例;近期治愈率达 83.1%。

上海瑞金医院用中药天花粉治疗绒毛膜癌 60 例,临床治愈 39 例;恶性葡萄胎 98 例,临床治愈 94 例;其中怀孕分娩 25 例;15 例脑转移患者加用全身和局部联合化疗,治愈 7 例。有人主张用荡鬼汤加减治疗恶性葡萄胎,药用人参、大黄、当归各 30g,雷丸、川牛膝、红花、丹参各 9g,桃仁 6g,枳壳、厚朴各 3g。服后可排出水泡状胎块,失血多者,服用十全大补汤善后。有人报道用桂枝茯苓丸加三棱、莪术、大黄、牛膝、阿胶、当归等治愈 2 例葡萄胎患者。

湖北医学院附属二院用黄芪、败酱草、白及各 15g,薏苡仁、赤小豆、冬瓜仁、鱼腥草各 30g,茜草、阿胶珠、当归、党参各 9g,甘草

6g 治疗恶性葡萄胎 4 例,3 例治愈并生育。浙江省台州市人民医院用向日葵盘 90g,凤尾草、水杨梅各 60g,治疗滋养细胞癌 3 例,2 例治愈。江西省南昌市第一人民医院用龙葵 30g,半枝莲 60g,紫草 15g 治疗恶性葡萄胎 4 例,均达近期治愈。武汉医学院附属一院用天皂合剂(天花粉、猪牙皂)外用,口服抗癌煎剂(白花蛇舌草、半枝莲、紫草根)治疗恶性葡萄胎 12 例,追踪最长 18 个月,无复发,其中 4 例已怀孕。

76. 怎样诊治子宫体癌

子宫体癌又称子宫内膜癌,是指起源于子宫内膜腺上皮的恶性肿瘤,包括腺癌、腺鳞癌及透明细胞癌等类型,但以腺癌为主。在古代中医典籍的描述中,散见于"石瘕、崩漏、五色带下、癥瘕、积聚"等病证范畴。

【临床表现】

(1)主症:①阴道出血。不正常的阴道出血是子宫内膜癌前病变、子宫内膜癌的最常见症状,可为绝经后阴道出血,占子宫内膜癌患者的 70%～75%。绝经后妇女发生子宫内膜癌,90% 以上有阴道出血症状,绝经时间愈长且出现阴道出血者,发生子宫内膜癌的概率愈高。另外,约 20% 的子宫内膜癌患者为围绝经期妇女。5%～10% 子宫内膜癌患者为 40 岁以下的年轻妇女,常有月经紊乱或经量增多病史。②阴道不正常排液。可为浆液性或血性分泌物。③下腹疼痛及其他症状。部分患者可有下腹疼痛;晚期则因癌症扩散导致消瘦、恶病质等,或出现肺部、脊柱等处转移的症状。出血甚多者则可出现贫血的症状。应重视阴道出血、排液等症状。有以上症状妇女均应考虑有无子宫内膜癌的可能性,并应及时进行妇科检查。

(2)体征:体检可发现许多患者是肥胖者。腹部和盆腔检查通常并无明显的子宫增大或只有轻度到中度的子宫增大。绝经后患者子宫大小往往与生育年龄妇女的子宫大小相同,而不是变小或萎缩。由于肿瘤的增长,子宫可明显增大。宫腔积脓时子宫虽然可以增大,但因子宫壁薄而柔软,患者又以肥胖者居多,故临床上往往不易发现。子宫在盆腔内粘连固定多发生在晚期或以往有盆腔炎病史的患者。偶尔在阴道内见到转移病灶,呈红色或灰白色肿块,表面光滑或破溃出血。转移灶多位于尿道下方阴道前壁。而为肿瘤淋巴转移引起的腹股沟淋巴结肿大则较罕见。

(3)兼症或危重证候:①出血。患者可出现突然的大出血或少量出血淋漓不尽,出血量多时常夹有血块,血色或鲜红或紫暗,味腥臭或秽臭,部分患者可伴有脓性或血性分泌物。常伴有贫血症状。②疼痛。早期患者无明显的盆腔疼痛或轻微疼痛,一般疼痛多伴下腹部酸胀不适感。在宫腔出血较多或积有血块时,患者可感到痉挛性疼痛,晚期由于肿瘤侵及或压迫盆腔神经丛造成持续性疼痛,且常较剧烈。继发的宫腔感染或积脓也是造成疼痛的原因。③发热。可因宫腔或宫旁感染严重而出现发热,可为高热或低热,常伴有疼痛等症状。

【诊　断】　凡有阴道不规则出血或出现血性分泌物,尤其是绝经期妇女,均须进行以下理化检查。

(1)妇科检查:早期盆腔检查多正常,晚期可有子宫增大、附件肿物、贫血及远处转移的体征。注意排除阴道、宫颈病变出血及炎性感染引起的排液。

(2)全面查体:注意有无糖尿病、高血压和心血管疾病。

(3)细胞学涂片:阴道细胞学涂片(阳性率低),宫腔细胞学涂片(阳性率高)。

(4)阴道 B 超检查:了解子宫大小、宫腔内有无赘生物、内膜厚度、肌层有无浸润、附件肿物大小及性质等。

(5)分段诊刮:确诊或排除子宫内膜癌的重要方法,并可作为子宫内膜癌临床分期的依据。应将宫颈管刮出物及宫腔刮出物分别送活检。

(6)宫腔镜检查:近年来,宫腔镜检已广泛应用于子宫内膜病变的早期诊断。接触性宫腔镜和放大宫腔镜下,可直接对可疑部位进行活检,提高诊断准确性,避免常规诊刮的漏诊。因使用膨宫剂时有可能引起子宫内膜癌的扩散,在选用进行辅助诊断时应予注意,以经阴道B超检查子宫内膜无明显增厚和病变,或经诊刮后活检阴性,仍有反复阴道出血的患者为宜。

(7)MRI、CT、淋巴造影等检查:有条件者可选用 MRI、CT 和淋巴造影检查及血清 CA125 检测。

(8)肿瘤标志物检测:子宫内膜癌是妇科常见的恶性肿瘤,近年来其发病率有增加趋势。早期诊断和治疗对改善患者的预后至关重要。CEA、CA125、CA19-9 是子宫内膜癌的肿瘤标志物。

【常用方药】

(1)辨病常用中草药:莪术、紫草、山茶花、女贞子等。

(2)辨病常用中成药:①桂枝茯苓丸。桂枝、茯苓、牡丹皮、桃仁、白芍各等份。具有活血化瘀和缓消癥块的功能。适用于下腹癥块、腹痛出血者。每次 1～2 丸,每日 3 次,口服。②化癥回生丹。由人参、肉桂、两头尖、麝香、姜黄等多种药物组成。具有活血祛瘀和消癥散结的功能。适用于下腹疼痛、瘀血内滞者。每次 6g,空腹温开水或黄酒送服。

【外治疗法】

(1)四叶律:性平、味甘,具有清热解毒、利尿消肿、活血止痛的功能。适用于肿瘤及尿路感染、赤白带下、宫颈炎、痢疾、跌打损伤、咯血。四叶律 15～30g,鲜品 60～90g,捣烂外敷。适用于子宫体癌合并感染或局部红肿热痛者。

(2)双柏散:由侧柏叶 60g,大黄 60g,黄柏 30g,薄荷 30g,泽兰 30g 组成,共研为细末,水、蜜调后制外敷。具有活血祛瘀和消肿止痛的功能。适用于急性软组织损伤、疮疡、急腹症、慢性盆腔炎等。药理作用证明,其有良好的抗炎、促进血肿吸收和瘀斑消退作用,抑制创伤性无菌性炎症反应。适用于子宫体癌因肿物坏死或合并感染,表现为局部红肿或有发热、小腹疼痛证属毒瘀互结者。

【急症和兼症治疗】

(1)阴道出血:属中医学的"崩中"范畴。《医学入门》谓:"凡非时血行,淋漓不净,谓之漏下;忽然暴下,若山崩然,谓之崩中。"子宫体癌的急症首数崩中,以阴道突然大出血为临床特点,若不快速、有效地止血,常会导致气随血脱,甚至危及生命,因此止血防脱为当务之急。止血治疗,宜"急则治其标",采用中西医结合的方法,中药可用独参汤、冰冻紫地合剂、云南白药等止血固脱,在此基础上,再以辨证止血以治其本。临床上,属血热者,为阴道出血,量多势急,色鲜红或紫红,或夹有血块、质黏稠、有味,常伴身热心烦,口渴引饮,大便秘结,舌质红,苔黄而干,脉滑数或弦数。治宜清热凉血和固经止血法,选用生地黄15g,地骨皮15g,炒栀子10g,黄芩10g,龟甲10g,地榆15g,藕节10g,阿胶(烊化)10g,棕榈炭10g,生甘草10g,煅牡蛎(先下)30g;若血块多、小腹疼痛者,加三七粉(分冲)3g,茜草10g以化瘀止痛。属阴虚火旺者,为阴道突然下血,色鲜红、质黏稠,伴潮热汗出,五心烦热,头晕耳鸣,口咽干燥,夜间尤甚,舌质红或嫩红,少苔,脉细数。治宜滋阴清热和固冲止血法,选用清热地黄汤加地骨皮、黄柏,或四生丸(生荷叶、生艾叶、生柏叶、生地黄)加减。属脾肾两虚者,为阴道突然大出血,色淡、质稀,伴面色㿠白,腰膝酸软无力,心悸失眠,精神不振,唇爪色淡,舌质淡,苔白,脉沉细无力。治宜补益脾肾和固冲止血法,选用红参(另煎)10g,炙黄芪30g,杜仲炭10g,山茱萸10g,熟地黄15g,鹿角胶(烊化)10g,升麻10g,炙甘草10g,茜草10g,海螵蛸25g,阿胶(烊化)10g,何首乌15g;或用补中益气汤合无比山药丸加减。

(2)腹痛:因肿物侵及周围盆腔组织,或宫腔积脓或积液所致。若表现以胀痛为主的,以香附、乌药理气止痛;以刺痛为主的,用益母草、当归、五灵脂、蒲黄祛瘀止痛；若影像学检查提示有积液或积脓者，可加用木通、车前子、川草薢、茯苓皮等利尿渗湿。

（3）发热：热象明显，口干尿黄，或伴带下黄稠腥臭，舌红苔黄，脉数，证属实热者，治宜疏肝清热、除湿解毒法，可用止带汤加减：猪苓、车前子、泽泻、茵陈、赤芍、牡丹皮、黄柏、栀子、牛膝；可酌加金银花、连翘、蒲公英等，并可静脉滴注穿琥宁、清开灵等中成药。若属虚热者，热势可高可低，发热缠绵；阴虚发热则伴手足心热，或骨蒸颧红，心烦盗汗，口干舌燥，舌红少苔，脉细数。治宜滋阴清热法，方用清骨散或知柏地黄丸加减。若为气虚血亏者，伴头晕目眩，面色无华，心悸不宁，舌淡，苔白，脉细弱。可用益气生血和甘温清热法，选用补中益气汤或当归补血汤或归脾汤加减。

【康复治疗】

（1）定期复查，协调阴阳：肿瘤的发生，是全身性疾病在局部的一种表现，因此通过治疗，即使肿瘤病灶完全消失，也不是完全的"痊愈"，现代医学评价肿瘤能取得的最佳疗效，也只是"完全缓解"，而不是"痊愈"。从中医学的基本理论分析，是达到阴阳的基本平衡，一旦受体内外各种致病因素的影响，阴阳失衡，肿瘤便很容易复发。因此，在疾病的康复期，必须注意定期复查，同时坚持服用中药，辨证施治与调护，使机体保持阴阳的平衡，达到阴平阳秘。定期复查一般建议术后 2 年内，每 3～6 个月复查一次，术后 3～5 年，每 6～12 个月一次。通过中药调理阴阳的平衡和定期的复查，以防患于未然。

（2）恬淡虚无，真气从之：《素问·上古天真论》曰："恬淡虚无，真气从之，精神内守，病安从来？"中医学历来强调七情的致病因素。现代医学的研究也表明，精神抑郁可致机体的免疫功能下降，导致疾病的发生或复发。因此，保持心境平和，正确对待疾病，社会及家人给予更多的关心和帮助，消除焦虑、烦躁的情绪，乐观向上，增强战胜疾病的信心，是康复治疗中必须注意的问题。

（3）辨证施食，调畅二便：《内经》曰："形不足者温之以气，精不足者补之以味。"《本草求真》曰："食物入口，等于药之治病同为一理，合则于人脏腑有益，而可却病卫生，不合则于人脏腑有损，而即增病猝死。"饮食调摄，同样须辨证施食，根据体质的偏盛偏衰，结合食物的性味选用食物，以助调和阴阳，恢复正气。妇女以血为本，多气多血，故选用的食物侧重于养血补血，如黑豆、乳类，避免多食辛燥易化火化气之食物，如狗肉、羊肉等。另外，食物的调摄还须避免过于滋腻，多进富含粗纤维类的食物，保持二便调畅，以免毒浊积聚，影响胞宫。《素问·六微旨大论》谓："出入废则神机化灭；升降息则气立孤危。故非出入则无以生长壮老已；非升降则无以生长化收藏。"强调了保持二便调畅的重要性。二便为下焦所主，在生理病理上与胞宫关系更为密切，"下焦如渎"，二便调畅，也是康复治疗中必须重视的问题之一。

【中医治疗】 子宫体癌的治疗，仍强调综合治疗，中医药的治疗贯穿于整个治疗过程中。有人报道，以清热利湿法治疗术后、放疗后复发者，取得良效。某些妇科肿瘤治疗中常用的中草药，实验证明，有一定的抗癌作用。如复方三七注射液既能对豚鼠和人的离体子宫平滑肌有不同程度的兴奋作用，又可增加放疗的敏感性。三七皂苷 R_1，在促进 HL-60 细胞向成熟中性粒细胞分化的同时，对细胞的 DNA 和 RNA 的合成均有影响，提示三七皂苷 R_1 可作为白血病非细胞毒疗法的可能性。近年来，从植物药中寻找具有抗肿瘤活性的物质已成为研究的热点。如紫杉，《本草推陈》中记载"紫杉可入药，用皮易引起呕吐，用木部及叶则不吐。且利尿，通经，治肾脏病、糖尿病"。《东北药植志》记载："紫杉，叶有毒，假种皮味微甜可食，但食多则中毒。"1979 年，美国国立癌症研究所对数千种植物的天然提取物的抗肿瘤活性进行了筛选，发现紫杉中的紫杉醇是最具有抗肿瘤活性的物质，能抑制微管网的正常重组，因此紫杉醇近年来已成为卵巢癌和乳腺癌的一线或二线化疗药物,还广泛用于肺癌、头颈部癌等的治疗。目前,加强中医药在恶性肿瘤领域中的研究,以临床实践为基础,将能取得突破性的进展。

77. 怎样诊治宫颈癌

宫颈癌是指原发于子宫颈的恶性肿瘤。最常见的病理类型是来自宫颈上皮的宫颈鳞型细胞浸润癌,其次是来自宫颈内膜的腺癌和少见的鳞腺癌、透明细胞癌等。宫颈癌是妇女常见的恶性肿瘤,也是我国最常见的恶性肿瘤之一。在古代文献描述中,宫颈癌类似于"五色带下、带下、崩漏、癥瘕"等病证。

【临床表现】 宫颈癌早期常无明显的症状表现,较典型的症状有阴道出血、白带增多,晚期患者因癌症的扩散而出现相应的症状。

(1)主症:①阴道出血。为接触性出血,多见于性生活或妇科检查以后,《妇人规》谓:"凡妇人交接即出血者。"出血量可多可少。早期出血量一般较少,晚期病灶较大时,可表现为出血量多,甚至大出血。年轻患者也有表现为经期延长、周期缩短、经量增多等。绝经后妇女表现为绝经后出血等。②白带增多。白带呈白色或血性,稀薄似水样,也有为黏液、米泔样,味腥臭。晚期可继发感染,白带呈脓性伴恶臭。《傅青主女科》谓:"带下而色黄者……其气腥秽……乃任脉之湿热也。"

(2)妇科检查:进行双合及三合诊检查。包括宫颈、宫体、宫旁组织、阴道和穹隆部等部位。①宫颈。光滑或呈糜烂状。癌灶也可呈菜花状、结节状、溃疡或空洞形成,宫管形癌症(宫颈腺癌)的宫颈可呈桶状,但宫颈表面也可光滑或轻度糜烂,未见明显癌灶。菜花状癌组织质脆,触之易出血,表面覆盖有灰色坏死组织。②宫体。一般大小正常,若癌灶侵犯子宫,宫体可能增大、固定。③宫旁组织。癌肿块浸润主韧带、宫骶韧带,可使其增厚,呈结节状、质硬、不规则,形成团块直达盆壁、固定。④阴道和穿隆部。癌灶侵犯阴道及阴道穿窿部,检查时肉眼可见癌灶组织增厚质硬,缺乏弹性等。

(3)兼症或危重证候:①阴道出血。阴道出血量可多可少,血色鲜红或暗红、淡红,或紫暗,或夹有血块。出血量多时,可致虚脱、休克;长期少量出血可有贫血表现。②小便失常。可为尿频、尿急、血尿等,因癌块压迫输尿管所致。严重者可导致输尿管梗阻、积水,最后导致尿毒症等。③大便异常。表现为大便秘结、里急后重、黏液便血,可伴有肛门坠胀、疼痛等,因癌块侵犯盆腔结缔组织、压迫直肠所致。④疼痛。出现骨盆疼痛、下肢疼痛并行走不利,因癌灶侵犯盆腔结缔组织、骨盆壁、压迫坐骨神经等而出现。

【诊　断】

(1)阴道细胞学检查:用"小脚板舌"取子宫颈外口鳞柱状上皮交界处 1 周,取材涂片,立即固定于 95% 乙醇内 15 分钟,取出后采用巴氏染色法染色,进行阴道脱落细胞检查。

(2)碘试验:当宫颈细胞涂片异常或临床为可疑癌而又无阴道镜时,借助碘试验可发现异常部位。目前,常用的碘溶液是卢戈溶液或 2% 碘液。细胞不着色者,为碘试验阳性。

(3)阴道镜检查:主要用于检查宫颈癌及癌前病变。阴道镜检查时主要观察血管形态、毛细血管间距、上皮表面、病变界限等,在异常部位进行定位活检即可明显提高诊断的准确性。

(4)宫颈活组织检查和宫颈管内膜刮取术:这是确诊宫颈癌及癌前病变最可靠和不可缺少的方法,一般选择宫颈外口鳞柱状上皮交界处的 3、6、9、12 点处取 4 点活检,或在碘试验、阴道镜检查下观察到的可疑部位,取活组织进行病理检查。

(5)宫颈锥切术:当宫颈刮片多次检查为阳性,而宫颈活检为阴性或活检为原位癌,临床不能排除浸润癌时,可行宫颈锥切术,以明确诊断。

(6)其他检查:根据患者具体情况,要确定宫颈癌患者的临床分期时,有时还须进行胸部 X 线检查、静脉肾盂造影、肾图、膀胱镜及直肠镜等辅助检查。

(7)肿瘤标志物检查:鳞状细胞癌抗原(SCCA)、CA125、CEA。CA125 对于宫颈腺癌的预测价值优于鳞癌。SCCA 是自鳞癌细胞分离的一种糖蛋白,属于丝氨酸蛋白酶抑制物家族,是较公认的宫颈癌最可靠的血清标志物。治疗前其水平与分期、肿瘤大小、宫颈浸润深度、脉管浸润、淋巴结受累情况及临床疗效相关,连续监测 SCCA 水平可反映患者的病情变化。CA125 对于宫颈腺癌的预测价值优于鳞癌。

【常用方药】

(1)辨病常用中草药:莪术、天南星、鸦胆子、紫草根等。

(2)辨病常用中成药:①桂枝茯苓丸。桂枝、茯苓、牡丹皮、桃仁、白芍各等份。具有活血化瘀和缓消癥块的功能。适用于宫颈癌盆腔转移、下腹部包块硬实者。每次 1～2 丸。②化癥回生丹。由人参、肉桂、两头尖、麝香、姜黄等多种药物组成。具有活血祛瘀和消癥散结的功能。适用于宫颈癌正虚邪实、下腹隐痛不适者。每次 5g,空腹温开水或黄酒送服。

【外治疗法】

(1)三品一条枪(《外科正宗》):由明矾、砒石、雄黄、乳香组成。诸药经适当炮制,制成药条,插入患处。治痔瘘、瘰疬、疔疮等病证。适用于早期宫颈癌。

(2)黑倍膏:蛋黄 20 个,置入适量头发熬油,蛋黄油 60g,加五倍子 15g,冰片 60g,苦参 15g,调匀外用。适用于宫颈癌湿毒明显,局部渗液臭秽者。

(3)制癌粉:蟾蜍 15g,雄黄 3g,白及 12g,制砒石 1.5g,明矾 60g,紫硇砂 0.3g,三七 3g,消炎粉 60g,共研为细末,外用。适用于宫颈癌热毒甚者。

(4)宫颈丸(粉):①宫颈丸。生马钱子 21g,生附子 42g,砒霜 4.2g,雄黄 60g,青黛 60g,乌梅 90g,硼砂 60g,赭石 120g,轻粉 6g,鸦胆子 21g,硇砂 50g。②一号粉。鸦胆子 4.5g,生马钱子 4.5g,生附子 4.5g,轻粉 4.5g,雄黄 6g,青黛 9g,砒石 6g,硇砂 6g,乌梅炭 15g,冰片 1.5g,麝香 3g。③二号粉。血竭 9g,炉甘石 9g,白及 9g,胆石膏 90g,象皮 9g,青黛 9g,枯矾 15g。④三号粉。黄连 15g,黄芩 15g,黄柏 15g,紫草 15g,硼砂 30g,枯矾 30g,冰片 1.5g。⑤药线。芫花根皮 15g,生附子 15g,白砒 1.5g。外科用粗缝线适量。丸药内服,每日 1 丸,分 2 次服用。药粉外用,以棉球蘸少许,塞病灶处,三种按病情交替选用。一号粉促使癌块脱落,二号粉使组织修复,三号粉控制感染,药线用于结扎巨大菜花型宫颈癌。

(4)阴道冲洗药:花粉、苦参、蛇床子、龙胆草、白鲜皮各适量,煎水外洗。

【急症和兼症治疗】

(1)阴道出血不止:宫颈癌进一步发展,可出现局部大出血,表现为阴道多量流血。属脾虚不固者,用补中益气汤合小蓟炭、阿胶、参三七、紫草根;属阴虚火旺者,用杭白芍、黄柏、阿胶、炙龟甲、炙鳖甲、白莲须、椿根皮、藕节炭、墨旱莲、地榆。另加云南白药每次 0.5g,每日 3 次,吞服;或用验方:人参、阿胶、田三七、地榆炭、白及、仙鹤草,水煎服,每日 1 剂。

(2)疼痛:多为疾病晚期,癌块侵犯、压迫盆腔及周围组织所致,治宜调和气血、祛瘀生新、通络止痛。常用的止痛药有:①行气止痛类:广木香、陈皮、青皮、小茴香、预知子、厚朴、枳壳、乌药、川楝子、延胡索、柴胡等。②祛瘀止痛类:五灵脂、蒲黄、赤芍、桃仁、川芎、红花、郁金、乳香、没药、罂粟壳、当归尾等。③以毒攻毒止痛类:马钱子、钩吻、全蝎、守宫、蜈蚣、蟾酥、藤黄、雷公藤、麝香、长春花、石蒜、大蒜、雄黄、入地金牛、寻骨风、白屈菜、苍耳草、野艾、徐长卿、鹅不食草、常春藤、柞木、蜂房、珍珠菜、铁树。可在辨证的基础上选用。

（3）小便淋漓：癌块压迫输尿管或浸润膀胱，表现为小便淋漓不畅，或刺痛或涩痛，或夹有血块，常伴有小腹疼痛。可用凉血止血，利水通淋法，方用小蓟饮子加减治疗。若肾阴虚者，可加知母、黄柏、车前草、牛膝以清热养阴，并加白茅根、墨旱莲、紫珠草、阿胶等止血养血。

（4）大便困难：为癌症浸润盆腔、肠道受压所致。可表现为大便秘结或粪便呈黏液血便。症见大便秘结，里急后重，黏液血便，肛周疼痛，坠胀不适。以清热泻火、祛瘀解毒法，方用麻子仁丸合下瘀血方加减。若阴虚内热明显者，可选加知母、黄柏、玄参、生地黄、生何首乌、牛膝、桃仁、白头翁等。

【康复治疗】　张景岳在《妇人规》中强调："妇人久瘕宿痞，脾肾必亏……然必须切慎七情及六淫、饮食、起居，而不时随证调理，庶乎可愈。若不守禁忌，纵嗜欲，其有不丧身者鲜矣。"宫颈癌的康复期治疗，须注意如下。

（1）戒色欲，慎房室：宫颈癌高发区的流行病学调查表明，初次性交年龄过小、性伴侣多、性传播性疾病、男性伴侣的性行为等均是危险因素。中医学认为，肝藏血，肝脉绕阴器；肾主藏精，为先天之本，胞脉所系。色欲过度，房事不节，则损伤肝肾，遂使带脉失约，任脉不固，导致宫颈癌的发生。所以，康复期患者必须节制房事，保持外阴清洁，是避免复发的首要条件。

（2）调情志，节郁怒：多年来，不少学者注意到，癌症患者的情绪与治疗效果密切相关。

生殖系统癌症关系到女性特征、母性天性、性问题等一系列家庭和社会问题，使女性患者在心理、精神方面承受了更大的压力，常表现出悲哀、抑郁、恐惧、焦虑、内疚和无助感等，常使病情恶化。而机体的免疫功能与情绪、精神状态有着密切的关系，心情抑郁是导致疾病发展的原因之一。中医学认为，郁则气滞，怒则气逆，由气及血,致气血逆乱,诸病内生。因此,全社会都应该帮助患者,使其树立信心,保持乐观情绪,使其较好的康复,并巩固治疗的效果。

【中医治疗】 在宫颈癌的治疗中,中医学发挥了较好的作用,尤其对于较为早期的患者,如三品一条枪对早期宫颈癌的治疗等。江西省妇女保健院总结治疗宫颈癌 60 例,全部均能获近期治愈。其中 5 例近期治愈后进行了手术验证,经连续切片检查,均未见癌残存,随访 3 年,存活者 42 例,5 年存活者 15 例。中药在慢性宫颈炎、癌前病变的治疗上也有其优势,如有人报道,以"三品一条枪"治疗慢性宫颈炎、宫颈癌前病变、早期宫颈癌,均取得满意的效果。在防治放疗的不良反应、减少治疗的并发症方面,也发挥了一定的作用。

以中药辨证或验方治疗中晚期宫颈癌,有一定的效果。如有人将Ⅲ、Ⅳ期宫颈癌患者分为肝郁气滞型、热毒瘀结型、肝肾阴虚型、心脾两虚型,分别以丹栀逍遥散、解毒化瘀方、清热固经汤、归脾汤加减治疗,1 个月为 1 个疗程,用药 1～3 个疗程后,42 例患者中,临床显效 17 例,有效 20 例,无效 5 例,总有效率为 88%。有人以内服、外治相结合的方法,内服以"血蛊回生汤",每日 1 剂内服;外用阿魏化积膏外敷患处,每周换药 1 次,连用 5～7 周。整个疗程时间约 2 个月,治疗 34 例Ⅱ、Ⅲ、Ⅳ期患者,结果临床治愈 24 例,显效 5 例,好转 3 例,无效 2 例,总有效率为 94.1%。

78. 怎样诊治外阴癌及阴道癌

外阴癌是指发生于外阴部的原发恶性肿瘤。原发于阴道的恶性肿瘤包括原发性阴道鳞状上皮细胞、阴道透明细胞腺癌及阴道肉瘤(平滑肌肉瘤、纤维肉瘤及葡萄状肉瘤)等。其主要临床表现为阴部的肿块,古人多将两病相并论述。在古代中医文献中,类似于"阴菌、阴茄、阴蕈"等病证。

【临床表现】 外阴癌常表现为外阴瘙痒和出现各种不同形态

的肿物,如结节状、菜花状、溃疡状等。恶性黑色素瘤,可出现色素沉着的肿物,肿物合并感染或较晚期癌可出现疼痛、渗液和出血;阴道癌以阴道分泌物增多和接触性出血为主要临床表现。临证时,应特别注意外阴瘙痒、糜烂、皮肤色素变化、肿物出现和增大的时间等症。

(1)主症:①外阴肿物:多发生于大、小阴唇,尤以右侧大阴唇更为常见,但任何外阴部位均可发生。常与外阴营养不良疾患共存。癌灶形态多变,直径可为 0.5~8cm,颜色可呈白色、灰色、粉红色或暗红色,表面既可干燥和洁净,亦可有分泌物和坏死。癌灶既可为单发,也可为多发。发生于外阴后部的肿物,常侵犯前庭大腺、会阴体和坐骨直肠窝。起源于前庭大腺的癌灶,其表现往往为阴唇系带附近的大阴唇有硬性水肿现象。②外阴瘙痒。其症状多数较轻,但偶尔较严重。瘙痒常以夜间为甚,因抓搔致外阴表皮剥脱使瘙痒更为严重。③外阴色素沉着。多为色素增加,病灶弥漫,常伴有外阴营养不良。外阴派杰病则为红色湿疹状斑块,有白色痂皮覆盖。④渗液、出血。肿物增大、溃烂,合并感染,可出现渗液、流脓或出血、疼痛。⑤无痛性阴道出血。阴道内肿物,较早期可无明显的症状,或仅有阴道分泌物增多和接触性出血,随着病情的发展,阴道癌灶的增大、坏死,可出现阴道排恶臭液和无痛性阴道出血。⑥淋巴结肿大。癌灶可通过淋巴道转移到腹股沟浅淋巴结,或转移至与外阴邻近的大腿、下腹部和腹股沟皮内淋巴结等,甚至转移至骨盆淋巴结和锁骨上淋巴结。除局部扪及肿大的淋巴结外,还可出现相应的症状和体征。

(2)远处转移症状:癌症可通过血道转移,但非常罕见。一般晚期患者才出现,可转移至肺脏等脏器。

(3)兼症或危重证候:①排尿困难。肿物发生在前庭处,或向尿道、会阴和阴道蔓延,或癌灶侵犯阴道口、膀胱颈,均可导致排尿困难,小便涩痛或疼痛。阴道内肿物侵犯尿道或膀胱时,还可伴有尿频、尿急和血尿。②排便困难。肿物蔓延至肛门、侵犯耻骨和（或）延伸到肛门周围或阴道肿物侵犯直肠，可出现排便困难、里急后重。③疼痛。肿物的直接浸润、感染、压迫，导致局部的疼痛、肿痛；当侵及阴道旁、主韧带、子宫骶骨韧带时，可出现腰骶部的疼痛。④阴道瘘或阴道直肠瘘。阴道内肿物侵犯膀胱、直肠壁时，可出现阴道瘘或阴道直肠瘘。

【诊　断】

（1）病理检查：外阴、阴道出现明显肿物者应行活体组织病理检查。为保证病理诊断的准确性，活检时应取新鲜的病灶组织。凡临床拟为恶性黑色素瘤者，应在做好手术准备的情况下取活检。尽量行肿物切除活检，并行快速冰冻切片病理检查，一旦确诊为该病，应立即手术治疗。外阴病灶呈浅表糜烂者，可通过涂甲苯胺蓝、荧光诊断仪或放大镜和微镜观察，于阳性病灶处行活检，以提高病理检查的准确率。阴道内的肿物较隐蔽时，往往需借助于阴道镜或用碘液涂布后仔细观察，于可疑处取活检。较明显的病灶，则直接取活检即可。

（2）细胞学检查：外阴病灶呈浅表糜烂者，可行病灶处涂片细胞学检查。阴道内的肿物，也可行阴道细胞学的检查。

（3）影像学检查：有条件者应行 B 超或 CT、MRI 等检查，以了解盆腹腔、腹膜后淋巴结和较晚期的病灶与周围器官、组织的情况，以便在治疗时做出准确分期，为制定治疗方案提供依据。

（4）膀胱、直肠镜检查：对一些较晚期的患者，行膀胱镜和直肠镜检查，以了解膀胱、直肠的情况是必要的。

（5）诊断性刮宫：阴道内的肿物，必要时还须刮宫检查，以了解宫颈管内膜、宫内膜有无痛灶的存在。

（6）肿瘤标志物检测：常用的肿瘤标志物为 β-HCG。

【常用方药】

（1）辨病常用中草药：葎草、仙鹤草、蚯蚓等。

(2)辨病常用中成药:①安宫牛黄丸。由牛黄、水牛角浓缩粉、人工麝香、珍珠、朱砂、雄黄、黄连、黄芩、栀子、郁金、冰片组成,具有清热解毒和镇静开窍的功效。适用于外阴癌及阴道癌。每次3g,每日1次。②至宝丹丸。由生乌犀(小牛角代)、生玳瑁、琥珀、朱砂、雄黄、牛黄、龙脑、麝香、安息香、金箔、银箔组成,具有化浊开窍和清热解热的功效。适用于外阴癌及阴道癌,每次3克,每日1次。

【外治疗法】

(1)溻痒汤:苦参30g,仙鹤草30g,蛇床子、当归尾各15g,威灵仙、鹤虱子各10g。煎汤熏洗患处。适用于外阴红肿、瘙痒,或皮肤剥脱者。

(2)锡类散:牛黄1.5g,冰片1g,珍珠9g,人指甲1.5g,象牙屑9g,青黛18g,壁钱(焙)20个。研为末,涂敷患处。适用于外阴肿物溃烂、肿痛者。

(3)金黄散:生大黄、黄柏、姜黄、白芷各10g,天南星、陈皮、苍术、厚朴、甘草各4g,天花粉24g。共研为细末,用香油调敷。具有清热除湿、散瘀解毒、止痛消肿的功能。适用于初肿期属阳证,外阴肿物呈红肿疼痛、但未溃烂者。

(4)五味消毒饮:金银花15g,野菊花10g,蒲公英30g,紫花地丁30g,紫背天葵子15g,黄连10g,川牛膝10g。水煎外洗或鲜药捣烂敷患处。适用于局部肿物溃烂、渗液者。

【急症和兼症治疗】

(1)排尿困难:症见小便涩痛或疼痛,或尿频、尿急和血尿,或小便浑浊如米泔水,见于癌症侵犯尿道或膀胱,致下焦气化不利,无以分清泌浊。伴口苦咽干,舌红,苔腻,脉数者,证属湿热下注,用清热利湿、分清泌浊法,方用程氏萆薢分清饮,以萆薢、石菖蒲分清泌浊;黄柏、茯苓、车前子清热利湿;莲子心、丹参清心除烦;白术健脾化湿。如形体日渐消瘦,头昏无力,腰膝酸软,舌红,脉细数者,为肝肾阴虚,可用知柏地黄丸滋阴清热和补虚止血。酌加小蓟草、墨旱莲、阿胶等凉血补血。若小便点滴而下,或时而通畅,时而阻塞不通,小腹胀满疼痛,舌紫暗,或有瘀点,脉涩或细数,为瘀阻气滞,用代抵当丸,以归尾、山甲片、桃仁、大黄、芒硝、生地黄、肉桂行瘀活血,可加牛膝、瞿麦等补肾利水。

(2)排便困难:症见排便困难,里急后重,或有黏液脓血,或伴头痛烦躁,小腹疼痛,舌红口干,或舌质瘀暗,脉细数。用清热凉血、祛瘀解毒法,方用白头翁汤合下瘀血汤加减。气虚明显者,可加用四君子汤。

【康复治疗】 癌症的治疗,除了有效的治疗外,还与个人的情绪、饮食、卫生等密切相关。临证时,常见相同的病证、相同的药物、相同的治疗,而预后转归却相差甚远。这固然与肿瘤的生物学等特性有关,也与患者的个性相关。有人提出了"癌性格"的概念,认为肿瘤的预后与个性特异性有关。根据本病的发病特点,患者的康复治疗,须注意如下几点。

(1)调畅情绪,精神内守:七情致病,在中医学中列为三因之首。《素问·举痛论》曰:"百病生于气也,怒则气上,喜则气缓,悲则气消,恐则气下……惊则气乱……思则气结。"

古人也强调:"妇人之性多偏且郁,若有不遂则心肝胃三经之火勃然而起,遂致阴中生疮……妇人阴疮,乃七情郁火。"现代的心理医学研究表明,精神心理状态能协调全身的功能。紧张、焦虑不安等情绪可以减弱机体免疫系统的功能。有人还通过精神因素的致癌实验研究证明了它的致癌作用。《丹溪心法》谓:"气血冲和,万病不生,一有拂郁,诸病生焉。"恬淡虚无,精神内守,面对病痛,面对挫折,面对逆境能泰然处之,保持情绪稳定,达观开朗,是疾病康复的条件之一。

(2)饮食调摄,戒除烟酒:有人进行了流行病学的调查,结果发现外阴癌患者中,吸烟者的相对危险度(RR)是不吸烟者的 4.65

倍。另外,营养不良,食物中缺乏某些微量元素,也可能使癌症的发病率升高。肥胖,也可能与发病有关。古人也提到"忌口"的问题。《论语》中记载:"鱼馁而肉败,不食;色恶不食;臭恶不食;失饪不食;不时不食。"强调了腐败变质、烹饪不当、不合时宜的食物不宜食用。一般认为,所谓"忌口",仅是不吃或少吃辛辣煎炸、霉变不洁之物。而食疗对于治病、疗病,有着不可或缺的作用,如在《太平圣惠方》中,专列有食疗篇,并强调:"安人之本,必资于食。救疾之道,乃凭于药。故摄生者先须洞晓病源,知其所犯,以食治之。食疗不愈,然后命药。夫食能排邪而安脏腑,清神爽志,以资气血。若能用食平疴,适情医病者,可谓上工矣。"认为适当的饮食甚至可以治病,取代药物。从有利于患者的康复目的出发,医师应鼓励患者多进食新鲜蔬菜、水果、鱼肉、牛奶、鸡蛋类食物,补充机体所需营养物质,以助机体功能的恢复。民间提出的许多"忌口"之物,须提防矫枉过正。

(3)注意卫生,清心寡欲:病毒感染、性行为、性传播疾病等,均与本病的发生有一定的联系。中医学文献中,关于肿瘤患者的康复治疗往往强调,"必须忌口绝欲戒性为要"和"宜戒性气,绝情欲……方许渐痊"。若能"戒急暴省房欲,愈后庶不再发"和"欲得久安,须怡阅情志为要"。随着我国改革开放、对外交往的频繁,洁身自爱,不放纵,不滥交,是疾病康复与预防必须注意的问题。另外,注意个人卫生,定期复查,也是预防复发的有效因素。

【中医治疗】 外阴癌及阴道癌由于发病率相对较低,单纯中药治疗有效的报道较少。有人报道,先以祛湿解毒方(白花蛇舌草120g,生薏苡仁30g,七叶一枝花15g,没药9g,乳香3g,蜈蚣10条,僵蚕30g,生牡蛎30 g,当归15g,黄芪15g,白术15g,香附12g,每日1剂);然后以大补气血方(黄芪120g,当归30g,白术30g,生山药30g,生地黄30g,七叶一枝花30g,乳香9g,没药9g,香附12g,僵蚕15g,蜈蚣3条,每日1剂),治疗外阴癌放疗后复发

1例，经6个多月治疗，服药100剂，获得"治愈"效果。认为重用白花蛇舌草、黄芪是取效的主要药物，用药量至120克。另外，蜈蚣每剂的最大用量达10条，未发生不良反应。

有人报道，以中医药治疗外阴癌的癌前病变外阴白斑症，根据辨证分为血热增生型、血枯萎缩型、血燥混合型，以局部外用治疗为主，前2型以马紫膏治疗，药用生马钱子120g，紫草皮10g，白芷10g，七叶一枝花10g，当归10g，蜈蚣10条，麻油250ml，另加雄黄6g，冰片3g，麝香1.5g，配制成膏药外涂患处，每日2次，连涂1～3个月；然后用木鳖子（去壳）60g，补骨脂60g，蜈蚣15条，麻油125ml，另加雄黄9g，硼砂15g，冰片6g，麝香1.5g，黄连素30片，配制成膏药外涂患处，用药方法同前。结果基本痊愈5例，占26.23%；显效6例，占31.57%；有效8例，占42.1%。

79. 怎样诊治骨巨细胞瘤

骨巨细胞瘤系以基质细胞和多核细胞为主要结构的侵袭性骨肿瘤，好发于股骨下端和胫骨上端，桡骨下端和肱骨上端次之，少数发生于椎体、扁平骨或短骨，个别发生于长骨干上，相当于中医"骨疽、骨瘤、骨痨、石疽"等病证范畴。

【临床表现】 骨巨细胞瘤初起时表现为关节隐痛不适，劳累后加剧，休息则缓解，未引起注意，或以风湿性关节炎治疗，从中医辨证角度，属肾虚寒气客于经络，随着病情的发展，可有以下几方面的临床表现。

（1）主症：①局部疼痛。最初多是局部麻木，酸胀或间歇性隐痛，劳累后加重，休息则缓解，随病变发展疼痛加剧，且由间歇性发展为持续性，夜间尤甚，这与气滞血瘀密切相关。②肿胀或肿块。一般在疼痛发生一定的时间后才会出现，可触及骨骼膨胀变形。局部皮肤潮红，血管显露丰富，生长迅速的有囊性感或搏动，中医辨证为热毒蕴结。③功能障碍。骨巨细胞瘤后期，因疼痛肿胀而患部功能障碍,可伴有相应部位肌肉萎缩,这与筋脉失养相关。④四肢畸形。因肿瘤影响肢体骨骼的发育及受力作用而合并畸形,以下肢为明显,如髋内翻、膝外翻及膝内翻。⑤全身症状。早期一般无明显的全身症状,后期由于饮食减少,体质的消耗,肿瘤继发伤害和疼痛的折磨,因而可出现一系列的全身症状,如精神不振、面色苍白、进行性消瘦、贫血、恶病质等,中医辨证为脾肾两虚。

(2)兼症或危重证候:①病理性骨折。由于肿瘤浸润,骨质破坏,肿瘤部位只要有轻微外力就易引起骨折,骨折部位肿胀疼痛剧烈,脊柱病理性骨折常合并截瘫。②溃疡或出血。由于肿瘤占位和异常代谢,局部肿物供血不足,可以出现坏死溃疡。如合并感染,可伴有发热、疼痛、流血流脓。③胸痛、咳嗽、痰中带血、气促。是由于肿瘤肺转移所致,需排除肺部感染所致咳嗽。可借助胸片、CT、MRI确诊。

【诊　断】　诊断要点:①发病年龄多见于20～40岁。好发部位为长骨骨端,多见于股骨下端和胫骨上端,桡骨下端和肱骨上端等松质骨内,少数发生于椎体,扁平骨或短骨,个别发生于长骨干上。②肿瘤生长速度较快,比一般良性肿瘤快,又比恶性肿瘤慢。主要症状是局部疼痛及压痛,肿瘤发展,局部温度略有增高,肿胀变形,因骨质膨胀扩张,触之有捏乒乓球样感觉。③肿瘤穿破骨组织及软组织时形成较大的肿块,皮肤紧张光亮,颜色暗红,静脉充盈,瘤体质地硬韧,但在软化波动处,可形成溃疡。大量骨质破坏,容易形成病理性骨折。④X线摄片表现为泡沫状的囊肿样阴影,位于长骨干骺端,偏心性溶骨性破坏,皮质变薄且可消失,膨胀而无骨膜反应,溶骨区可呈多房,如肥皂泡或单房,边缘多呈筛孔状。⑤组织学分级,按照细胞分化程度,可分为三级:Ⅰ级骨巨细胞瘤,基质细胞形状规则,排列不很致密,多为棱形,次为卵圆形、多角形。核多为卵圆或圆形,均匀一致。巨细胞的数量多,细胞大,核多。Ⅱ级骨巨细胞瘤,基质细胞量多而致密,或呈漩涡状排列,细胞为棱形,常有较大的卵圆形细胞核。多核巨细胞的数量相对减少,体积较小,核也比较少。Ⅲ级骨巨细胞瘤,基质细胞量多而致密,排列成束或呈漩涡状,常见不规则形细胞、核大小形态不一致,常见核分裂,呈肉瘤样。巨细胞数量少,体积小,核小,形态亦不规则。有时多核巨细胞体积很大,核多,但形态极不规则。Ⅲ级骨巨细胞瘤,可与纤维肉瘤存在于同一肿瘤之中。

【常用方药】　辨病用药是根据骨巨细胞瘤的细胞学特性,生物学行为,选择相应的方药,经过抑瘤筛选,药理研究和临床验证表明确有一定的治疗作用,可以配合各型辨证治疗经常使用的药物。

(1)辨病常用中草药:血竭、土鳖虫、肿节风、自然铜等。

(2)辨病常用中成药:①七厘散。由血竭、麝香、冰片、乳香、没药、红花、朱砂、儿茶组成,具有活血散瘀和定痛止血的功效。适用于骨巨细胞瘤合并病理性骨折。每次 0.2g,每日 1～2 次,米酒调服或酒调敷患处。②正骨紫金丹。由丁香、木香、血竭、儿茶、熟大黄、红花、牡丹皮、甘草组成,具有活血祛瘀和行气止痛的功效。适用于骨巨细胞瘤各型。每次 10g,每日 3 次,黄酒送服。③小金丹。由白胶香、草乌头、五灵脂、地龙、马钱子、乳香、没药、当归、麝香、墨炭组成,具有散瘀通络和消肿止痛的功效。适用于骨巨细胞瘤早期。每次 3g,每日 2 次,开水送服。

【外治疗法】　外用药物于体表,可使药性透过皮毛腠理,内达脏腑,调理机体阴阳偏性,祛除病邪。对于骨巨细胞瘤病变部位的疼痛,可用中药外敷止痛。

(1)温散消肿止痛散:肉桂 10g,白芷 10g,没药 6g,穿山甲 10g,丹参 30g,红砒 4g,细辛 5g,蟾酥 2g。共研为细末,蜂蜜调糊,敷于患处,纱布固定,隔日 1 次。

(2)骨癌止痛粉:商陆 10g,土鳖虫 10g,血竭 5g,生川乌 10g,冰片 6g,麝香 0.3g。上药共研为细末,用蜂蜜调和涂敷痛处,隔日

1次。

【急症或兼症治疗】

(1)疼痛:以病变局部疼痛为特征。早期常呈间歇性隐痛,疼痛的出现常比发现肿块早数周甚至数月。随着癌肿块的不断增大,压迫逐渐加重,即呈持续性剧痛,有时钻痛难忍,夜间为甚,影响睡眠。中医学认为,骨巨细胞瘤之疼痛不论是由于气滞血瘀,或痰湿凝聚,或热毒内蕴,或正气虚亏等均使癌毒蕴积,邪毒与正气相搏,尽管病情变化错综复杂,邪毒结于机体,阻滞气血,经脉不通是其根本原因,抗肿瘤治疗就是最有效的止痛措施。因此,治疗常用一些有毒又有抗癌功效之品,性峻力猛,即所谓以毒攻毒之法。药物如斑蝥、全蝎、蜈蚣、壁虎、蟾蜍、水蛭、雄黄、藤黄、藜芦、干漆、龙葵等具有较好的止痛效果,可加入辨证方药中应用。

(2)溃疡或出血:症见局部肿物溃疡,疼痛,流脓流血,如伴脓血清稀,久不收口,根盘散漫,或溃后脓水清稀少,坚肿不消,并出现精神不振,面色无华,舌质淡胖,脉沉细,为正虚邪盛。治宜补益气血和托毒消肿,方用托里消毒散,外用珍珠末或生肌散。若流脓黄稠腥臭,伴发热,口渴,烦闷不安,大便干结,舌质红,苔黄,脉弦数,为毒盛正未虚。治宜清热解毒和透脓托毒,方用五味消毒饮加透脓散,外用八二丹或金黄膏。

(3)病理性骨折:患肢活动障碍,初期局部肿痛明显,当以祛邪为主,治宜活血祛瘀和消肿止痛,方用复元活血汤;中期肿胀逐渐消退,疼痛减轻,治宜和营生新和接骨续筋,方用续骨活血汤;后期由于气血耗损,治宜养气血和补肝肾,方用健步虎潜丸。同时患者采用卧床,患肢皮牵引或夹板外固定,或用石膏外固定。

(4)肺转移:症见咳嗽,胸闷气促,痰中带血,伴咳嗽不畅,痰难咳出,大便秘结,舌质暗红,苔白,脉弦,为肺热痰瘀,治宜清肺理气和除痰散结,方用苇茎汤加减;若咳嗽痰多,胸闷,纳呆,神疲乏力,腹胀,便溏,舌质淡胖,边有齿印,苔白腻,脉濡缓,为脾虚痰湿,治宜健脾化湿和宣肺豁痰,方用陈夏六君子汤加减;若咳嗽少痰,咳声低微,痰中带血,气促,神疲乏力,纳少短气,口干不多饮,舌质红,苔薄,脉细弱,为气阴两虚,治宜益气养阴,方用生脉散加减。各型均可加入鱼腥草、仙鹤草、猫爪草、山海螺、七叶一枝花、山慈菇等加强解毒抗癌。

【康复治疗】 骨巨细胞瘤术后或内科综合治疗后肢体功能康复、饮食调摄是提高患者生活质量的主要措施。

(1)肢体功能康复:术后应指导患者进行自主活动,使功能尽快地恢复,防止关节僵硬,筋肉萎缩。如下肢病灶术后,应指导患者练习踝关节背伸及跖屈,股四头肌舒缩活动,膝关节屈伸等动作。并可采用器械进行锻炼,加强伤肢的力量,常用的器械有蹬车、手拉滑车、铁球等。手术初期不能站立时,多采用卧位练功,手术后期多采用立位练功,或练习步行,所谓"伸舒演习行步"。

(2)饮食调摄康复治疗:骨巨细胞瘤属中医"骨瘤"的范畴,《医宗金鉴》谓:"肾主骨,恣欲伤肾,肾火郁遏,骨无荣养,致生石瘿骨瘤……骨瘤尤宜补肾散坚,利瘀通窍。"现代医学认为,骨巨细胞瘤多有骨质破坏,骨质疏松,高钙血症,中医饮食调理原则为祛瘀散结,养血补肾,以增强人的正气和生髓功能,使患者尽快得以康复。如患者体质虚衰,应选择养血填精和滋阴补肾之品,可用枸杞子核桃炖乌龟:枸杞子 15g 洗净,核桃仁 30 克打细,乌龟 1 只(约500g)洗净切细,亦可和入猪瘦肉丝 60g,冬虫夏草 5g,黑芝麻10g,加水炖,用调料调味,饮汤或佐餐。

【中医治疗】 骨巨细胞瘤,近年来已被多数人认为是潜在恶性骨肿瘤。西医治疗采取肿瘤刮除术,避免关节成形术或截肢术,但刮除者约有 30% 在 2 年内复发,50% 在 1 年内复发。刮除加冷冻治疗复发率为 12%。如何提高骨巨细胞瘤治疗效果,是多数学者探讨的问题。骨巨细胞瘤多以局部骨骼顽固性疼痛为主要临床表现,中医学认为,"肾主骨生髓"。肾精亏虚则骨不坚髓不满,寒湿之邪夹痰凝于经络,毒气深着入骨,或兼外伤瘀血凝滞所引起。治宜补肾祛寒和活血化瘀,如有人报道,用中药治疗 1 例右胫骨上端骨巨细胞瘤并病理性骨折,药用黄芪 24g,丹参 24g,白花蛇舌草 24g,桂枝 9g,生乳香 9g,没药 9g,茯苓 9g,陈皮 9g,半夏 12g,当归 12g,天花粉 18g,琥珀粉(冲)1g,象牙屑(冲)1g,生牡蛎(先煎)30g,甘草 6g,补骨脂 15g,菟丝子 15g,熟地黄 15g,怀牛膝 10g,鹿角胶(烊化)20g,骨碎补 15g。水煎,每日 1 剂,分 2 次服。服药 3 个月达临床治愈后,以上方 3 倍量共研为细末,炼蜜为丸,每丸 9g,每次 1 丸,每日 3 次,口服。随防 5 年,一切活动如常人。

有人报道,治疗 1 例股骨上端巨细胞瘤合并病理性骨折,复位固定后外敷骨痨散:藤黄 180g,生川乌、生草乌、生白及、山慈菇、木芙蓉、当归尾、赤芍、红花、制乳香、制没药各 120g,血竭 150g,麝香 6g,冰片 20g。上药共研为细末,用温开水调如糊状,外敷患处,每 3 日换药 1 次,鉴于该患者病理骨折,外敷药后用小夹板外展固定制动 2 个月。配合内服马钱子散:制马钱子 6g,当归身、赤芍、制乳香、制没药、丹参、广三七、穿山甲、牛膝各 30g,地龙、血竭、七叶一枝花各 50g,土鳖虫 20g,虎骨(代)60g。上药共研为细末,装瓶备用。每次 1.5~3g,每日 2 次,温开水送服,童便作引。用药期间忌食鱼腥辛辣食物,治疗 3 个月症状明显好转,5 个月后基本临床治愈,7 年后随访患者一切正常,经 X 线片复查,骨质未见明显异常。

80. 怎样诊治骨肉瘤

骨肉瘤又称成骨肉瘤,是最常见的一种骨恶性肿瘤,是指肉瘤性成骨细胞及其直接产生的骨样组织为主要结构的恶性肿瘤,在中医古籍中属"骨疽、骨瘤、骨痨"等病证范畴。

【临床表现】 骨肉瘤开始时常为间歇性隐痛,迅速转为持续性剧痛,最后呈跳动性,患者难以忍受;以后出现局部肿胀。由于肿瘤毗邻关节,常可引起相邻关节的疼痛而活动受限,甚至产生关节积液。最常见的症状为疼痛和压痛,局部肿胀,发热,以及贫血和进行性消瘦。

(1)主症:①疼痛。是最常见的临床表现,一般由轻变重,刺痛、钝痛,甚至发展到刀割样疼痛,这多与寒凝、瘀血阻滞骨骼有关,随着病变的发展,病情的加重,肾虚髓空,脾虚生华无源,渐至全身虚衰。②肿胀。局部肿胀多是按照骨的外形偏心性增大,肿瘤的质地是不同的,如是硬化性肿瘤则质地如岩石样硬,如为溶骨性,质地如象皮。肿瘤表面皮肤发亮、发热,搏动和毛细血管扩张少见,但有静脉怒张,偶尔可有病理性骨折。中医辨证为瘀毒内停、痰凝交阻。③贫血及进行性消瘦。多因脾肾亏损,脾气虚弱,运化失司,气血生化无源所致。出现面色无华,头晕目眩,食纳不佳,四肢痿软无力,甚至恶病质的出现,中医辨证为脾不健运。

(2)兼证或危重证候:①发热。常表现为癌性热,午后及夜间热度上升,汗出热退,有的患者无不适,持续时间比较长。②骨折。由于骨骼被恶性肿瘤所破坏侵蚀,骨质很脆弱,受力不均或骤然用力很容易造成病理性骨折。骨肉瘤切片碱性磷酸酶(AKP)的活性染色丰富。

【诊　断】　骨肉瘤的诊断分 X 线诊断和病理诊断。

(1)凡骨组织病理学证实为骨肉瘤者即可确立诊断。

(2)骨肉瘤 X 线较有特征的改变为骨折增生,其中以肿瘤性新骨形成为重要特点,此外反应性骨折增生亦掺入在内,X 线显示为骨折硬化增生。肿瘤性新骨有各种不同形态、组织,这些改变对诊断有重大帮助。除了有松质骨和髓腔的改变以外,还有骨皮质改变,骨膜反应,袖口征及软组织肿块。

(3)血清碱性磷酸酶:当血清碱性磷酸酶(AKP)超过 42.8～50.0U/L 时,对骨肉瘤的诊断有一定的意义。若肿瘤经过切除或放疗后,AKP 持续升高,则考虑肿瘤有复发或转移的可能。

（4）核素骨扫描、CT、MRI 的检查都有助于骨肉瘤的诊断。

【常用方药】 根据骨肉瘤的细胞学特性及药理学研究,对本病有一定的治疗作用,可以配合各型辨证使用的中药。

（1）辨病常用中草药:骨碎补、薜荔果等。

（2）辨病常用中成药:①新癀片。由肿节风、三七、牛黄等组成,具有清热解毒、活血化瘀、消肿止痛的功效。适用于疼痛、胁痛、关节肿痛等。每次 2～4 片,每日 3 次,饭后服。②西黄丸。由天然牛黄、麝香、乳香、制没药组成。具有解毒散结和消肿止痛的功效。适用于轻中度疼痛患者。每次 3～6g,每日 1～2 次,口服。

【外治疗法】 中医在外治方面有丰富的经验和悠久的历史。中医对内脏深部肿瘤的外治法往往疗效稍逊,但对体表或靠近体表的肿瘤特别是癌症骨转移或骨肿瘤引起的疼痛往往有良好的止痛效果。如用蟾蜍膏等膏药外敷对轻中度的疼痛有良好的疗效。用蜈蚣、全蝎各 10g,东丹 30g,斑蝥 1g,白果 1g,生石膏 15g,共研为细末,涂在麝香壮骨膏上,外敷 1 周,有一定的止痛效果。加用冰片 50g,白酒 500ml,制成溶液,外搽疼痛部位,适用于骨肉瘤疼痛明显者。用蟾蜍 2 只,马钱子 10g,生川乌 20g,生天南星 30g,生白芷 40g,姜黄 50g,冰片适量。除冰片外,按传统方法熬制成膏,用时适量摊于布上,再把冰片末少许撒于膏药上外敷患处,适用于骨肉瘤疼痛剧烈者。

【急症和兼症治疗】

（1）呕恶:症见恶心呕吐,胃脘疼痛,胃纳较差,大便秘结,苔白腻,舌质暗紫,见骨肉瘤反复化疗,或服用过多麻醉止痛药物等。中医辨证为六腑不通,胃气上逆,方用小陷胸汤合平胃散加味治疗。

（2）瘀血:症见肢节病灶部位发紫发黑,肿胀,疼痛,脉细,舌质暗紫,症属瘀血内结,瘀血不去,新血不生,治宜活血化瘀通络。方用当归四逆散、补阳还五汤加减。

（3）溃烂:症见截肢部位或病灶外表处溃烂,出血,腐臭,大便干结,发热不退,脉细,苔黄腻。中医学认为,热毒阻滞骨骼。治宜清热解毒和化瘀通腑。方用普济消毒饮、清瘟败毒饮加减。

【康复治疗】 骨肉瘤的转移途径主要是血行转移,最常见的转移部位是肺,淋巴结转移较少,从诊断到发生肺转移时间平均为10个月,从发现转移到死亡时间为6个月,大部分诊断后1～2年内死亡。因此,预防复发和转移是骨肉瘤治疗的重要问题,运用中医中药开展康复治疗有十分重要的意义。

(1)补肾生髓预防复发:中医学认为,肾为先天之本,肾藏精,肾主骨,补肾能生髓化血,补肾能通络,调节机体免疫功能,调节骨"内环境",抵抗外邪再度入侵骨络,预防癌细胞在骨髓内作祟复发。临床上常用二仙汤、左归丸、金匮肾气丸等补肾益精、壮阳生髓的中成药。

(2)益气健脾预防复发:中医学认为,脾胃主水谷运化,精微营养物质的化生,后天气血的生成都依赖脾胃功能的正常,所以"后天之本"是十分重要的,中医还有脾主肌肉、脾主四肢的理论,脾胃功能旺盛,气血生化之源充盈,肌肉壮实,四肢发达,"正气存内,邪不可干",邪毒不能浸润四肢,癌毒消灭在萌芽状态。临床上常用参苓白术散、补中益气汤等益气健脾和化湿通络的中药,对骨肉瘤康复有一定的作用。中成药可服用香砂六君子丸、补中益气丸、归脾丸等,适用于骨肉瘤康复期的治疗。

【中医治疗】 有人运用中药白及作为栓塞剂治疗骨肿瘤,所治疗的6名患者分别为骨母细胞肉瘤、软骨母细胞肉瘤、纤维肉瘤并骨转移、肺癌耻骨转移、脊索瘤及纤维异常增生症。结果为3例恶性骨肿瘤栓塞后使原有剧痛症状明显减轻,2例恶性骨肿瘤栓塞后1个月内病灶明显钙化,血管造影显示栓塞后1个月滋养血管再生不明显,并且纤维肉瘤栓塞术后再手术时出血量少。因此,认为中药白及作为栓塞剂对骨肿瘤进行姑息治疗和术前栓塞是积极有效的方法。

有人曾报道,用滋补肾阴、填精补髓方治疗 1 例患左胫骨肉瘤 13 岁女学生。药用熟地黄 40g,山茱萸 25g,山药 40g,牡丹皮 30g,茯苓 30g,泽泻 15g,杜仲 30g,龙骨 30g,牡蛎 20g,何首乌 30g,巴戟天 10g,枸杞子 20g,黄芪 30g。水煎服,每日 1 剂,服药 2 个多月后,症状明显改善,X 线片复查"左胫骨骨肉瘤"明显缩小,未见转移病灶。临床上常以益气化瘀、滋肾通络、软坚散结方治疗一些晚期骨肉瘤病患者,得以症状改善,病灶控制。1 例股骨胫骨肉瘤病理性骨折、两肺弥漫性转移灶、咯血晚期癌症患者,经治疗后生存 4 年,症状改善,两肺广泛性转移灶一度缩小,病情得到控制。药用生黄芪 60g,生地黄、熟地黄各 30g,山茱萸 9g,地龙 30g,野葡萄藤 30g,蛇莓 30g,七叶一枝花 15g,蜂房 9g,白茅藤 15g,山慈菇 30g,炙山甲、炙鳖甲各 12g,川牛膝 15g,玄参 30g,南沙参、北沙参各 30g,天冬 12g,知母 12g,骨碎补 30g,鸡内金 12g。试验研究观发现,一些活血化瘀药和虫蚁搜剔药物有抑制或杀伤转移性癌细胞、抗凝及促进纤维蛋白溶解,增强血流量,改善血液循环,改变"高凝状态",解除或减轻骨肿瘤疼痛的功效。

81. 怎样诊治多发性骨髓瘤

多发性骨髓瘤主要来源于骨髓内的浆细胞,由于合成免疫球蛋白发生恶变,大量单克隆的恶性浆细胞增生引起,故又称浆细胞骨髓瘤。多发性骨髓瘤属于中医文献记载的"骨瘤、骨疽、骨瘅、骨蚀"等病证范畴。

【临床表现】 多发性骨髓瘤的发病一般比较隐匿,疼痛初为间歇性隐痛,逐渐发展至持续性剧痛,时常有发热、消瘦、截瘫、水肿、肝脾大,或半身不遂、脾下小结节等。从中医的辨证角度分析,多数患者素有肝肾亏损、脾气不健、头晕目眩、腰酸腿软、面色不华、食纳不佳、神疲乏力的症状。最常见的主症为骨骼疼痛、骨骼肿块、贫血及恶病质、神经系统症状等。

（1）主症：①骨骼疼痛。为骨髓瘤的主要症状，在 60％的病例为首发症状。部位以腰背部脊椎最多见，胸肋骨次之，四肢、肩及骨关节处再次之。个别患者可无疼痛，多数为渐进性变为持续性疼痛，脊柱受累时压迫神经引起放射性疼痛。容易发生病理性骨折，若病理性骨折发生在胸腰椎，可引起牵引性痛，甚至并发截瘫。这与中医气滞血瘀阻塞于骨骼有关。②骨骼肿块。骨骼肿块多为在扁骨，尤以胸骨、肋骨、头颅骨、锁骨、下颌骨等处多见。瘤组织穿透骨质侵及邻近组织时可形成肿块，局部骨骼隆起，触之坚硬或橡木样软韧，摸之有弹性或声响，局部有压痛。这是邪毒入侵，并滞留骨骼所致。③贫血及恶病质。由于骨髓瘤造成血液系统的破坏，几乎所有患者均有不同程度的贫血、头晕、心悸心慌、乏力消瘦，随病情的发展而加重。中医辨证为脾肾两虚。④神经系统症状。由于肿瘤浸润和压迫神经，或者胸、腰椎病理性骨折压迫脊髓，多发性骨髓瘤患者可出现相应神经或脊柱受累症状、体征，如截瘫、尿潴留、神经痛、肢体麻木及运动障碍等。中医辨证为肝肾精亏、骨骼痹阻。

（2）兼证或危重证候：①感染。由于机体的免疫缺损，骨髓瘤患者的肺部、泌尿系、皮肤、鼻窦和血液对感染的易感性有所增加，病程中常反复感染。感染在疾病晚期或化疗过程中尤为多见，表现为顽固性，不易被药物控制，常常成为致死的主要原因。②出血。几乎所有的患者有贫血出血，晚期可十分严重。出血是血小板减少、血管损害、凝血障碍所致，表现以皮肤紫癜及黏膜渗血为主。晚期可有内脏出血。颅内出血是引起致死的原因之一。③肾脏损害。也是本病显著的特征，常在起病时即发生。由于不同的发病机制造成，表现为蛋白尿及浓缩与酸化功能的障碍，常不伴高血压。约 20％的病例发生肾衰竭。尿毒症也是本病常见的死亡原因。④肝脾大。肝脏大见于约 50％的病例，少数病例有轻度脾大。其他尚有免疫球蛋白异常症、高钙血症、淀粉样变性、心力衰竭、周围神经炎等。

【诊　断】　原发性骨髓瘤的诊断主要根据血液、生化、骨髓及
X线检查可确诊。

（1）约有90％的骨髓瘤患者有不同程度的贫血，外周血液中
可见幼红细胞，红细胞常呈线串状排列，有时可见不典型浆细胞。

（2）高球蛋白血症为骨髓瘤主要特征，白/球蛋白常倒置。血
清蛋白电泳分析时形成一个狭窄的高峰（常在 γ 和 β 部位出现高
峰，也有一些在 α_2 部位出现高峰），称为 M 蛋白或 M 成分，是浆
细胞瘤的重要标志。

（3）骨髓大多增生活跃，骨髓象内的浆细胞一般大于10％，其
特征可见有为数不等的骨髓瘤细胞（多者可达70％～95％），在瘤
细胞的诊断方面应注意数量和形态异常两个方面。

（4）X线检查主要表现为多发性圆形或椭圆形穿凿样的溶骨
性病变，但周围无骨膜反应，最多见于颅骨、盆骨、肋骨、脊椎等，也
可表现为弥漫性骨质疏松，多见于脊椎、肋骨、盆骨，少见于胸椎、
腰椎部；或出现病理性骨折，可见于胸椎、腰椎、肋骨、锁骨、股骨、
肱骨等。

在临床上凡具备以下三项中的两项即可建立本病的诊断。
①在骨髓瘤中浆细胞在20％以上或其他组织出现经病理证实的
浆细胞瘤。②血清中出现 M 蛋白或尿中出现本-周蛋白。③典型
的 X 线骨髓改变，即多发性溶骨性改变。

【常用方药】　多发性骨髓瘤辨病用药是根据一些作者的临床
经验及部分动物实验药理情况选择相应的方药，初步证明有一定
的治疗作用，所以配合分型辨证治疗经常使用。

（1）辨病常用中草药：石见穿、半枝莲、蜂房、紫杉茎皮等。

（2）辨病常用中成药：①安康欣胶囊。由半枝莲、山豆根、夏枯
草、蒲公英、鱼腥草、石上柏、枸杞子、穿破石、人参、黄芪、鸡血藤、
灵芝、黄精、白术、党参、淫羊藿、菟丝子、丹参组成。具有活血化

瘀、软坚散结、清热解毒、扶正固本的功效,适用于多发性骨髓瘤的辅助治疗。每次 2～3g,每日 3 次。②华蟾素胶囊。由干蟾皮组成,具有解毒、消肿、止痛的功效,适用于多发性骨髓瘤。每次 0.5g,每日 3～4 次。

【外治疗法】 外治法对多发性骨髓瘤的疼痛有一定作用。如是局部性疼痛,治疗较方便,如是弥漫性疼痛,外敷治疗有一定困难,但可选择主要疼痛点。药用松香 15g,乳香 15g,没药 15g,血竭 3g,冰片 3g,或再加蟾酥 0.5g。上药共研为末,酒泡或醋调备用。用时涂抹痛处皮肤上,每日 4～6 次。

【急症和兼症治疗】

(1)血证:症见皮肤紫癜,黏膜渗血,更有甚者尿血、便血、颅内出血。若病情迅速恶化,出现头痛,视力模糊不清,神昏谵语,脉细数,苔薄黄,舌质暗红或胖伴有齿印。如气虚者应以益气摄血,选用补中益气汤加味;如阴虚火旺失血者应养阴凉血止血,方用清热地黄汤加味;如气虚出血或是阴虚失血,见夹有瘀血之症,均在辨证的基础上加用一些既有活血化瘀又有止血作用的中药,如竹节、三七、云南白药、茜草根等,中医有“瘀血不去,新血不生”的理论即谓之也。当然在血证久之,有头晕目眩、面色不华等血虚的症状,理应采用养血补血的方药。

(2)热证:症见多个系统出现感染而导致发热,咳嗽脓痰,气急气喘,尿赤痛,苔黄腻,舌质红,脉数,证属热毒结聚三焦,治拟清热解毒、通腑逐热、清热利尿,方用泻心汤、黄连解毒汤。一些属于癌性发热患者,在辨证的基础上酌加青蒿 15g,牡丹皮 30g,地骨皮 30g 及牛黄清热散 1 支。

【康复治疗】 多发性骨髓瘤为多处骨骼受累,表现为骨质和骨髓的溶骨性病变。本病病期与预后密切相关,Ⅰ期患者的疗效较好,完全缓解率高,而Ⅱ期、Ⅲ期为差。争取早期确诊,早期治疗是改善预后、延长生存期的关键。中医学认为,“肾”为先天之本,是人体生命的源泉,是全身各脏腑组织功能活动的原动力所在。肾气亏损,肾不主骨,骨不生髓,将引起本病进一步恶化。避免情志所伤,节制房事,可减缓肾精衰竭,可预防本病的复发和进一步发展。肾精充盈,肾气旺盛,肾主骨生髓,常常服用一些补肾生髓的中药能促进肾精的充盈,如金匮肾气丸、左归丸、右归丸、六味地黄丸等。

同样,健脾胃使后天之气充足,精血化生之源旺盛,机体免疫功能维持正常的平衡状态,对多发性骨髓瘤的康复治疗有重要的作用。《医宗金鉴》记载有香贝养荣汤,气血双补,养荣消结,适用于本病术后,或放疗、化疗后气血双亏和脾气虚弱等。多发性骨髓瘤病情缓解后,如何维持长期缓解而不复发,康复治疗十分重要。在饮食方面,如是阴虚者可间断进食甲鱼,阳虚者可常服胡桃肉、龙眼肉、乌鸡、紫河车。

【中医治疗】 近年来,中医治疗本病取得了一些疗效,归纳起来中医对本病的病因学说主要是肾虚论、血瘀论、痰毒论,晚期主要为气血两亏论,在治则上主要是补肾通络,化瘀消肿,软坚化痰,解毒消肿,以及益气养血,扶正固本。有人报道了补中益气汤和十全大补汤治疗化疗无效的多发性骨髓瘤 2 例的经验,经治疗后患者血清免疫球蛋白(Ig)A 和 IgM 恢复至正常范围,骨髓浆细胞2.1‰,X 线检查 T12-L1 和 L2 溶骨性病变消失,服用补中益气汤年余,未见复发。有人还报道了用益气补肾中药治疗 20 例多发性骨髓瘤,治疗后 OKT3 和 OKT4 明显上升,症状改善,延长了生存期。其益气补肾方:由生黄芪、炒党参、生地黄、女贞子、桑寄生、枸杞子、菟丝子、补骨脂、透骨草、骨碎补组成,每日生药 137g,连用 3个月,有较好的疗效。

82. 怎样诊治软组织恶性肿瘤

软组织恶性肿瘤是指起源于纤维、脂肪、平滑肌、横纹肌、间皮、滑膜、血管、淋巴管等间叶组织并且位于软组织部位（内脏器官除外）的恶性肿瘤。而其中的软组织恶性肿瘤又称为软组织肉瘤。本病属中医的"筋瘤、血瘤、肉瘤、气瘤、脂瘤"病证范畴。

【临床表现】　软组织肉瘤可发生于全身各部位的软组织内，由于类型的不同和发生部位的不同，决定了各自的特点，从而也产生了一系列不同的临床表现。

(1)主症：①肿块。患者常以无痛性肿块就诊，可持续数日或1年以上，肿块逐渐增大；恶性肿瘤生长较快，体积较大，但较深部位的肿瘤难以发现。②疼痛。恶性肿瘤生长较快，常伴有钝痛。如肿瘤累及邻近神经，则疼痛为首要症状。当肉瘤出血时，可呈急性发作性疼痛。持续性疼痛常表明肿瘤广泛坏死，或压迫躯体感觉神经。③部位。纤维源性肿瘤多发生于皮肤及皮下组织；脂肪源性肿瘤多发生于臀部、下肢及腹膜后；平滑肌源性肿瘤多发生于腹腔及躯干部；横纹肌源性肿瘤多发生于肢体的肌层内；滑膜肉瘤易发生于关节附近的筋膜等处；间皮瘤多发生于胸腔、腹腔及心包等处。④活动度。良性及低度恶性肿瘤，生长部位常表浅，活动度较大；生长部位较深或有周围组织浸润的肿瘤，其活动度较小，恶性度可能相对较高。⑤区域淋巴结。软组织肉瘤可沿淋巴道转移，常伴有区域淋巴结肿大。⑥温度。局部温度可高于周围正常组织。

(2)兼症或危重证候：①胸水和脉象。胸水多由胸膜或心包膜发生的间皮肉瘤引发，有些发生于颈部、腋窝及胸壁和背部的横纹肌肉瘤、恶性纤维组织细胞瘤、平滑肌肉瘤、脂肪肉瘤等穿过胸壁向胸腔内生长累及胸膜时，也可产生胸水。临床上还常见到许多软组织肉瘤肺转移的患者，到严重时也可出现胸水。原发者多为血性胸水。腹水多见于腹膜间皮肉瘤的患者。临床可见到患者气急胸闷，难以平卧（严重者立即抽液或引流、吸氧），以及腹胀难忍。胸腹水一旦控制后又出现胸痛、腹痛、胸廓塌陷。有的出现消瘦恶病质,食欲减退,更促使胸腹水加重,形成难以挽回的恶性循环。②疼痛与溃烂。患者可伴有剧烈的疼痛,如剧烈腹痛及关节运动障碍。有的患者出现肿瘤局部翻花溃烂、缺血坏死而形成溃疡,流臭水,食欲减退,大便秘结,舌苔黄燥,以致逐渐消瘦。

【诊 断】 软组织恶性肿瘤的诊断分临床诊断、影像X线诊断、免疫组化及细胞病理学诊断。

(1)病理学检查:进行涂片或刮片细胞学检查、活检、切除活检取得病理学证实,是临床诊断、制定治疗方案最可靠确切的依据。

(2)影像学诊断:①X线摄片。有助于进一步了解软组织肿瘤的范围、透明度及与其邻近骨质的关系。边界清楚并见有钙化点,提示为低度恶性;片内显示肿瘤边界模糊,甚至出现骨膜反应,严重者又会有骨质破坏等,常提示为高度恶性肉瘤。对多个软组织恶性肿瘤患者应常规摄胸片,明确有无肺转移。②CT及MRI检查。具有对软组织的密度分辨力和空间分辨力的特点,可明显地显示出正常软组织和邻近骨组织同肿瘤横切面层次的关系,还可判断治疗后有无变化或转移。MRI可弥补X线、CT的不足,可从纵切面把各种组织的层次同肿瘤的全部范围显示出来。

(3)免疫组织化学检查。这是近年来出现的一种新技术,可利用极微量的组织抗体检测标记软组织肿瘤的来源,可以弥补肿瘤病理形态学诊断的不足。①软组织肿瘤标记物的抗体。包括中间丝:如角蛋白是上皮细胞的标记物,波形蛋白是间叶细胞的标记物,结蛋白是平滑肌和横纹肌组织有特异性的中间丝,层蛋白是平滑肌和神经鞘细胞的基底层。蛋白:包括存在于纤维组织细胞和滑膜的连接蛋白,第八因子(FⅧ)相关蛋白对脉管内皮细胞呈特异性,肌红蛋白对横纹肌呈特异性而平滑肌阴性,S-100蛋白是周围神经的标记物。酶:包括溶菌酶、α_1-抗胰蛋白酶均系组织细胞标记物。神经特异性烯醇化酶存在于神经元、神经纤维、神经母细胞瘤、神经节细胞瘤和副神经瘤之中。②各种软组织肿瘤的检测。

标记结节性筋膜炎对组织细胞标记物,如纤维连接蛋白、溶酶菌和 α_1-抗胰蛋白酶,呈强阳性反应。恶性纤维组织细胞瘤和隆突性皮纤维肉瘤的可靠标记物是 α_1-抗胰蛋白酶和溶菌酶。平滑肌肉瘤常用的标记物是结蛋白和层蛋白。脂肪肉瘤常用多种免疫组化标记物排除其他肉瘤来鉴别确诊。③肿瘤细胞核 DNA 含量检查。应用流式细胞仪检测软组织肿瘤的 DNA 含量,可以鉴别良性和恶性程度。低度恶性的隆突性皮纤维肉瘤、纤维肉瘤等显示出异倍体少于二倍体,以二倍体为主的现象。高度恶性滑膜肉瘤和恶性纤维组织细胞瘤显示的异倍体居多,脂肪肉瘤处于两者之间。

(4)病理学检查:进行涂片或刮片细胞学检查、活检、切除活检取得病理学证实,是临床诊断、制定治疗方案最可靠确切的依据。

【常用方药】 辨病是根据临床常用于本病有一定疗效的中药,可以结合辨证治疗,共奏疗效。

(1)辨病常用中草药:苦参、生半夏、菝葜等。

(2)辨病常用中成药:①大黄䗪虫丸。由大黄、䗪虫、虻虫、蛴螬、桃仁、黄芩、生地黄、甘草、杏仁、白芍、水蛭、干漆等组成,具有活血祛瘀和解毒攻积的功效。适用于邪盛正未衰的患者。每次 3～6g,每日 3 次,口服。②鳖甲煎丸。由鳖甲、大黄、赤芍、桂枝、人参、䗪虫、蜂房、赤硝、阿胶、石韦、厚朴、桃仁、黄芩、柴胡、鼠妇、干姜、葶苈子等组成,具有活血消肿和通络止痛的作用。适用于正气渐衰和瘀毒蓄结的患者。每次 9～12g,每日 3 次,口服。③平消胶囊。由枳壳、炒干漆、五灵脂、郁金、白矾、仙鹤草、火硝、制马钱子等组成,具有攻坚破积和祛毒消肿的功效。适用于软组织恶性肿瘤之痰湿热毒蕴结者。每次 6 粒,每日 3 次,口服。

【外治方法】

(1)麝香回阳膏:麝香、梅片、红花、儿茶、乳香、没药、黄连、黄柏、白芷、血竭、独脚莲、自然铜、黄芩等。共研为细末,蜜、陈醋调匀成膏状,外敷患处。适用于局部红肿、烘热、疼痛或溃破、腐臭者。

(2)黑消膏:生川乌、生草乌、生天南星、生半夏、生磁石、公丁香、肉桂、制乳香、制没药各 15g,制松香 9g,冰片、麝香各 6g,上药除冰片、麝香外,各药研为末和匀,再将冰片、麝香研细后加入和匀,瓶装密封。用时将药粉撒在膏药或油膏上外敷患处。适用于各种软组织肿瘤阴证未溃者。

(3)蟾酥止痛膏:由蟾酥、生川乌、细辛、红花、七叶一枝花、冰片等 20 余味中药组成。用橡胶氧化锌为基质加工成中药橡皮膏,外贴患处。适用于软组织肉瘤疼痛剧烈者。

(4)胆矾 30g,丹砂 30g,雄黄 30g,白矾 30g,磁石 30g;或火硝 60g,水银 60g,白矾 60g,皂矾 60g,食盐 60g。用法:①上药研为细末,置于大砂锅内,上盖大瓷碗,将热石膏粉调成糊状封口。四周用黄沙埋没,仅露碗底,以重物压之,用炭火烧,先文火后武火,烧之昼夜,取出后研细收贮备用。②上药研为细末,以不见水银为度。两方均以少量或制成药捻外用。本方具有解毒消结和软坚腐蚀的作用。适用于血管肉瘤。上述药物腐蚀性极强,应用时应小心。

(5)川芎 30g,草乌 30g。用水醋适量,调如糊状敷于患处。适用于脂肪肉瘤。

(6)斑蝥 150 只,75%酒精 100ml。将斑蝥置酒精中浸泡 1 周后过滤,得出滤液 30ml,煮沸备用。应用时将斑蝥浸出液 3ml 与 2%氢氧化钠 7ml 混匀使用,对肿瘤所在部位的肌肉、肌腱、神经、血管(重要血管禁用)等组织的癌基底血管外,注射进行腐蚀,其用量、疗程及次数,取决于肿瘤侵犯范围。适用于纤维肉瘤、血管肉瘤、神经纤维肉瘤。

(7)独脚莲 30g,轻粉 6g。将上药研末外敷,每日换药 1 次或隔 2～3 日换药 1 次。适用于滑膜肉瘤。

【急症和兼症治疗】

(1)疼痛:症见局部疼痛或剧烈疼痛,行动十分不利,大便干结,日渐消瘦,苔黄腻,舌质紫暗。中医学认为,瘀毒或瘀痰复结,脉络痹阻。治宜化瘀解毒或行痰化瘀。方用复元活血汤合普济消毒饮,或合海藻玉壶汤加减,起到化瘀解毒和行瘀化痰的作用。

(2)溃烂:症见肿胀疼痛,肿块处渐破溃,或溃烂流脓血水不止,形体消瘦,食纳不佳或伴有口臭,大便秘结,尿赤短少,形寒怕冷,苔黄腻或白滑体胖,舌质紫暗,或有瘀斑,脉滑数。中医辨证为热毒或痰毒阻塞经络,气血亏耗,阳气不足。治宜益气托毒或温经化痰。

【康复治疗】 软组织恶性肿瘤现代医学主要采用手术切除,化疗不太敏感,放疗是局部治疗,有一定的局限性。部分患者在缓解症状后仍然有很高的复发率。在这一方面,通过中医药的调治能显著提高生命质量,延长生存期,预防复发。主要有如下几个方面。

(1)补气养血,化痰散结防复发:在手术切除后,患者行动有一定的困难,且癌毒痰浊瘀滞日久,气血已伤,《内经》曰:"邪之所凑,其气必虚。"多见乏力、神疲、面色少华。少气懒言,舌淡少苔,脉弱等气血两虚、气阴亏损之证。中医可及时适度调补气血,如可常服十全大补膏、龟鳖丸、归脾汤、十全大补汤、归脾养荣膏等补气养血、调理诸脏和促使肌体内环境平衡。软组织恶性肿瘤还有一个十分重要的病因是痰凝阻滞络脉,虽然手术切除了肿瘤,但余毒未尽,痰毒仍滞留于经络,所以我们也应该十分重视化痰散结的药物治疗,如可以常服平消胶囊,或服用夏枯草水煎汤。

(2)调畅情志,养生调摄防复发:中医学认为,本病的发生与喜、怒、忧、思、悲、恐、惊的七情变化,五脏六腑功能失调,气血阴阳失衡,正气亏虚,经络气血功能障碍有甚为密切的关系。《医学入门》指出,肉瘤是由于"郁结伤脾,肌肉消薄与外邪相搏而成"。《丹溪心法》谓:"忧怒郁闭,蕴久积累,脾气消阻,肝气横逆,遂成隐核。"《外科正宗》认为:"忧郁伤肝,思虑伤脾,积怒伤心,所愿不得志者,致经络痞塞,聚结成核。"所以,病后康复应注意情志畅达,恬淡虚无则脏腑气血调和,可常服逍遥散、柔肝饮、归脾丸加减。同时应配合心理疏导,增强患者战胜疾病的信心和勇气。并且加强锻炼,也应注意防御外邪侵入。在体育锻炼上强调"动-静"相结合,适度,适时。特别是多进行养生功锻炼,加强全身"元气"的流通,舒筋活络,调畅筋脉之气,使邪毒不能留着于四肢。另外,注意生活要有规律性,无论是学习、工作还是娱乐,都应该有度,适可而止,这样有利于机体内环境的稳定。否则,会导致机体的抵抗力下降,容易复发或者转移。

(3)饮食调整防复发:软组织恶性肿瘤手术切除后除了药物康复外,还应在食疗上进行康复治疗。手术前后,宜以补气养血为主,可选用白萝卜、冬瓜子、莲藕等。放疗后,患者常常表现为阴虚内热之象,宜食用绿豆汤、冬瓜、丝瓜、苦瓜、猕猴桃、银耳等。化疗后,患者常有脾胃虚寒之象,宜食用大枣、龙眼肉、干姜、羊肉等温补脾胃之品。气血两亏和气阴不足的可以多吃些猪肝、甲鱼、海参、白木耳、大枣等。痰湿重的可以多吃些薏苡仁、扁豆、橘子、丝瓜、海带等。

【中医治疗】 软组织肉瘤的治疗,尤其是恶性程度较高的软组织肉瘤,单纯手术,或放疗、化疗,其临床效果均不佳,而单纯中药治疗软组织肉瘤虽在一些文献中有治愈的个案报道,但尚无大篇幅的综合报道。如有人采用切法治疗浅表软组织肉瘤 11 例,方法是先配制枯息液,取斑蝥 45g 加入 75％酒精 100ml 浸 1 周,过滤回收浸出液,另加 4％氢氧化钠溶液 20ml,混匀静置 24 小时,约得滤过液 30ml,煮沸待用。用时取 3ml 与 20％氢氧化钠溶液 7ml混匀,立即使用。操作时消毒局麻后,从肿瘤瘤基的血管外沿周围注射枯息液。通过临床观察,效果满意。

有人报道,手术加半枝莲内服治疗横纹肌肉瘤 1 例,仅做姑息性病灶切除,术后未做任何化疗,每日用半枝莲内服坚持服药 2年,随访 3.5 年无复发。有人采用中药内服外敷治愈神经纤维肉瘤1例,内服汤药:白芷、天花粉、党参、石菖蒲、茯苓、桔梗、补骨脂、扁豆、附子、陈皮各10g,山药、远志、海螵蛸、白蔹、炮姜、肉桂、珍珠母、天葵子各15g,生黄芪、熟地黄各30g,穿山甲6g,水煎分服,每日1剂。同时内服化毒片、化结丸等。外敷珍珠粉、香膏粉,每日更换1次。如此治疗4个月余,症状消失。5年后随访,健康状况良好。

目前,临床上常用的方法有手术与中药的综合治疗,此方法可提高患者的体质,预防复发,中药以健脾益气为主;放疗、手术与中药结合,即采用术前放疗、术后长期中药治疗,可以提高治疗效果,减少复发和转移,中药以健脾补肾、强筋壮骨为主;化疗、放疗与中药相结合的方法,即对某些晚期患者及不能手术的患者,先行化疗,再行放疗,放疗后给予中药养血理气、健脾和胃等。通过以上综合治疗,使软组织肉瘤的疗效得到了提高,降低了复发和转移率,具有较好的远期疗效。

83. 怎样诊治急性白血病

急性白血病(AL)是一种常见的造血组织肿瘤性疾病。根据急性白血病临床症状,以贫血为主者,可归于中医"虚劳"范围;以出血为主者,归属于"血证"范畴;以肝脾大为主者,归属于中医"积聚"范围;以淋巴结肿大为主者,可归属于"痰核、瘰疬"范围。

【临床表现】 依据"髓生血"中医理论,急性白血病患者病变部位主要在骨髓,其首先导致气血两虚,并累及阴液,外在表现为气血虚弱或气阴两虚证候,临床见气短懒言,倦怠自汗,四肢酸软,心悸心慌,头目眩晕,咽干口燥,五心烦热,夜间盗汗。疾病进一步可发展为阴精不足、阳虚乃至阴阳两虚证候,临床除见咽干口燥,五心烦热,夜间盗汗,腰膝酸软外,还可见畏寒肢冷,面目虚浮,阳痿不举,女子宫冷等;气无力推血运行,血少脉道艰涩,阴液不足,血流不畅,以及阳虚生内寒,寒凝血脉而导致血液瘀滞,脉络不通,又可见胁下癥积、瘰疬、痰核、骨与关节疼痛等。

其他症状:①发热。约 50% 以上患者有发热现象,发热程度不同,疾病本身引起的发热多见气阴两虚证候,表现为午后低热;由虚入外感引起的发热现象多见高热,伴有恶风寒或恶热。在高热的同时伴有咳嗽、咳痰,或见其他部位红肿热痛等。②出血。出血程度不一,由气虚引起的出血多见双下肢瘀斑、瘀点、月经过多,出血程度较轻;因阴虚内热或外感邪毒引起,出血程度较重,常以上半身为主,见有鼻衄、齿衄、眼结膜出血等,严重者可见尿血、便血或其他内脏出血。③其他。少数患者可出现皮疹、皮下结节、阴囊肿胀等;个别患者可见毒瘤入侵脑髓,出现头痛、恶心、呕吐、视物模糊等。若毒瘤侵犯肠胃可出现腹痛、腹泻等;部分患者可出现髓毒外溢症状,见于局部肿瘤等。

【诊　断】　临床有发热、出血、贫血等症状,体检有淋巴结、肝脾大及胸骨压痛,外周血片有原始细胞,骨髓细胞形态学及细胞化学染色显示其某一系列原始细胞≥30% 即可诊断。临床上,根据急性白血病细胞形态学特征可分为急性非淋巴细胞白血病($L_1 \sim L_3$)与急性淋巴细胞白血病($M_1 \sim M_7$ 型)。

【常用方药】

(1)辨病常用中草药:白花蛇舌草、广豆根、半边莲、土茯苓、贝母、防己、雄黄、砒石、蟾酥等。

(2)辨病常用中成药:①三品一条枪。由白砒、明矾、雄黄、乳香组成。具有解毒去腐、抗肿瘤的功能。临床可作为外用药,也可作为内服药。内服时可取以上药物等份,研为细末,装胶囊服用,每次 6mg,每日 2 次。对急性早幼粒细胞白血病有较好临床疗效。②六神丸。由蟾酥、牛黄、麝香、雄黄、珍珠粉、冰片等组成。具有清热解毒和消肿止痛的功能。适用于热毒内盛之证候。每次 20 粒,每日 3 次,口服。对各种类型的急性白血病均有一定临床疗效。③牛黄解毒丸。由牛黄、金银花、草河车、生甘草组成。具有清热解毒的功能。适用于慢性粒细胞白细胞稳定期的治疗。每次1丸,每日2次,口服。对各种类型的急性白血病均有一定临床疗效。④癌灵一号注射液。由砒霜、轻粉组成。具有解毒去腐的功效。单独使用对急性早幼粒细胞白血病有较好临床疗效。配合辨证施治对各类型急性白血病有明显临床疗效。常用剂量:诱导缓解期8~10ml,以10%葡萄糖注射液20ml稀释后静脉注射,每日1~2次,直至临床缓解;维持缓解2~4ml,肌内注射,每日2次,连用1~2个月。

【外治疗法】 急性白血病由骨髓白血病细胞恶性增殖引起,应以内治法为主,较少使用外治法。但当急性白血病合并有皮肤及软组织感染时可适用外治法。另外,当肝脾明显大时可使用外治法。

(1)茯苓拔毒膏:由茯苓、雄黄、矾石各等份组成,共研为细末,可直接将药末撒敷患处,每日1~2次,或制备成软膏外涂,或用麻油调匀,涂抹患处,每日1~2次。本药既可适用于皮肤或软组织感染,又可用于各型白血病之白血病肝脾大。

(2)黄连解毒膏:由黄连、黄芩等组成,制成软膏,涂抹患处,每日1~2次。

(3)片仔癀软膏:本软膏由片仔癀改变剂型而成。可以本药涂抹患处,每日2~3次。

(4)青黛末:对脾大者采用缩脾治疗,可用青黛研末,以醋调匀,外敷脾区。每日1次,连续使用10~15日。

(5)消痞粉:水红花子、皮硝各30g,樟脑、桃仁、土鳖虫各12g,生天南星、生半夏、穿山甲片、三棱、王不留行、白芥子、生川乌、生草乌各15g,生附子、延胡索各9g。上药共研为细末,以蜜或醋调成糊状,最后加入麝香1.2g,每次0.3g,外敷脾区,每日1次。

【急症和兼症治疗】

(1)发热:急性白血病发热主要有外感邪气、邪毒内发和虚热内生 3 种因素。对于发热治疗首先要认清病因,考察证候,分清主次,综合治疗才能够获得较好疗效。①外感邪气。多感受风热、火热之邪,或感受风寒之邪,入里化热。常表现为突然发热,伴随有周身疼痛、咽喉肿痛、咳嗽、咳痰等。当体温超过 38.5℃ 时,为疾病演化过程中的主要矛盾,可依据中医"急则治其标"原则,采用辛凉解表法,选用银翘散、桑菊饮、葛根解肌汤等加减治疗;当体温在 37.5℃~38.5℃ 时,应在辨证治疗原发疾病基础上加用清热解表药,如金银花、连翘、柴胡、贯众、薄荷等。②邪毒内发。无明显的外感症状,多见于疾病恶化阶段。表现为壮热口渴,大汗出,汗出不解,咽喉糜烂,皮生疖肿,大便干结,小便黄赤,舌红苔黄,脉象洪大。此时患者体温可高达 39℃ 以上,已明显成为疾病演化过程中的主要矛盾,宜先行治标,用清热解毒法。可选用清瘟败毒饮、黄连解毒汤、普济消毒饮、五味消毒饮、西黄丸加减。③虚热内生。虚热内生多见于疾病初期或治疗后恢复阶段,临床以低热为主,体温不超过 38.5℃。虚热中又可分为阴虚内热和气虚发热两种。阴虚内热临床表现为午后潮热,或手足心热,口渴不欲饮水等。以清退虚热为法,宜选用青蒿鳖甲汤加减,或在辨证施治基础上加用地骨皮、青蒿、银柴胡、鳖甲等。气虚发热临床表现为无规则低热,伴有明显体倦乏力、心悸气短、自汗恶风等。治宜补中益气,甘温除热,宜选用补中益气汤加减,或在辨证施治基础上加用黄芪、党参、白术等。

(2)出血:是急性白血病发展过程中可以预计的临床现象。轻度出血见皮肤瘀斑、瘀点;较重者见鼻衄、齿衄;严重者见咯血、尿血、便血、月经过多;更甚者见颅内出血和七窍出血。导致出血的原因主要有如下 3 种:①气不摄血。临床见于明显气虚证候,出血发生缓慢,出血程度较轻,时轻时重,以身体下半部位为主,常见下肢瘀斑、瘀点,以及月经过多、便血、尿血等血色淡红。宜采用益气摄血法;当以出血为主要表现时,宜选用归脾汤加减,或在辨证施治基础上加用茜草、仙鹤草、血余炭等收敛止血药；如气虚下陷和月经过多者，可在止血为主治疗的同时加入柴胡、升麻等提升阳气药。②血热妄行。血热妄行出血发生较急，出血程度较重，常以机体上半部位为主，血色鲜红，见鼻衄、齿衄、眼结膜出血、咯血、呕血等。血热妄行发生有两种病理机制，一是由于实热（火热）迫血妄行，临床多见明显阳热证候，在出血的同时伴有高热、口渴、汗出、便干、尿黄等。此时，出血可上升为疾病的主要矛盾，宜以止血为要，用清热凉血法。可选用清热地黄汤加味治疗；二是虚热（阴虚内热）导致血热妄行，临床见有明显阴虚内热证候。宜滋阴清热凉血法治疗，可在辨证施治基础上加用侧柏叶、槐花、紫草、大蓟、小蓟、白茅根等凉血止血药。③瘀血、出血。出血发生急剧，出血量大，出血部位广，常兼有血块等。亦见周身大片瘀斑，或周身青紫花纹，剧烈呕血，大量便血等。瘀血出血发生机制与瘀血阻络、血不循经有关。瘀血出血常发生在疾病的危重阶段，病情凶险，死亡率高，因此止血为第一法则，宜用活血止血法。可选用桃红四物汤加减，也可在辨证施治基础上以川芎嗪注射液 80mg 或丹参注射液 40ml 加入 5％葡萄糖注射液 500ml 中，静脉滴注。

（3）中风（脑膜白血病）：为急性白血病常见兼症或继发病症。主要为毒瘤细胞侵袭脑膜所致。在疾病发生和发展或治疗过程中见有头痛、头晕、颈项疼痛、视物模糊等临床表现者，可在辨证施治基础上加用菊花、天麻、白蒺藜、僵蚕、钩藤、龙齿等；见有肢体瘫痪、抽动或昏迷等症状者，应灌服安宫牛黄丸以急救，或以清开灵注射液 40ml 加入 5％葡萄糖注射液 500ml 中，静脉滴注；亦可以醒脑静 40ml 加入 5％葡萄糖注射液 500ml 中静脉滴注。

【康复治疗】

（1）中医药康复治疗：急性白血病发病急，进展快，病情变化多端，死亡率高。一经诊断须马上进行抗肿瘤治疗，而康复治疗通常是在急性白血病化疗后缓解阶段，维持这段时间的康复治疗是预防急性白血病复发及延迟复发的重要措施。因此,在急性白血病缓解期内坚持中医药治疗。可采用辨证施治、中成药或单味中药等多种治疗方法。急性白血病缓解期康复治疗重点为康复气血、调整阴阳、增进食欲、恢复体力。一般主张在辨证施治基础上,选择性地服用中成药治疗,如贞芪扶正胶囊(每次 4 粒,每日 3 次)、六味地黄丸(每次 30 粒,每日 3 次),益中生血片(每次 4 片,每日 3 次),百令胶囊(每次 4 粒,每日 3 次)等酌情选用。

(2)心理康复治疗:《素问·阴阳应象大论》指出,"怒伤肝、喜伤心、思伤脾、忧伤肺、恐伤肾"。七情内伤是导致疾病发生的内在病因,也是致使疾病发展的重要因素。因急性白血病治疗难以收效,患者恐惧、忧郁、失望等不健康的心理反应在所难免。所以,临床医师要特别注重患者心理、精神、情绪等调理,帮助患者树立战胜疾病的信心。

(3)营养康复:"毒药攻之,五谷为养,五果为助,五畜为益,五菜为充,气味合而服之以补精益气"。这是《素问·脏器发时论》对营养康复的高度概括。急性白血病患者的缓解期要特别注意营养问题。由于急性白血病患者经过化疗等相关治疗后,其胃肠功能有不同程度损害,对食物消化吸收功能降低,因而部分患者营养状况较差,因此营养康复对缓解期非常重要。所以,采取积极的营养措施是恢复胃肠功能,促进饮食消化吸收,恢复体力的关键。通常给予高蛋白、高脂肪、富含维生素的食品及食用药品。另外,急性白血病多由毒邪招致,故康复期间禁服(食用)大辛、大热之品;预防情志过极。

【中医治疗】 本病为血液系统恶性肿瘤性疾病,其发病急、进展快、死亡率高。虽然近些年来诊断及治疗技术的提高,特别是骨髓移植技术的运用,使急性白血病临床疗效有了一定的提高,但从急性白血病疗效整体分析,尚未获得实质性提高。中医药治疗急性白血病起步较晚,但也有 40 余年历史。20 世纪 90 年代以前,中医临床工作者多在西医化疗基础上加用中医辨证治疗,使临床疗效较单纯西医治疗有明显提高。但也有以中医药为主治疗急性白血病获得理想疗效的文献报道,如 1962 年有人就报道了中医中药治疗急性白血病的临床经验,将急性白血病分 5 种临床证候(虚热、阳虚、痰火、癥瘕、温热)辨证治疗,均获得了较好的临床疗效。有人提出,治疗急性白血病祛邪与扶正相结合、辨证与辨病相结合、中医与西医相结合三大原则;并根据急性白血病临床特点,结合多年来临床经验,认为本病临床可见邪毒隐伏、热毒炽盛、热毒入血、瘀血痰核、气阴两虚 5 种证候类型,并在辨证施治基础上组方遣药,通过临床观察获得了较好的临床疗效。

有人运用抗白丹(雄黄、巴豆、生川乌、郁金、槟榔、朱砂各 3 克,与大枣肉相合,制丸 100 粒),每次 4～8 丸,每日 2 次,口服,治疗急性白血病有一定的临床疗效。有人用癌灵 1 号注射液(主要由砒石、轻粉组成,诱导缓解期每次 8～20ml 加入 10% 葡萄糖注射液 10～20ml 静脉注射,每日 2 次;维持缓解期 2～4ml,肌内注射,每日 2 次,持续 1～2 个月),治疗成人急性非淋巴细胞白血病 81 例,结果 22 例获得临床完全缓解(27%),完全缓解所需时间为 1～12 个月,平均 3.8 个月。有人报道了以青黄散治疗急性白血病 6 例,结果完全缓解 3 例,并认为疾病早期宜通过清热解毒、凉血散瘀、消癥除积法治疗,以达到诱导缓解目的。

扶正代表方如兰州方(人参、北沙参、党参、白芍、西洋参、山药、山茱萸、天冬、麦冬、五味子、甘草、浮小麦、生地黄、酸枣仁、生龙牡)为全国知名的"扶正"代表方,有人以此方治疗急性单核细胞白血病 2 例,均获得缓解,其中 1 例存活 10 年以上。贵阳方(犀牛角、生地黄、玄参、石膏、地骨皮、龟甲、鳖甲、大青叶、青黛、丹参、红花、黄芪、芦荟、当归)为全国知名的"祛邪"方剂,其方突出了急性白血病是以"因病致虚"的基本思想,故以祛邪为主,选用清热解毒、凉血活血之品治疗急性白血病,亦获得了较好的临床疗效。杀癌七号方(龙葵、薏苡仁、黄药子、乌梅、白花蛇舌草、田三七)亦为全国著名方剂,此方首先由江西省南昌市人民医院使用,以后江西省人民医院、苏州医学院相继使用,在治疗恶性组织细胞病获得了较好的临床疗效。鞍山市第三人民医院用蟾蜍酒(取125g重蟾蜍15只,剖腹去内脏,洗净,加黄酒1 500ml,放入瓷罐中封闭,水浴2小时,过滤,每次服用15～30ml,每日3次)治疗急性白血病32例,完全缓解率为25%,总缓解率75％,其中以淋巴细胞白血病临床疗效最佳。

84. 怎样诊治慢性粒细胞白血病

慢性白血病包括慢性粒细胞白血病与慢性淋巴细胞白血病,我国以慢性粒细胞白血病多见。本病发生可见稳定期、加速期和急变期三阶段变化过程。根据慢性粒细胞白血病临床表现,慢性期类似于中医的"癥瘕、积证"范围;加速期与急变期可归属"虚劳、血证"范围。

【临床表现】

(1)主要症状:本病病变部位在骨髓,依据中医以"髓毒病"命名特性,其主要以髓毒外泄之临床表现为主。常见骨髓及外周血毒瘤细胞明显增加;毒邪侵袭脏腑而导致腹部癥积硬块,脘腹胀满,肤色紫暗,午后潮热;邪毒与气血搏结而致骨痛及周身疼痛。

(2)其他症状:在疾病发展过程中,邪毒可伤及气血阴阳,变生诸症。因而,其临床伴随症状有周身乏力,头晕心悸,形体消瘦,食欲缺乏,出血(包括鼻衄、齿衄、便血、尿血、崩漏等),昏迷等。

(3)临床分期:①稳定期。发病经过隐袭,常见乏力、消瘦、食欲减退、腹部不适、多汗等;少见症状为盗汗、恶热、关节炎疼痛,阴茎异常勃起,耳鸣及脑血管瘀血所致神志不清、木僵状态、中风等;由邪毒外发引起的风团等;由气血瘀滞导致脾肝大、胸骨压痛等。②加速期。癥积呈进行性增大,有效药物治疗失效,贫血呈进行性加重,血中异常细胞(嗜碱性粒细胞)增高可>20%;血及骨髓中毒瘤细胞(原始粒细胞)增多可>10%。③急变期。除加速期症状继续存在,瘀积明显增大,高热持续不退,骨、关节疼痛和皮肤等部位还可出现结节,骨髓毒瘤细胞(原始粒细胞)>30%,并可转变为其他类型疾病。

【诊 断】

(1)Ph染色体阳性和(或)bcr/abl融合基因阳性者,并有以下任何一项者可诊断。①外周血白细胞升高,以中性粒细胞为主,不成熟粒细胞>10%,原始细胞(Ⅰ型+Ⅱ型)<5%~10%。②骨髓粒系高度增生,以中性中幼、晚幼、杆状粒细胞增多为主,原始细胞(Ⅰ型+Ⅱ型)<10%。

(2)Ph染色体阴性和(或)bcr/abl融合基因阴性者,须有以下①~④项中的3项加⑤项可诊断。①脾大。②外周血。白细胞计数持续升高>$30×10^9/L$,以中性粒细胞为主,不成熟粒细胞>10%,嗜碱性粒细胞增多,原始细胞(Ⅰ型+Ⅱ型)<5%~10%。③骨髓象。增生明显至极度活跃,以中性中幼、晚幼、杆状粒细胞增多为主,原始细胞(Ⅰ型+Ⅱ型)<10%。④中性粒细胞碱性磷酸酶(NAP)积分降低。⑤能排除类白血病反应、慢性粒-单核细胞白血病(CMML)或其他类型的骨髓增生异常综合征(MDS)及骨髓增殖性疾病。

【常用方药】

(1)辨病常用中草药:青黛、雄黄、砒石等。

(2)辨病常用中成药:①当归龙荟丸。由当归、龙胆草、栀子、黄连、黄柏、黄芩、大黄、芦荟、青黛、木香、麝香、蜂蜜组成。具有清热泻肝、攻下行滞的功效。主治肝胆实火所致头痛面赤、目赤目肿、胸胁胀痛、便秘尿赤、形体壮实、躁动不安,舌红苔黄,脉象弦数。近些年来,可作用于慢性粒细胞白血病稳定期的治疗。每次12g,每日3次,口服。②青黄散。青黛:雄黄之比为9:1,分装胶囊,每次 3～6g,每日 3 次,口服。缓解后每日 3～6g 维持,血象在正常范围。但服用后每 1～3 个月用 2-巯基丁二钠 1.0g 溶于 40ml 0.9%氯化钠注射液中缓慢静脉注射,连用 3 日,以达到排砷作用。③六神丸。由蟾酥、牛黄、麝香、雄黄、珍珠粉、冰片等组成。具有清热解毒和消肿止痛的功效,适用于热毒内盛之证候。每次 20 粒,每日 3 次,口服。④牛黄解毒丸。由牛黄、金银花、草河车、生甘草组成。具有清热解毒的功效。适用于慢性粒细胞白血病稳定期的治疗。每次 1 丸,每日 2 次,口服。

【外治疗法】 慢性粒细胞白血病其病变源于骨髓,主要以内治法为主。但对脾脏明显肿大,已经影响进食或出现明显疼痛者可采用外治法。

(1)青黛末外敷:对脾脏大者采用缩脾治疗,可用青黛研为末,以醋调匀,外敷脾区。每日 1 次,连续用 10～15 日。

(2)雄黄外敷:取雄黄研为末,以醋调匀,外敷脾区,每日 1 次,连续用 10～15 日。

(3)农吉利外敷:取农吉利研成粉,或鲜草捣烂,外敷脾区,每日 1 次,连续用 10～15 日。

【急症和兼症治疗】

(1)疼痛:慢性粒细胞白血病周身疼痛比较轻微,一般情况下无须特殊治疗。但巨脾可产生脾周围炎导致疼痛发生,临床以脾区疼痛为主者,根据"不通则痛"及"通则不痛"的中医理论,可采用活血化瘀法治疗。一般采用"桃红四物汤"加减,或在辨证施治基础上加用细辛、延胡索、没药、五灵脂等。

(2)血证:见于本病急变期,由血小板减少、凝血功能障碍所致。此时出血多见气不慑血或血热妄行证候。气不摄血证候选择归脾汤加减,也可在辨证施治基础上加入黄芪、党参、茜草、血余炭等;血热妄行证候可选择清热地黄汤加减,也可在辨证施治基础上,加入女贞子、墨旱莲、大蓟、小蓟等。

（3）发热：是本病临床常见症状。多见于疾病的加速期及急变期。发热可由疾病本身所致，也可由白细胞减低招致感染所致。根据中医理论，疾病本身所致的发热多见阴虚内热证候，也可以见气虚发热证候；感染导致的发热多见热毒内盛或外感邪毒证候。以疾病本身发热为主者，可在辨证施治基础上加用青蒿、鳖甲、地骨皮等以清退虚热；以感染为主要临床表现者，应依据急则治其标的中医原则，热毒内盛证候可用四妙勇安汤加减；外感邪毒证候者可用普济消毒饮加减。

【康复治疗】

（1）中医药康复治疗：通常慢性粒细胞白血病的稳定期有一较长时间，维持这段时间治疗是阻止疾病向加速期及急变期进展的重要措施。因此，在稳定期时间内坚持中医中药治疗。可采用辨证施治、中成药或单味中药治疗等多种方法。一般在慢性期多选择大黄䗪虫丸、牛黄解毒片（丸）、梅花点舌丹、六神丸、复方丹参片等维持治疗。

（2）心理康复治疗：《素问·阴阳应象大论》指出："怒伤肝、喜伤心、思伤脾、忧伤肺、恐伤肾。"七情内伤是导致疾病发生的内在病因，也是致使疾病发展的重要因素。多数患者由于长期受疾病折磨，常有恐惧、忧郁、失望等不健康的心理反应，加上经济负担过重也严重影响了疾病的治疗。所以，临床医师要把解决患者的心理、精神、情绪等负担提到与治疗疾病的共同高度，鼓励患者树立战胜疾病的信心。

（3）营养康复："毒药攻之，五谷为养，五果为助，五畜为益，五菜为充，气味合而服之以补精益气"。这是《素问·脏器发时论》对营养康复的高度概括。慢性粒细胞白血病通常多采用白消安（马利兰）、羟基脲、靛玉红、异靛甲治疗，虽然其有积极的治疗作用，使临床缓解率有明显提高，但与治疗相关的不良反应不可忽视。例如，胃肠道不良反应、骨髓抑制等都是西药治疗带来的不良反应。

因此,采取积极的营养措施是预防这些不良反应发生的关键。进食易于消化的食品可以改善胃肠道功能,增进食欲;高品质的食品可以预防血象的降低等。

【中医治疗】 由于慢性粒细胞白血病发病过程缓慢,多数医家认为中医药有机会治疗本病。因而,从 20 世纪 60 年代就有中医药治疗本病的临床研究报道。消痞粉由水红花子、皮硝各 30g,樟脑、桃仁、土鳖虫各 12g,生天南星、生半夏、穿山甲、三棱、王不留行、白芥子、生川乌、生草乌各 15g,生白附、延胡索各 9g 组成。上药共研为细末,以蜜或醋调成糊状,最后加入麝香 1.2g,每片 0.3g,外敷脾区,每日 1 次。治疗 7 例,其中,显效 4 例,脾较治疗前缩小 5cm 以上;缓解 1 例,脾较治疗前缩小 2～5cm;无效 2 例。有人采用牛黄解毒片(雄黄、牛黄、生大黄、黄芩、桔梗、冰片、甘草)治疗 15 例,每日 4～8 片,结果 13 例有效,2 例无效,有效率 86%,其不良反应为消化道反应。

有人采用下瘀血汤加减治疗慢性粒细胞白血病 1 例,先以扶正治法,待气血充实之后加用破瘀之品,经治疗半年,患者外周血象恢复正常。有人观察了 45 例患者,辨证分气阴两虚、气血两虚、瘀血内阻、热毒内盛 4 种证候类型,在以中医为主的治疗基础上,配合小剂量白消安治疗,结果完全缓解 26 例。有人以六神丸(蟾酥、牛黄、麝香、雄黄、珍珠粉、冰片等)治疗慢性粒细胞白血病 7 例,每次 30～50 粒,每日 3 次,口服,结果完全缓解、部分缓解各 1 例。北京首都医院以慢粒片(青黛、雄黄、当归、猫爪草、黄芩、苦参、黄柏、诃子、土鳖虫、水蛭)每日 5～7.5g,治疗 30 例,服药 1 个月后,白细胞降至 1.5 万以下者占 84%,降至正常者占 60%,可维持4～24 个月,不良反应不明显。

有人采用辨证与辨病相结合方法,以靛玉红合清肝化瘀方(青蒿、地骨皮、赤芍、牡丹皮、狗舌草、三棱、莪术、栀子、益母草、白毛藤、丹参、白花蛇舌草)治疗本病 20 例,有效率 90%;以靛玉红合健脾消食方（陈皮、佛手、焦六曲、甘草、藿香、竹茹、谷芽、炒麦芽、苏叶梗）治疗 20 例，有效率 70%。有人用青黛 9 份，雄黄 1 份，混匀装胶囊，诱导缓解每日 6～14g，分 3 次口服，维持剂量每日 3～6g，分 3 次口服，同时根据患者不同临床证候辨证施治，共治疗 25 例，缓解 18 例，占 72%。有人用雄黄治疗慢性粒细胞白血病 7 例，雄黄用量每日 9～18g，分 3 次口服，结果完全缓解 4 例，部分缓解 2 例，无效 1 例。其不良反应少，对机体重要脏器无损害。

85. 怎样诊治恶性淋巴瘤

恶性淋巴瘤（ML）是原发于淋巴网状组织的恶性肿瘤。中医无恶性淋巴瘤病名，但根据本病具有淋巴结肿大特征描述，中医常见病名有"瘰疬、失荣、石疽、恶核"等。其共有特点是皮色不变、不痛不痒，皆属中医"阴疽"病证。

【临床表现】

(1)主要症状：本病好发于颈部与颌下，其次为腋下及腹股沟，痰核（恶核）坚硬而有弹性，无明显疼痛。深部多见于纵隔与胃肠道，由此引起局部浸润及压迫症状，如呼吸困难、心悸气短、癥积肿块、腹痛腹胀、便闭不通、腹痛、腹泻、腹水等。极少数发生在其他器官，如在扁桃体、鼻咽部可有吞咽困难、鼻塞、鼻衄等；在肝脾可见癥积、胁部疼痛及黄疸等；在呼吸道可发生咳嗽、咯血、胸闷、悬饮（胸水）等；在骨骼可有局部骨痛、病理性骨折；如在神经系统可见头痛、截瘫、癫痫等；在皮肤可有肿块、结节、风团、皮肤瘙痒等。

(2)其他症状：①发热。热型多不规则，多数患者由于痰郁阻滞，气机不畅，郁而发热，或气滞血瘀，出现间歇性低热；也有热毒内盛或感受邪毒者可出现持续性高热不退，若热退可见大汗淋漓；少数患者邪毒发于肝胆，见有寒热往来（周期性发热）。②消瘦。体重减轻 10% 以上为本病症状之一，由于病程日久，气血耗伤，阴阳失调及脾胃虚弱，食欲减低，水谷精微物质不能吸收与利用而致。病程早期见消瘦,晚期见大肉尽脱,而出现恶病质。③皮肤瘙痒。为本病较有意义的临床症状。局灶性瘙痒发生于局部病变部淋巴引流区域,全身瘙痒大多发生于深部如纵隔或腹部有病变病例。④疼痛。约 1/2 患者在饮酒后 20 分钟,病变局部发生疼痛。其症状可早期出现,并随病情发展而加重,当治疗或病变暂时缓解后,疼痛减轻或自行消失;疾病复发时又出现。

【诊　断】　恶性淋巴瘤临床表现可呈多样化,在疾病发生和发展过程中,除淋巴结肿大特征外,多数病例诊断尚需结合现代医学检查方法。下列可作为本病诊断依据:①自行或体检时发现呈无痛性、进行性局部或全身淋巴结肿大。②淋巴结肿大引起局部组织器官压迫症状。③由于淋巴结外侵犯引起相应局部症状和体征。④淋巴结活组织检查或经其他病理检查证实本病诊断。⑤经现代医学如 X 线、淋巴造影、放射性核素检查、CT 等发现相应病变。

【常用方药】

(1)辨病常用中草药:白花蛇舌草、广豆根、半边莲、土茯苓、贝母等。

(2)辨病常用中成药:①六神丸:由蟾酥、牛黄、麝香、雄黄、珍珠粉、冰片等组成。具有清热解毒和消肿止痛的功效,适用于恶性淋巴瘤治疗。每次 20 粒,每日 3 次,口服。②牛黄解毒丸。由牛黄、金银花、草河车、生甘草组成。具有清热解毒和消肿散结,适用于恶性淋巴瘤治疗。每次 1 丸,每日 2 次,口服。③六味地黄丸。由熟地黄、山药、山茱萸、茯苓、泽泻、牡丹皮组成。具有补肾益阴和养正补虚的功效。适用于恶性淋巴瘤晚期恶病质肾阴虚证候。每次 1 丸,每日 3 次,口服;或每次 30 粒,每日 3 次,口服。④生脉注射液。由人参、麦冬、五味子组成。具有益气生津和敛阴止汗的功效。适用于恶性淋巴瘤晚期气阴两虚证治疗。每次 30ml,加入10%葡萄糖注射液 250ml 中,静脉滴注,每日 1~2 次。

【外治疗法】 淋巴结肿大者或淋巴结感染时可使用外治法。

(1)茯苓拔毒膏:由茯苓、雄黄、矾石各等份组成。共研为细末,可直接将药末撒敷患处,每日1~2次,或制备成软膏外涂,或用麻油调匀,涂抹患处,每日1~2次。本药既可适用于皮肤或软组织感染,也可适用于恶性淋巴瘤治疗。

(2)片仔癀软膏:由片仔癀改变剂型而成,具有清热解毒和散瘀止痛的功效。可以本药涂抹患处,每日2~3次。

【急症和兼症治疗】

(1)发热:①外感邪气。多在痰瘀互阻基础上感受外邪。表现为突然发热,伴随有周身疼痛、咽喉肿痛、咳嗽、咳痰等。当体温超过38.5℃以上,为疾病演化过程中的主要矛盾,可依据中医"急则治其标"原则,采用辛凉解表法,选用银翘散、桑菊饮、葛根解肌汤等加减;当体温在37.5℃~38.5℃时,应在辨证治疗原发性疾病基础上加用清热解表药。②邪毒内发。常常由于气郁痰结引起,多见于疾病严重恶化阶段,临床表现为壮热口渴,大汗出,汗出不解,咽喉糜烂,皮生疖肿,大便干结,小便黄赤,舌红苔黄,脉象洪大。此时患者体温可高达39℃以上,已明显成为疾病演化过程中的主要矛盾,宜先行治标,用清热解毒法。可选用清瘟败毒饮、黄连解毒汤、普济消毒饮、五味消毒饮、西黄丸加减。③虚热内生。虚热内生多见于疾病初期或治疗后恢复阶段,临床以低热为主,体温不超过38.5℃。虚热中又可分为阴虚内热和气虚发热两种。阴虚内热主要临床表现为午后潮热,或手足心热,口渴不欲饮水等,以清退虚热为法,宜在辨证施治基础上加用地骨皮、青蒿、银柴胡、鳖甲等。气虚发热主要临床表现为无规则低热,伴有明显体倦乏力,心悸气短,自汗恶风,舌淡红,苔薄白,脉象虚弱等。治宜补中益气和甘温除热,宜在辨证施治基础上加用黄芪、党参、黄精、太子参等。

(2)消瘦:消瘦多由病程日久,气血耗伤,阴阳失调及脾胃虚弱和食欲减低,水谷精微物质不能吸收与利用而导致。病程早期见消瘦,晚期见肌肉大脱而出现恶病质。若见气血两虚者,可在辨证施治基础上加用益气补血之品;若见脾胃虚弱和食欲缺乏者,可在辨证施治基础上加健脾开胃之品。

(3)皮肤瘙痒:皮肤瘙痒多见于气血两虚之证,可在辨证施治基础上加用益气养血之品;全身瘙痒大多见于疾病晚期,气血虚极,可在辨证施治基础上静脉滴注生脉注射液,或同时口服阿胶补血浆,每次 10ml,每日 3 次。

(4)疼痛:可根据疼痛发生病因病机,在辨证施治基础上分别选用延胡索、乌药、细辛、麻黄、乌头、马钱子、川芎、川楝子等止痛药。

【康复治疗】

(1)中医药康复治疗:恶性淋巴瘤发病缓慢,临床症状不一。局部病变可采用放射治疗,深部病变多采用化疗方案。中医药康复治疗通常在恶性淋巴瘤放疗、化疗后缓解期,维持这段时间的康复治疗是预防恶性淋巴瘤复发或延迟复发的重要措施。因此,在恶性淋巴瘤缓解期内应坚持中医药治疗。可采用辨证施治、中成药或单味中药治疗,临床可根据具体情况选用。恶性淋巴瘤缓解期康复治疗重点为康复正气、补益气血、调整阴阳、增进食欲、恢复体力。

(2)心理康复治疗:《素问·阴阳应象大论》指出,"怒伤肝、喜伤心、思伤脾、忧伤肺、恐伤肾"。七情内伤是导致疾病发生的内在病因,也是致使疾病发展的重要因素。虽然恶性淋巴瘤经治疗后临床缓解率很高,生存期也长。但多数患者由于疾病折磨,加之经济负担过重,常有恐惧、忧郁、失望等不健康的心理反应,因而严重影响了疾病的治疗和康复。所以,临床医师要在治疗疾病的同时,注重患者心理康复治疗,把解决患者心理、精神、情绪等问题提到与治疗疾病的共同高度认识,鼓励患者树立战胜疾病的信心。

（3）营养康复："毒药攻之，五谷为养，五果为助，五畜为益，五菜为充，气味合而服之以补精益气"。恶性淋巴瘤患者的缓解期要特别注意营养问题。由于本病经过化疗等相关治疗后，其胃肠功能有不同程度损害，对食物消化吸收功能降低，部分患者营养状况较差，营养康复对缓解期非常重要。所以，采取积极的营养措施是恢复胃肠功能，促进饮食消化吸收和恢复体力的关键。通常食用高蛋白、高脂肪、富含维生素的食品及食用保健品。

【中医治疗】　恶性淋巴瘤采用西医治疗疗效较好，而中医药治疗恶性淋巴瘤也获得了较好的疗效。1972 年，有人报道用踯耳草 30g 水煎加适量红糖，每日 1 剂，长期服用，治疗本病 9 例，临床缓解 1 例，显效 3 例，有效 2 例，无效 3 例。有人以天冬和白花蛇舌草为主，治疗 41 例恶性淋巴瘤，结果临床缓解 36.6%，显效 22%，有效 29.3%，总有效率 87.9%。并认为此两药作用时间快，疗效显著，对造血组织无抑制作用。天津市红桥区第一防治院采用抗癌Ⅱ号（轻粉 2.1g，月石、白脑砂、苏合油、硼砂、白及各 15g，血竭、枯矾、明雄黄、全蝎、蜈蚣、水蛭各 30g，乳香、没药、朱砂、天花粉各 60g，共研为细末，制成绿豆大小水丸，每次 2～10 丸，每日 3 次）治疗恶性淋巴瘤 4 例，其中，3 例效果显著。

有人报道用四物消瘰汤（当归、川芎、生地黄、赤芍各 10g，玄参、海藻、夏枯草各 15g，牡蛎、七叶一枝花、黄药子各 20g）治疗 10 例，获得了较好临床疗效。有人用山土合剂治疗不能耐受放疗、化疗与手术治疗的患者，山土合剂由山豆根、土茯苓、连翘、牛蒡子、柴胡、土贝母、露蜂房、板蓝根、天花粉、玄参、鬼针草、地锦草组成。气滞明显者，加川楝子、香橼皮；痰多者，加白芥子、白僵蚕、胆南星、半夏；虚热者，加胡黄连、糯稻根；扁桃体肿大者，加硼麝散外用。共治疗 4 例，均获缓解。有人报道以中医辨证施治方法治疗本病，热痰蕴结证候采用内消瘰疬丸（生牡蛎 30g，土贝母、玄参各 9g，白花蛇舌草、蛇果草、蛇六谷、何首乌藤各 30g，夏枯草、海藻各

15g,山慈菇 9g);寒痰凝结证候采用小金丹加减(小金丹 1 粒,半夏、茯苓各 12g,陈皮 6g,甘草 5g,土贝母 9g,桂枝 5g,白花蛇舌草 30g,白芥子 5g);痰湿凝结证候采用消瘰丸合二陈汤(生牡蛎、白花蛇舌草各 30g,土贝母、玄参、半夏、茯苓、山慈菇、天葵子各 9g,陈皮 6g,夏枯草、海藻各 15g);痰热内蕴证候采用清气化痰丸加减(太子参、夏枯草、何首乌藤各 15g,白术、茯苓、玄参、土贝母、山慈菇各 9g,甘草、牡丹皮、栀子各 5g,桑叶 6g,生牡蛎、白花蛇舌草各 30g);寒痰内凝证候采用阳和汤加减(熟地黄 30g,肉桂、甘草各 3g,麻黄、炮姜各 1.5g,鹿角胶、半夏各 9g,白芥子 5g,陈皮 6g)。共治疗 12 例,有效率达 91%。

86. 怎样诊治皮肤癌

皮肤癌是发生于皮肤的恶性肿瘤,其中以鳞状细胞癌和基底细胞癌最为常见。在古代中医典籍描述中,类似"癌疮、恶疮、石疔、翻花疮、石疽"等病证。

【临床表现】 皮肤癌初起时皮肤表面出现疣状突起,渐大有根,肌肤暗红色,时有脉络暴露,中心质硬而开裂,继则肌肤溃疡,浸淫不休,结节隆凸,如菌,如蛇头,或融合成盘状斑块,高低不平,质硬而坚,破溃则流鲜血,染毒则秽臭难闻,缠绵难愈,日久气血耗损,甚则出现败证。

(1)皮损表现:多表现为红斑样皮损,或略高出皮面的丘疹样结节,表面带有鳞片状脱屑或痂皮形成,之后反复结痂、脱屑,表面出现糜烂,伴有渗液渗血,周而复始,糜烂面不断扩大。

(2)癌性溃疡:当病灶向深部浸润时则形成边缘略隆起的溃疡。溃疡边缘参差不齐,似虫蚀样(多见于基底细胞癌),或硬而宽隆起,呈菜花样外翻,基底高低不平,呈红色颗粒状,常伴有坏死组织及肉芽样增生,质脆易出血。有时形成相当深度的溃穴,状似火山喷口。

（3）继发性感染：溃疡或糜烂面有黏稠脓液，恶臭异常，自觉局部疼痛，常伴发热。

（4）局部组织浸润、破坏：溃疡扩展到皮下组织甚至软骨及骨骼时，出现相应部位的腐蚀破坏，如发生于面部的基底细胞癌能破坏鼻、耳、眼眶及上颌窦等部位的软骨和骨组织，引起出血或颅内侵犯或毁容；发生于头皮者可腐蚀颅骨累及硬脑膜。

【诊　断】

（1）重视患者的主诉，对体表皮肤出现较硬结节，边缘隆起，并向四周扩展，尤其是 40 岁以上的患者，应警惕皮肤癌的可能。

（2）对患有慢性皮肤疾病者，经常接触放射性物质、煤焦油、沥青等工作人员，如发生皮肤丘疹或小结节，应警惕本病的发生。

（3）组织学检查：将病变组织切除送活检，取得病理学证实，是确诊的依据。

（4）影像学检查：对疑有骨、软骨等组织侵犯者，行 X 线、CT 或 ECT 检查有助于诊断。

（5）本病需与日光性角化病、角化棘皮瘤、老年疣、盘状红斑狼疮、牛皮癣等皮肤病相鉴别。

【常用方药】

（1）辨病常用中草药：金银花、七叶一枝花、砒石等。

（2）辨病常用中成药：①小金丹。由白胶香、草乌、五灵脂、地龙、木鳖子、乳香、没药、当归、麝香、墨炭组成。具有化痰祛湿和祛瘀通络之功效。实验研究本方可抑制小鼠肉瘤 180 和梭形细胞肉瘤的生成；对癌细胞的有丝分裂抑制作用。适用于皮肤癌初起，皮色不变或肿硬作痛等属寒湿痰瘀者。每次 3g，每日 3 次，口服。②大黄䗪虫丸。由大黄、黄芩、甘草、桃仁、杏仁、白芍、干地黄、干漆、虻虫、水蛭、蛴螬、䗪虫组成。具有破血祛瘀和消癥散结之功效。适用于皮肤癌热毒壅盛、瘀血内停、大便秘结之患者。每次 3～6g，每日 3 次，口服。

【外治疗法】 皮肤癌位于肌肤表面,外敷药物较为方便,药物直接作用于肿瘤,有较好的疗效。

(1)蟾酥软膏:取蟾酥 10g,溶于 30ml 液体中,再加入 40g 磺胺软膏,上药调匀,每次适量外敷患处,每日换药 1 次。适用于各型皮肤癌。

(2)农吉利软膏:适量,每日 1 次或隔日 1 次,涂于创面。适用于皮肤癌热毒型。

(3)信枣散:大枣 10 枚,信石 0.2 克。大枣去核,将信石置入大枣内,烤干研细末,与麻油调成糊状外敷。具有祛腐生肌的功效。适用于<3cm 的皮肤癌。

(4)皮癌净:红砒 50g,指甲 5g,头发 5g,大枣 71g,碱发白面 172g。将大枣去核,红砒研末,头发剪短,指甲切碎。将红砒、头发、指甲混匀后加入大枣内,外用碱发白面包成元宵状,放炭火中烘烤干熟,再研为细粉过筛备用。已溃疡者直接外用,未溃瘤体用麻油调敷,每日用药 1 次。

【急症和兼症治疗】

(1)癌性溃疡:为皮肤癌发展过程中的常见症状。症见疮口开大、糜烂浸润、渗流血水或脓液,呈菜花样外翻,甚则似火山喷口,疼痛剧烈,伴有恶臭。可选用五味消毒饮加减内服,并用清热解毒的金银花叶、芙蓉花叶或蒲公英捣烂外敷或用其汁敷患处。或选用皮癌净以祛腐生新。如病灶溃烂,久不收口,周围组织肤色暗淡而不痛,皮肤发凉,脓少质稀伴形寒肢冷,面色暗淡无华,神疲乏力,舌淡苔白,脉弱无力者,属阴性溃疡,方用阳和汤内服,外以阳和解凝膏敷贴。

(2)继发性感染:症见病灶周围红肿,灼热疼痛,糜烂渗液,肉腐溢脓,脓液黏稠,恶臭异常,常伴身热口渴,便秘溲黄,心烦不安,舌质红,舌苔黄,脉数。症属热毒炽盛,方用五味消毒饮合白虎汤加减。

(3)癌性疼痛:当病灶溃疡扩展,浸润较深,甚至腐蚀破坏软骨及骨骼,出现骨质破坏时,常可出现剧烈的疼痛,疼痛常持续时间长,随病情的发展进行性加剧;疼痛常常难以忍受,甚则痛不欲生;疼痛使患者睡眠欠佳,精神疲乏,食欲减退。中医学认为,瘀毒蕴结,经络阻滞,"不通则痛"。治疗上根据中医"痛则不通"和"通则不痛"的治疗原则,可酌情选用田七、水蛭、土鳖、穿山甲、丹参、三棱、莪术、延胡索、乌头、罂粟壳之类药物。蟾酥膏外敷具有祛瘀散结和通络止痛的作用。

【康复治疗】

(1)中医中药康复治疗:皮肤癌患者经手术、放疗、化疗后,坚持中医中药治疗有助巩固疗效,预防及减少复发。对于实证患者常以清热凉血、燥湿解毒之金银花、紫花地丁、半枝莲、干蟾皮、土茯苓、薏苡仁、苦参、白鲜皮等药调治;对于虚证者,多为气血两虚、肝肾阴虚,常以八珍汤、补中益气汤等补益气血,以六味地黄汤、一贯煎等滋补肝肾。坚持服用六神丸、西黄丸、小金丹、平消胶囊等中成药,有助于祛除余邪,防止复发。

(2)精神心理康复治疗:中医历来十分重视情绪变化的致病因素,认为七情内伤是疾病发生和发展的重要因素,人的情绪变化可能影响五脏六腑的功能,导致气滞血瘀、痰湿凝聚而引起癌症或加重病情。因此,应帮助患者消除紧张、恐惧、消极情绪,保持精神乐观,情绪稳定,"恬淡虚无,精神内守",稳定情绪,以利康复。

(3)饮食及生活调摄康复治疗:高营养是肿瘤患者康复的重要措施之一,应鼓励患者多进食牛奶、鸡蛋等营养丰富的食品,不宜过度"戒口",忌吸烟、饮酒、霉变食品和过多辛辣刺激、油腻食物。注意起居有时,适当运动。注意皮肤清洁,避免过度日光暴晒,避免与各种射线、化学毒物的长期接触,积极治疗由放疗、化疗引起的皮肤损伤,保持局部清洁,防止感染发生。

【中医治疗】 皮肤癌的特点是发生于皮肤体表,多适用于外用药物治疗。中医药外治多选用腐蚀驱邪之毒药，利用毒药对肿瘤的腐蚀作用，导致癌细胞的变性坏死脱落，从而达到以毒攻毒、消除瘤块的目的。从目前的资料看，对外用药物的组方配制常选用砒石为主药，制成复方散、膏、栓、酊剂等剂型，如皮癌净、信枣散、白砒条、三品一条枪等。砒石又名信石、砒霜，其主要成分为三氧化二砷(As_2O_3)具有细胞原浆毒，局部敷药后对癌细胞中细胞酶蛋白巯基有很强的亲和力，可抑制癌细胞的氧化过程，干扰其正常代谢，导致癌细胞变性坏死而脱落，而对正常组织仅发生轻度或极少量的坏死，并保持了上皮组织的再生和修复能力。只要掌握用法及用量，一般不会引起大的不良反应。如解放军第303医院肿瘤组采用"砒矾散"（白砒、明矾、马钱子、黄连素、普鲁卡因）治疗皮肤鳞状细胞癌和基底细胞癌60例，近期治愈率66.7%，总有效率85%；有人采用白砒条（白砒、淀粉）和一效膏（朱砂、炉甘石、冰片、滑石粉、淀粉）治疗皮肤癌22例，7～90日均获治愈，治后随访最长达5年以上，未见转移和复发；采用中药白砒条治疗皮肤癌50例，治愈率96%，总有效率98%；有人用信枣散（大枣、白信石）治疗颜面皮肤癌远期疗效之总有效率可达80%，临床不少的研究及实验报道，均提示外治法是治疗皮肤癌重要而有效的手段。

由于中药外治常常选用一些有毒或有较强腐蚀性的中药，而且制剂炮制繁杂，技术操作和质量控制要求较高，从而限制了外治方法的推广。同时，这类药物因多为含大毒的矿物质，较难通过国家新药评审，药厂无法进行规模性生产。今后，对有效外治方药组织有系统的实验研究和临床验证，减少和控制其有毒成分，提高安全性，提供简便的有效剂型，有利于发扬中药治疗皮肤癌的优势。

87. 怎样诊治恶性黑色素瘤

恶性黑色素瘤是来源于黑色素细胞的高度恶性肿瘤。在古代中医典籍描述中，类似于"恶疮、黑子、黑疔、翻花、厉疽、脱疽"等病证。

【临床表现】

(1)主要症状:恶性黑色素瘤可以由黑痣恶变而来,也可以是新生长的痣样物。从色素痣恶变到恶性黑色素瘤常需要数月到数十年。常有黑痣增大、色素加深、隆起呈结节状,或色调不匀,或痣周围出现炎性反应或散在性深黑色斑点,黑痣易溃疡出血,溃烂处流略带黑色的血性渗出物,周边皮下亦可见色素沉着。

(2)其他症状:病变在上肢,先沿浅淋巴管转移至腋窝淋巴结,下肢转移至腹股沟淋巴结。淋巴管被瘤细胞阻塞后,扩散的瘤细胞在原发病灶周围可形成卫星结节灶。有时沿原发病灶至区域淋巴结的淋巴引流途径可出现无数个转移结节。随病情发展,可出现远处脏器转移,如肺、脑、骨等而出现相应的临床症状。少数患者会出现黑色素尿。

(3)临床分型:根据组织学的区别及相应的临床表现,以雀斑型、表浅蔓延型、结节型、肢端色斑型4种类型为多见。①雀斑型。恶性程度最低,好发于头、颈、手背等暴露部位,以60~70岁的女性居多。临床表现为较大的、平的或略高出皮面的棕黄色或棕色病灶,表面平坦,边界不规则,片状扩展薄病灶的附近表皮具有雀斑样特征。后期可出现小结节、高出皮肤。②表浅蔓延型。最多见,约占70%,好发于50岁左右,女性多发生于肢体,男性好发于躯干。病灶较雀斑型有更明显的隆起,病变多发生于背部,呈棕黄色、蓝色或黑色或玫瑰红色等杂乱色,边缘呈锯齿状,皮纹消失,表面不平,有鳞屑或溃破,后期可见局部结节形成。③结节型。恶性度高,病程进展迅速。临床表现为灰色带有桃红色的结节,病情发展时变成蓝黑色,呈紫黑果浆样的圆顶形或息肉样块物,较早发生溃疡和淋巴结转移,预后较差。④肢端色斑型。主要发生于手掌、脚底及甲下,早期呈棕褐色或黑色,一般不高出皮肤表面。如处理不及时,病灶呈结节状隆起并出现淋巴结转移,预后亦差。

(4)肿瘤外观的主要特征：①不对称性。将其一分为二,两半不对称。②边缘。常有参差不齐,呈锯齿样改变。③颜色。常在棕黄色或棕褐色的基础上掺杂粉红色、白色、蓝黑色等多种杂色。④直径。常超过 5mm。⑤表面。常不光滑,粗糙不平,常有鳞形或片状脱屑,或渗液、渗血。

【诊　断】

(1)对临床有色素的结节或色素结节呈溃疡表现者应高度警惕本病的可能。

(2)重视患者的病史,凡临床出现黑色素痣在短期内突然增大,边缘不对称,色素明显加深,并向四周扩散,颜色变化或伴有出血、流黑色液体或黑痣毛突然自行脱落,或黑痣周围出现颗粒性卫星结节,所属区域淋巴结肿大等,均是诊断本病的主要表现。

(3)将病变组织切除活检,进行病理学检查是诊断本病的确诊依据。

(4)血清学检测黑瘤抗体阳性,免疫酶标(S-100 蛋白)观察阳性可协助确诊。

(5)本病需与有色素的皮肤肿瘤如基底细胞瘤、老年性角化病(老年疣)、脂溢性角化病、良性交界痣等相鉴别。

【常用方药】

(1)辨病常用中草药:蟾酥、天花粉、苦参、补骨脂等。

(2)辨病常用中成药:①六神丸。由蟾酥、牛黄、麝香、雄黄、珍珠粉、冰片等组成。具有清热解毒和消肿止痛的功效。适用于热毒炽盛者,每次 20 粒,每日 3 次,口服。②西黄丸。有牛黄、麝香、乳香、没药组成。具有化瘀解毒和消散结的功效。适用于恶性黑色素瘤,每次 3g,每日 2 次,口服。③平消胶囊。由仙鹤草、枳壳、火硝、白矾、郁金、干漆、五灵脂、制马钱子组成。具有理气活血、祛瘀通络、攻坚破积之功效。适用于恶性黑色素瘤,每次 4～8 片,每日 3 次,口服。④六味地黄丸。由熟地黄、山药、山茱萸、茯苓、泽泻、牡丹皮组成。具有滋补肝肾之功效。适用于恶性黑色素瘤,尤以晚期体弱伴肝肾两虚、肾阴亏损患者多用。每次 10g,每日 2次,口服。

【外治疗法】 外治疗法治疗肿瘤是中医传统方法之一。中医学认为,外用药物贴近皮肤,通过肌肉腠理之间,把药物之气味透过皮肤以至于肌肉腠理而直达经络,传入脏腑,调节脏腑气血阴阳,从而治愈疾病。早期恶性黑色素瘤病位在表,外敷方便易行,药物可以直接作用于局部而取得较好疗效。对于局部肿瘤溃烂、感染或广泛皮下转移的病灶,用外敷治疗亦有较好的疗效。

(1)鸦胆子研粉,或砸成油状薄饼,外敷于病灶上,每 1～2 日换药 1 次。

(2)野百合碱研粉,或鲜草捣烂外敷于病灶上,每日换药 1～2 次。

(3)五虎丹:水银、白矾、青矾、牙硝各 180g,食盐 90g,炼丹并将结晶研成极细粉末。可将药粉直接撒敷于肿瘤上,或以米饭赋形搓成钉剂,敷贴于病灶上,或插入病灶中,待肿块坏死脱落后,创面改撒红升丹(水银、白矾、火硝),隔日敷药 1 次,直至收口为止。

(4)茯苓拔毒散:茯苓、雄黄、矾石各等份,共研为末,同时将药末直接撒敷患处。每日换药 1～2 次。若散剂感到干痛时,可制成软膏或用麻油调敷;若患处出血较多,可加田七粉外敷。一般本品用于溃疡型黑色素瘤。

(5)三品一条枪粉:白砒、明矾煅制成白色块状物,加雄黄、乳香共研成细粉撒敷于病灶患处上,用凡士林纱布覆盖。每日换药 1 次,待癌组织全部坏死脱落,再改用红霉素软膏外敷,至肉芽组织形成。

(6)蟾酥软膏:取蟾酥 10g,溶于 30ml 清洗液中,再加 40g 磺胺软膏,共调均匀,以适量敷肿块处,一般用药 3 日后,肿瘤开始坏死脱落,为 18 日左右,创面可基本愈合。

【急症和兼症治疗】

（1）癌痛：症见病灶呈黑褐色结节，肿块较大，或坚硬拒按，或糜烂渗血，疮面污秽气味恶臭，肿胀疼痛，痛连患侧肢体，疼痛常为难以忍受，常有淋巴结转移，多见未经手术切除或术后复发，或广泛转移不能手术的晚期患者，与肿瘤合并感染，肿瘤侵蚀或破坏组织器官有关。症属瘀毒蕴结，邪客经脉导致"不通则痛"。治疗上根据中医通则不痛的治疗原则合清热解毒法，方用四妙勇安汤加味治疗，田七、水蛭、土鳖、穿山甲、丹参、蒲公英、三棱、莪术、乳香、没药、蒲黄、五灵脂等均可选用。病灶局部疼痛剧烈者，蟾酥膏外敷具有祛瘀散结和通络止痛的作用。

（2）发热：以肿块溃疡合并感染多见。症见局部红肿热痛，溃烂翻花，渗血流脓，伴发热烦渴，面赤唇红，心烦不安，大便干结，小便黄短，舌红苔黄，脉数。证属热毒炽盛，方用白虎汤合五味消毒饮加减。

（3）血证：多为瘤体感染，癌组织坏死脱落，破裂出血。症见局部红肿，糜烂出血，伴发热，心烦，口干舌燥，便秘尿赤，舌红苔黄，脉数者，治宜清热凉血止血，方用清营汤或清热地黄汤加减（犀牛角可用水牛角代替）；若出血伴神疲乏力，纳呆气短，头晕眼花，舌淡苔白，脉细无力者，治宜益气健脾、补气摄血止血，方用归脾汤加减，仙鹤草、血余炭、田七末、白及等药均可选用。另外，伤口可用云南白药或田七末外敷止血。

（4）癌性溃疡：为疾病发展过程中的常见症状，局部可见瘤体破溃，形成溃疡，露出渗血或渗液的糜烂面，常因感染而有恶臭的脓性或血性分泌物，可选用清热解毒消肿的金银花叶、野菊花叶、芙蓉花叶或蒲公英等捣烂，外敷或用其汁敷患处；或用蛇床子、败酱草、蒲公英、苦参、白鲜皮、五倍子等中药煎水泡浸患处，每日1～2次；疾病后期，溃疡久不收口，周围肤色暗而不红，伴形寒肢冷，面色暗淡无华，神疲乏力，舌淡苔白，脉弱无力者，属阴性溃疡，方用阳和汤加减治疗,外用阳和解凝膏敷贴患处。

【康复治疗】

(1)坚持中医中药康复治疗:术后、放疗、化疗后的患者,大多表现为邪去正虚、气血亏损、体质下降、疲倦无力、食欲减退,辨证治疗上常以补气养血和健脾补肾为主,以调整阴阳,扶正固本,提高机体的免疫力,常用左归饮、右归饮、四君子汤、八珍汤、十全大补汤,以及人参、西洋参、紫河车、补骨脂、女贞子、大枣之类补益方药。以其达到增强体质,巩固疗效和维持治疗,防止复发和转移,提高临床存活率及生活质量。

(2)重视精神和心理的康复治疗:临床上,大多数患者都有恐惧、怨愤、失望等各种不同的心理反应,这些情绪的改变,对病后的康复都是不利的。《内经》谓:"喜怒不节则伤脏,脏伤则病起于阴也。"《素问·阴阳应象大论》谓:"怒伤肝,喜伤心,思伤脾,忧伤肺,恐伤肾。"七情内伤,是导致疾病发生和发展的重要原因。应帮助患者清除消极情绪,鼓励患者以积极的态度治疗疾病,忌忧思郁怒,戒紧张情绪,增强治病的信心。因此,保持良好的情绪对调动机体的积极因素治疗疾病尤为重要。

(3)营养支持与功能康复:《素问·脏气发时论》云:"毒药攻邪,五谷为养,五果为助,五畜为益,五菜为充,气味合而服之,以补精益气。"并明确指出,在用有毒的药物攻逐病邪时要充分利用谷肉果菜的补精益气作用。高营养是肿瘤患者康复的重要措施之一,应鼓励患者多进食营养丰富的食品,不要被一些所谓"忌口"的说法弄得顾虑重重。至于烟、酒、霉变食品、过多的辛辣刺激、油腻食物应忌食。另外,注意劳逸适度,起居有常,根据自己的体质、病情选择一定量的体力活动及保持规律生活的良好习惯对病后的康复也起着积极的作用。恶性黑色素瘤患者常有皮肤溃疡,应注意保持局部清洁,防止感染发生。

【中医治疗】 恶性黑色素瘤是一种公认的难治性恶性皮肤肿

瘤。近年来,诊断水平虽然有了较快的提高,但是总的来说,在治疗上还没有实质性的突破。对于Ⅰ、Ⅱ期患者,广泛的手术切除虽能取得较好的疗效,但是其截肢率、毁形率及其功能障碍较多,而且多是不可逆的,往往给患者带来极大的痛苦和后遗症。对Ⅲ期、Ⅳ期患者,疗效极差,死亡率极高。

近年来研究表明,免疫治疗能通过增强机体的免疫反应,控制肿瘤生长,而实验和临床研究报道许多中药及其提取物具有免疫调节的性能,可以激活体内免疫系统释放具有抗肿瘤作用的细胞因子(如白细胞介素),或增强天然杀伤细胞(NK细胞)、淋巴因子激活杀伤细胞(LAK细胞)和肿瘤坏死因子(TNF)的杀伤作用。在使用免疫制剂(干扰素、IL-2)的同时,辨证选用扶正固本的中药方剂,均可增强其治疗作用。因此,免疫制剂与中药配合治疗恶性黑色素瘤值得进一步研究和探讨。有报道用五虎丹外敷加卡介苗(BCG)前臂划痕治疗皮肤恶性黑色素瘤9例,痊愈7例,有效1例,无效1例。单纯应用中医中药辨证治疗方面,亦有不少的报道。如有人外用五虎丹外敷,结合菊藻丸内服治疗恶性黑色素瘤6例,均临床治愈出院。其中五虎丹含水银、白矾、青矾、牙硝、食盐,具有以毒攻毒、拔毒消肿、祛腐生新之功效;菊藻丸含菊花、海藻、三棱、莪术、七叶一枝花、制马钱子、金银花、山慈菇、山豆根、漏芦、黄连、马蔺子、蜈蚣、紫草、大黄、党参、黄芪,具有清热解毒、祛风止痛、活血化瘀、软坚散结之功效。

如何提高恶性黑色素瘤的临床疗效,这的确是摆在广大医务工作者面前最主要的难题。根据现有的临床资料来看,中医治疗恶性黑色素瘤内服多采用清热解毒、软坚散结、活血化瘀之品;外用则多选用拔毒祛腐生肌中药,尤以有较强腐蚀性的矿物类药最为常用。临床上采用辨证与辨病、整体与局部相结合的原则,通过中药外敷内服杀死肿瘤细胞,抑制肿瘤细胞的生长、激发和提高患者的免疫功能方面已积累了不少宝贵的经验,取得了一定的疗效。

88. 恶性肿瘤 TNM 分类法是怎么一回事

TNM 是肿瘤学中对肿瘤的一种分期形式,由法国人 Denoix 于 1943～1952 年提出,后来美国癌症联合委员会(AJCC)和国际抗癌联盟(UICC)逐步开始建立国际性的分期标准。在 1968 年正式出版了《恶性肿瘤 TNM 分类法》手册。目前,TNM 已经成为临床医生和医学科学工作者对于恶性肿瘤进行分期的标准方法。

(1)T(Tumor)指肿瘤原发灶的情况,随着肿瘤体积的增加和邻近组织受累范围的增加,依次用 T_1～T_4 来表示。

(2)N(Node)指区域淋巴结受累情况。淋巴结未受累时,用 N_0 表示;随着淋巴结受累程度和范围的增加,依次用 N_1～N_3 表示。

(3)M(Metastasis)指远处转移(通常是血道转移),没有远处转移者用 M_0 表示,有远处转移者用 M_1 表示。在此基础上,用 TNM 三个指标的组合划出特定的分期。每一种肿瘤的 TNM 分期系统各不相同,因此 TNM 分期中字母和数字的含义在不同肿瘤所代表的意思不同。TNM 分期中 T、N、M 确定后就可以得出相应的总的分期,即Ⅰ期、Ⅱ期、Ⅲ期、Ⅳ期等。有时候也会与字母组合细分为Ⅱa 或Ⅲb 等。Ⅰ期的肿瘤通常是相对早期的肿瘤有着相对较好的预后。分期越高意味着肿瘤进展程度越高。

(4)TNM 分期符号代表的临床意义:①Tx,原发肿瘤的情况无法评估。②T_0,没有证据说明存在原发肿瘤。③Tis,早期肿瘤没有播散至相邻组织。④T_1～T_4,大小和(或)原发肿瘤的范围。⑤Nx,区域淋巴结情况无法评估。⑥N_0,没有区域淋巴结受累(淋巴结未发现肿瘤)。⑦N_1,只有附近的少数淋巴结受到累及。⑧N_2,介于 N_1 和 N_3 之间的情况(并不适用于所有肿瘤)。⑨N_3,远处的和(或)更多的淋巴结受到累及(并不适用于所有肿瘤)。⑩M_0,没有远处转移(肿瘤没有播散至体内其他部分)。⑪M_1,有远处转移(肿瘤播散至体内其他部分)。

89. 警惕 15 项与癌症相关的症状是什么

癌症早期通常无特殊症状,很容易被患者忽视。但是,有一些机体表现有可能与早期癌症有关的。如出现下列情况,就应引起警惕:①身体任何部位出现肿块,尤其是逐渐增大的。②身体任何部位没有外伤而发生的溃疡,特别是经久不愈者。③中年以上的妇女出现不规则阴道出血或分泌物(俗称白带)增多。④进食时胸骨后出现闷胀灼痛异物感,或进行性加重的吞咽不顺。⑤干咳久治不愈或痰中带血。⑥长期消化不良、进行性食欲减退、消瘦又未找出明确原因。⑦大便习惯改变,或有便血。⑧鼻塞、鼻出血、单侧头痛或伴有复视。⑨黑痣突然增大或有破溃、出血、原有的毛发脱落。⑩无痛性血尿。⑪耳鸣、听力下降、回吸性咳痰带血、颈部肿块。⑫无痛性持续加重的黄疸。⑬乳头溢液,特别是血性液体,男性乳房增生长大。⑭原因不明的疲乏、贫血和发热。⑮原因不明的全身性疼痛、骨关节疼痛。

90. 如何选择肿瘤最佳治疗方法

(1)治疗肿瘤最好的方法是什么:治疗肿瘤最好的方法就是中西医结合。中医是治病的人,从宏观整体全面地考虑;西医是治人的病,从微观局部单一的考虑。中医有个"三因制宜",意思是因患病的时间,因患者所在地理位置,因患者不同病情而全面地辨证论治。我们不否认西医手术、放疗、化疗对肿瘤治疗的效果,早期诊断的初治患者只要身体状态允许,我们都会建议配合手术或放疗、化疗,但是过度地手术或放疗和化疗,过分强调数字理想就是过犹不及了。在中西医结合的问题上,我们强调治标以西医为主,治本以中医为主,中西医结合,标本兼治,这才是治疗肿瘤,甚至是目前所有疾病的正确治疗方法。

(2)中西医该如何相互配合治疗肿瘤:许多肿瘤患者对经过放

疗、化疗后需要服用中药巩固疗效表示不理解,认为经过放疗、化疗后已经杀灭了体内的肿瘤细胞,再服用中药多此一举。我们都知道,军队在攻占前方阵地时,先用装甲部队打过去,将前方夷为平地,这是攻打阵地,攻下之后需要守往阵地,这时就需要步兵来发挥作用,这就是步坦协同作战理论。清代著名医家徐灵胎说过:"用药如用兵。"我们在临床中为疾病制定治疗方案,就如同在战场上制定作战计划,运筹帷幄方能决胜千里。针对肿瘤这种病情漫长而又复杂多变的疾病更应该如此。患病初期,瘤体较大,病情严重,刻不容缓,需要用放疗、化疗或是手术的方式来速战速决,等到病情缓解或稳定后,迅速改变作战方案,转攻为守,以守为攻,这时中医药就能发挥独有的特长,提高人体免疫力,彻底铲除残余势力,防止死灰复燃。现代医学也已证明,化疗只是对数级的杀灭肿瘤细胞,再好的化疗药也不可能达到斩草除根的效果,即使治疗后完全缓解,体内仍会有一定数量的肿瘤细胞,这些肿瘤细胞只能依靠人体自身的免疫力来彻底清除。中医中药不能产生速效,但能长效,某些速效药如激素等是以损伤人体宝贵的免疫力来获得临时的数字改善和症状减轻的,停药后会复发,实在得不偿失。而中医药是在提高人体免疫力的情况下来减轻症状和改善数字,作用来得实实在在,病情改善后很少会再复发,这就是中医药能够守往阵地最主要的原因。

(3)何时选择中西医结合治疗方法:目前,中西医结合是治疗肿瘤最佳的方法,但是在临床中经常发现很多患者来看中医时都很晚,他们经常问一个问题,还有治疗希望吗?而我们的回答每次都总是很为难。癌症患者应该在什么时期采用中西医结合治疗呢?对于早期患者,在发现肿瘤后,首先采用手术,术后采用中医治疗,效果会非常好;对于中期和中晚期患者,建议全程采用中西医结合治疗,也就是术前用中医调理身体,让身体处于最好的状态接受手术,术后再用中药调理身体,让身体在最快的时间恢复,然后在放疗、化疗的同时服用中药,减轻不良反应,发挥放疗、化疗的最佳效果。最后就是出院后的中医治疗,一定要长期坚持。这样才能真正意义上控制肿瘤的复发和转移。肿瘤治疗方法正确与否对患者和家属来讲至关重要,人生十字路口只能选择一次,中西医结合是最稳妥的出路和方案。有些晚期患者很感慨地说:"如果让我从头来一次,我决不接受这样地简直是炼狱般的放疗、化疗的治疗。"

(4)现代医学治疗肿瘤有哪些方法:肿瘤患者根据肿瘤部位及性质的不同,一般首先要接受手术、化疗或放疗治疗,在最短的时间内最大限度地清扫并杀灭体内的肿瘤细胞。手术是指患者在麻醉的情况下,医生用刀切割掉体内的肿瘤。放疗是放射疗法的简称,是指采用局部射线照射的方法来消灭体内的肿瘤。肿瘤是全身疾病在局部的反应,由此可见,手术和放疗并不能彻底地治愈肿瘤,况且手术、放疗如"刀耕火种",机体经过治疗后往往是满目荒凉,寸草不生。化疗是指化学疗法,目前有很多治疗癌症的化疗药物如顺铂、氟尿嘧啶、环磷酰胺等,经注射或口服的方式被体内吸收而达到治疗疾病的目的,化疗的效果可以达到全身各处,但是化疗药物如同"毒药",几个疗程之后会出现脱发、恶心、呕吐、便血、高热等症状,经历过的患者肯定都会深有体会,这些不良反应严重影响到治疗方案的进一步实施和患者的预后。由此可见,现代医学治疗肿瘤三板斧——手术、放疗、化疗等均有一定效果,但是也存在一些不良反应,所以选择这些治疗方案应该适可而止,切莫一味追求对肿瘤的"斩草除根"的效果。现代研究发现,在治疗的同时,配合中医药,有明显的增强疗效,减轻不良反应的效果。

(5)肿瘤患者要不要化疗:肿瘤患者经常会问化疗好不好,还需要不需要再化疗。我们都见过水沟,水沟里水时间久了会变臭,变臭之后很容易滋生蚊虫,如果用农药喷洒,可以达到暂时消灭蚊虫的效果,但是滋生蚊虫的大环境没变,过几天又会有大量蚊虫出现,于是再喷洒农药,这样下去,一是蚊虫对喷洒的农药出现耐药,二是因为农药过度喷洒,臭水沟的水质将会更差,污染更严重。即使没有蚊虫的出现,留下这样的臭水沟又有什么意义?这就是化疗的真实写照。化疗如投毒,太多太多的例子告诉我们化疗适可而止为好。中医整治臭水沟的方法有两点,一是流水不腐,户枢不蠹,只有流动的东西才具有生命力,因此活血化瘀可以让体内血液流动起来,气血流通,百病不生。二是冬天水寒,蚊虫不生,只有低温的东西才不容易变质,因此清热凉血可以降低血液的温度,彻底铲除肿瘤细胞赖以生存的温室环境,只有人体内大环境的改善,人体内局部的肿瘤才能得到根本的修复,这才是真正治疗肿瘤的方法。

(6)肿瘤患者手术后还需要治疗吗:遇到两位患者,一位是甲状腺癌,一位是乳腺癌。手术半年多了,一直没做其他治疗,心里总是忐忑不安,可又不知怎么办?因为当时医生告诉他们,手术后就不用再治疗了。其实不然,有句话说得好"一朝得癌,终生抗癌"。手术只是将实体瘤切除,患者体内还有癌细胞,很可能在别的地方又长出来,所以癌症手术后并不是万事大吉,而是要积极预防复发、转移。1994年济南米粉厂的孙某,在省某大医院确诊为胃癌,手术后仍感胃脘胀满不适,前来我院调理近两年,至今身体健康。他曾建议与同时患病的街坊前来用中药调理维护,该患者却认为手术能治愈,何必多此一举,结果不到一年出现癌转移而故去。为了让广大患者增加知识,现把手术后还有以下治癌方法告知如下:①放疗。主要针对放疗敏感或较敏感的恶性肿瘤和其他条件适合的患者,适宜放疗。②化疗。主要对于化疗敏感的恶性肿瘤,多用于某些癌症中、晚期,也有一些恶性肿瘤如白血病、多发性骨髓瘤等以化疗为主要手段。③生物治疗。这是新兴疗法,通过调动身体内固有免疫抗病能力抵抗恶性肿瘤。通过某些药物如注射胸腺肽增强自身免疫功能,抑制癌细胞。④中医中药治疗。中医药不但能提高人体的免疫功能,还能通过活血化瘀、软坚散结等方法杀灭癌细胞,可明显改善患者生存质量,延长生存期,特别适合不宜手术、放疗、化疗的患者。具体的用药有两个方面,其一为扶正,其二为祛邪,可辨证施治地运用中草药。⑤郭林养生功,此法是郭林老师自身患癌并出现转移,根据家传养生功并结合自身练功实践的探索进行研究所编的。通过患者意、气、形的锻炼,调整脏腑功能,增强气化功能。具有平衡阴阳、调和气血、疏通经络、培育气血的作用,从而达到扶正祛邪、改善人体内环境的目的。经过近40年的大量实践证明,它确实是癌症患者自我康复有成效的手段,癌症患者手术后还应继续治疗。所以说,手术后的癌症患者以中医药、郭林养生功、生物治疗等中西医药结合的治疗应该是最佳选择。

91. 对抗肿瘤化疗究竟起多大作用

化疗多用于中晚期癌症治疗。欧洲的这一调查主要针对治疗后生存5年以上的肿瘤患者,他们多是早期癌症。因此,调查结果中的化疗贡献度就相对低。化疗贡献度与肿瘤类型有关。化疗药物是细胞毒类药物,总体而言,对于增殖较快的细胞更为敏感,其治疗效果因细胞的不同增殖周期有较明显差异。例如,恶性淋巴瘤、血液系统肿瘤等,由于细胞分裂周期快,化疗效果普遍较好,患者治愈率较高。霍奇金淋巴瘤联合化疗有效率超过90%,10年生存率达50%～60%。消化道肿瘤、乳腺癌等对于化疗药物属于中度敏感,治疗效果稍逊一筹。而肾癌、胰腺癌等"惰性十足",分裂周期较慢,化疗效果甚微。

化疗贡献度还与肿瘤分期有关。例如,早期乳腺癌主要以手术根治为主,化疗的贡献度相对较小。到乳腺癌Ⅲ期,手术后大约有60%的患者最终肿瘤复发或转移,因此需要配合化疗等手段来降低肿瘤复发和转移率;到乳腺癌Ⅳ期,癌细胞已广泛转移,无法手术。化疗则成为延长患者生存期、提高生活质量的主要手段。

治疗过度与治疗不足并存，是化疗临床应用的突出特点。有一位医生接诊过一名晚期肝癌患者，病情严重，已经无法手术，此前接受了一大堆化疗，肝功能受到严重损害。实际上，由于肝脏细胞对化疗药物不敏感，除胆管细胞型肝癌等极少数特殊类型肝癌外，绝大多数肝癌的化疗主要还限于临床试验研究，不被作为临床推荐方式。

一位低度复发风险的患者在当地接受了适合中高度复发风险的术后辅助化疗。从两种药物联合 4 个周期治疗增加到 3 种药物联合 6 个周期，这不仅使患者骨髓抑制、脱发等并发症风险增多，同时也增加了就医费用。对于早期乳腺癌患者，医生将根据术后分期及病理学、免疫组化检查结果等，预估患者的复发风险，并根据低、中、高不同复发风险等级选择相应的化疗方案。以下情况都不应接受化疗：患者预计生存期低于 3 个月；预计化疗不能延长其生存期，反而增加用药不良反应；患者身体状况差，卡氏评分低，难以耐受化疗。

化疗是晚期癌症患者姑息治疗的重要手段。但一些医生对于化疗的适应证把握不当，"生命不息，化疗不止"，从而使患者的治疗过度，造成了严重的后果，而化疗不足的问题也时有发生。化疗药物主要作用于增殖较快细胞的这一特点，也导致其"误伤"毛囊、黏膜、骨髓细胞等分裂周期较快的正常细胞，因而产生脱发、呕吐、血象下降、骨髓抑制等不良反应。不少医生由于担心化疗不良反应，对化疗药物剂量、联合用药方式、用药时间把握不当，该用化疗时不敢用。在我国，肿瘤内科医师队伍缺乏准入门槛，普通内科、外科医生，肿瘤医院、综合医院，"谁都能开肿瘤化疗药"是最大症结。肿瘤化疗不是医生懂几个化疗药物就可以开药实施的。有的医生到肿瘤医院内科进修半年，回去就敢开设肿瘤内科。肿瘤内科是一门独立学科，肿瘤的化学治疗涵盖肿瘤学、药理学、内科等专业领域知识，化疗方案的选择需要综合考虑适应证、药物作用机制、不良反应、患者的脏器功能、伴随疾病情况等多方面因素,具有综合性、复杂性。要建立规范化培训体系。提升肿瘤内科临床医生专业化水平。

在欧美国家,对于化疗医师普遍设立了准入门槛,医生经培训获取相应资质才能从事化疗。我国也应该设立相应准入制度,提高化疗的规范性,合理用药,减少不良反应,以提高肿瘤治愈率,延长患者生存期,提高生存质量。

92. 什么是放疗

放疗就是利用射线杀死肿瘤细胞,从而达到治愈肿瘤目的的治疗方法。现代的放疗科技含量很高,远不是人们所想象中"画画线"那么简单,更不是有些人认为的"理疗"。肿瘤被确诊后,如需放疗,首先要做好放疗前准备,包括 CT 和 MRI 检查。以及肝肾功能、血常规、B 超、胸片等检查,医生将根据影像学检查、临床检查及病理检查确定放疗范围,选定射线的类型及照射剂量,运用放疗计划系统制定放疗计划,如射线投照角度和方向,确保照射靶区能包括在 90% 等射线剂量以内,同时尽量使重要组织和器官不受或少受射线的损伤。再由技术员进行投照,治疗过程中,根据肿瘤退缩情况,不断完善治疗方案。放疗计划的制定与实施,往往涉及肿瘤学、影像学、物理学及生物学方面的知识,所需的设备也为高精尖仪器,如模拟机、计算机放疗计划系统、网络系统、直线加速器、钴-60 治疗机、X 线治疗机等。任何组织和器官对射线有特定的耐受量,射线剂量超过其耐受量,就会引发一系列放射并发症,且放射线后期损伤可发生在数十年之后,严重影响患者生活质量,故射线剂量的确定一定要在放疗专业医师指导下进行。

93. 肿瘤放疗的适应证和禁忌证有哪些

肿瘤放疗的适应证如下。

(1)适合放疗的肿瘤：①对放射线敏感的肿瘤。如恶性淋巴瘤、睾丸精原细胞瘤、肾母细胞瘤、小脑髓母细胞瘤、神经母细胞瘤、视网膜母细胞瘤等。②对放射线中度敏感的表浅肿瘤和位于生理管道的肿瘤。如鼻咽癌，口腔癌(包括舌、唇、牙龈、硬腭、扁桃体等)，皮肤癌(面部和手部)，上颌窦癌，外耳癌，喉内型喉癌，宫颈癌，膀胱癌，肛管癌等，这些肿瘤有些虽也适合手术治疗，但放疗对机体损害较小。③肿瘤位置使手术难以根治的恶性肿瘤。如颈段食管癌、中耳癌等。

(2)放疗与手术综合治疗的肿瘤：主要有乳腺癌、淋巴结转移癌、食管癌、支气管肺癌、卵巢癌、恶性腮腺混合瘤、脑肿瘤(包括垂体肿瘤)、宫颈癌、外阴癌、阴茎癌、肢体及躯干部皮肤癌等。此类肿瘤常行术前或术后放疗以减少局部的术后复发率。另外，术中放疗也被试用于临床，术中肿瘤切除后在肿瘤瘤床和周围淋巴结引流区做一次大剂量的放疗。术中放疗的优点是可以避免对放射线敏感的脏器受到不必要的照射，如空腔器官和胆管可予避开并加以防护。但术中放疗需一定的设备和防护措施，受到条件的限制，难以普遍开展。放疗与手术均为局部治疗，它们的综合治疗常对肿瘤的局部控制有较好作用，但对减少恶性肿瘤的远处转移作用不大。

(3)放疗价值有限：仅能缓解症状的肿瘤，如喉外形喉癌、下咽癌、甲状腺肿瘤、恶性唾液腺肿瘤、尿道癌、阴道癌等。

(4)放疗价值不大的肿瘤：成骨肉瘤、纤维肉瘤、一般的横纹肌肉瘤、脂肪肉瘤、恶性黑色素瘤、胃肠道高分化癌、胆囊癌、肾上腺癌、肝转移癌等。

肿瘤放疗禁忌证是相对的，它随时间、经验、设备等不断有所改变。除各种肿瘤的特殊禁忌证外，下列情况可作为禁忌证：①患者一般情况差，呈恶病质者。②血象过低，白细胞$<3.0\times10^9$/L，血小板$<50\times10^9$/L，血红蛋白<90g/L 者。③并发各种传染病，如活动性肝炎、活动性肺结核者。④重要器官(如心、肺、肝、肾等)功能严

重不全者。⑤对放射线中度敏感的肿瘤已有广泛远处转移,或经足量放疗后近期内复发者。⑥已有严重放射损伤部位的复发。

94. 肿瘤治疗怎样把握度

"不治之症"这四个字,是中国人专为形容肿瘤量身定做的。得了肿瘤,不论是对患者本人还是家庭,都如临大敌。这样的心态使得人们一旦罹患肿瘤以后,一不惜倾全家之力治疗,出现"饥不择食"和"有病乱投医"的情况,加之部分临床医生治疗手段的不合理,导致"过度治疗"的发生。

对患者来说,缺乏科学知识,盲目追求"治愈"肿瘤,要求超标准的高强度放疗、化疗,即使出现了严重的不良反应还咬牙坚持,结果既缩短了生存时间,又牺牲了生活质量。其实,肿瘤并非人们想象中那样可怕,肿瘤的治疗必须贯彻科学、综合、合理的三大原则,以防止过度治疗。

目前,国际上积极倡导的多学科综合治疗协作组(MDT)是一种肿瘤诊治新模式,可以有效避免肿瘤的过度治疗。MDT 就是一种集合医院内众多科室的医生联合起来,对一位患者进行汇总讨论,将各科室掌握的最新知识,汇集起来,结合患者的疾病分期、家庭经济状况及患者的身体状况和心理承受能力,权衡利弊,产生一个最适合此患者的最佳方案,使患者获得最大收益。

95. 缓解癌症疼痛中医药有哪些优势

疼痛是癌症中晚期患者最主要的症状之一,给患者带来了极大的身心痛苦,严重影响了患者的生存质量,解除和缓解癌症疼痛是癌症治疗的重要环节。中医药在癌痛治疗方面具有简便、安全、经济、有效的特点,更能有效地控制肿瘤,改善全身症状,有着明显的优势。

(1)中药内服:近年临床研究发现,芍药甘草汤加罂粟壳水煎服对腹部癌痛有效；中草药透骨草、骨碎补、补骨脂 3 味，对骨骼癌疼痛有效，也可增加止痛西药对骨转移癌的止痛效果；肝癌的癌痛可用蟾酥、延胡索、穿山甲、青皮煎汁外敷肝区，止痛疗效显著；用川楝子 15～20g，延胡索 20～40g，白芍 40～60g，从小剂量开始，水煎至用手捻延胡索呈黏糊状时即可，取汁频服，每日 1 剂，本方适用于各种晚期癌症疼痛。

中药内服治疗癌痛，注重辨证选药。根据患者疼痛之因，辨其寒凝、气滞、血瘀、痰阻、毒聚及正虚之不同，与其对应的治疗方法是散寒止痛法，常选用附子、肉桂、细辛等；行气止痛法，常选用柴胡、青皮、枳实、木香等；活血止痛法，常选用丹参、赤芍、桃仁、红花等；化痰止痛法，常选用半夏、贝母、瓜蒌、僵蚕等；清热解毒止痛法，常选用半枝莲、白花蛇舌草、金银花、连翘、蒲公英等；补虚止痛法，根据气、血、阴、阳亏虚之不同选用黄芪 24g，莪术 9g，土鳖虫、桂枝、制乳香、制没药各 6g，三七粉 3g；痰湿型可用制附子 6g，干姜 9g，白术、苍术、补骨脂、淫羊藿各 12g，茯苓、猪苓各 15g，薏苡仁 30g，三七粉 3g。每日 1 剂，水煎服。

（2）中成药外敷：①如意金黄散。取本品适量，研为细末，用清水适量调为稀糊状，均匀涂于油纱布上，贴在疼痛最明显处。可活血通络、清热解毒、消肿散结、化痰行滞、止痛。②云南白药。取本品适量，用白酒或 75％的医用酒精调成糊状，外涂敷于癌痛皮肤处，边缘要略大于疼痛的范围，用纱布或塑料纸覆盖，胶布固定，每日换药 1 次。适用于各种癌痛，配合云南白药内服效果更好。

96. 防癌要点 15 条是什么

（1）不吃发霉的粮食及制品。花生、大豆、米、面粉发霉后，可产生黄曲霉素，这是一种强烈的致癌物质。

（2）不吃熏、腌制食物。如熏鱼、咸肉、腌咸菜等，这些食物可产生致癌物——亚硝酸盐。

(3)不吃过热、过硬、过焦或过咸的食物,不喝过烫的水。炒菜油温不能太高,尽量少用煎炸、油炸的烹调方法。

(4)多吃新鲜蔬菜,吃饭不要过饱,控制肉类食物的摄入量。

(5)不吃被农药污染的蔬果和其他食物。

(6)不酗酒。

(7)不吸烟。

(8)不要长期服用可能致癌的药物。

(9)不接触或少接触烟囱里冒出来的黑烟。

(10)不用洗衣粉洗餐具、茶具和蔬果。

(11)不要用有毒的塑料。

(12)晒太阳不能过度。

(13)注意通风,不要在封闭环境中待得太久。没装空调的房间,每天也必须开窗 1～2 小时。

(14)装潢中不要用放射性的岩石和矿砂及含有苯、四氯化碳、甲醛、二氯甲烷等致癌物质的建筑材料,保证空气流通。装修完后,要把室内的各种气味排放干净。

(15)防止污染物滞留。新衣服买回来先用清水洗涤后再穿;在医院、厂矿、车间工作的人下班后,应先洗手或洗澡,千万不要把工作服带回家中。

97. 肿瘤综合治疗之"中西合璧"

恶性肿瘤的治疗困难重重,使得患者除了手术、放疗、化疗、靶向治疗外,不断地尝试现代医学之外的方法。在美国,这些疗法(如瑜伽、维生素、草药等)统称为补充替代医学,而将现代医学和补充替代医学联合应用就称之为整合医学,应用于肿瘤治疗称之为整合肿瘤医学。

替代医学是常规西医治疗以外的补充疗法,目前各国都十分重视其在医学领域中的作用,针灸和中医在西方医学被归入替代医学范畴,并占有较重要地位。研究结果显示,世界范围内33%～47%的肿瘤患者,在对症治疗的同时,应用替代治疗或综合治疗(整合治疗),以减轻因疾病或治疗所引起的不适,如化疗相关性恶心呕吐(CINV)等。

(1)肿瘤综合治疗的定义:辅助与替代疗法通常被定义为除常规治疗(手术、放疗及化疗)以外的任何医疗体系、临床实践或物质对肿瘤患者的应用,包括自然物质(维生素、矿物质、植物及鱼油等)和心身锻炼(瑜伽、冥想、针灸及按摩等)。辅助医学是使用一种与常规治疗搭配的疗法。替代医学则是使用一种治疗方法来替代常规治疗,肿瘤综合治疗是指循证辅助治疗与常规治疗相联合。

2004年,美国几个主要癌症中心的肿瘤综合治疗研究及实践的领导者建立了肿瘤综合治疗学会(SIO),至今超过29个国家的会员已加入SIO。其使命为发展循证为基础的综合治疗,改善患者生存状况。2007年,SIO出版了适用于所有癌症人群和癌症生存者的《常规综合治疗实践指南》传统中医(TCM)在肿瘤综合治疗中的作用。TCM在肿瘤临床的应用可能有以下作用:一些中医药具有直接抗肿瘤作用;某些中药或手法操作可缓解常规抗肿瘤治疗引起的生理、心理症状及不良反应;其他一些中医药可能间接增加身体对化疗或放疗的敏感性。然而,这些效果仍然缺少强有力的临床试验证据支持。但是,中医药可能有助于肿瘤患者整体生活质量的提高,尽管其作用机制尚不明确。

目前,采用中医药治疗肿瘤的临床医生、患者及家属越来越多,但其在国内外广泛应用于常规抗肿瘤治疗仍需要进一步的标准化程序。对于中药制剂,药材的地道、炮制质量、实验标准,以及临床经验都是保证其应用质量的必要条件。在医学数据库中搜索到的涉及不同中医元素的临床试验,几乎所有的系统回顾和荟萃分析都指出其中大多数研究存在严重的方法学问题(如样本量限制、缺乏多中心数据支持、缺乏控制条件和随机分组不足等)。此外,因为大多中医处方涉及多种联合治疗,且中药制剂常包含多种成分,须根据病程调整,故有效成分的定量是一项艰巨的任务。相反,提炼出单一有效成分可去除中医药的许多"背景",但这样就不再是 TCM,而属于药理学和生理学范畴。即便如此,TCM 已经开始展示出独有特色和肿瘤治疗中的巨大潜力。未来更严谨的研究和更综合的中西医结合治疗方法,将会给癌症患者和家庭带来更多的治疗选择。

(2)整合医学在美国肿瘤学界的发展:在过去 40 年间,西方国家对针灸的兴趣逐渐增加,目前包括美国安德森(Anderson)癌症中心在内的很多医院都提供针灸治疗。虽然针灸不直接治疗癌症,但肿瘤和传统治疗(手术、放疗、化疗)相关的不良反应均可通过针灸得到有效控制。很多有力证据证实针灸能控制化疗所致的恶心、疼痛和焦虑,改善患者生活质量及其他症状。大部分美国患者在进行癌症治疗的同时使用某种形式的整合医学治疗,包括瑜伽、养生功、太极和冥想等身心活动,以及草药、补剂、特殊饮食、按摩或针灸等治疗。随着不同综合治疗措施应用证据的增加,美国肿瘤学家也开始了解这些方法的好处,越来越多地将整合治疗融合到标准治疗中去。同时,生活方式对肿瘤预防和预后改善至关重要的观念越来越被认可,并可成为标准治疗的一部分。整合医学正在加速中医"国际化"的进程。

2017 年（丁酉 鸡年1月28日始 闰六月）

1

一	二	三	四	五	六	日
						1 初四
2 初五	3 初六	4 初七	5 小寒	6 初九	7 初十	8 十一
9 十二	10 十三	11 十四	12 十五	13 十六	14 十七	15 十八
16 十九	17 二十	18 廿一	19 廿二	20 大寒	21 廿四	22 廿五
23 廿六	24 廿七	25 廿八	26 廿九	27 三十	28 正月	29 初二
30 初三	31 初四					

2

一	二	三	四	五	六	日
		1 初五	2 初六	3 立春	4 初八	5 初九
6 初十	7 十一	8 十二	9 十三	10 十四	11 十五	12 十六
13 十七	14 十八	15 十九	16 二十	17 廿一	18 雨水	19 廿三
20 廿四	21 廿五	22 廿六	23 廿七	24 廿八	25 廿九	26 二月
27 初二	28 初三					

3

一	二	三	四	五	六	日
		1 初四	2 初五	3 初六	4 初七	5 惊蛰
6 初九	7 初十	8 十一	9 十二	10 十三	11 十四	12 十五
13 十六	14 十七	15 十八	16 十九	17 二十	18 廿一	19 廿二
20 春分	21 廿四	22 廿五	23 廿六	24 廿七	25 廿八	26 廿九
27 三十	28 三月	29 初二	30 初三	31 初四		

4

一	二	三	四	五	六	日
					1 初五	2 初六
3 初七	4 清明	5 初九	6 初十	7 十一	8 十二	9 十三
10 十四	11 十五	12 十六	13 十七	14 十八	15 十九	16 二十
17 廿一	18 廿二	19 廿三	20 谷雨	21 廿五	22 廿六	23 廿七
24 廿八	25 廿九	26 四月	27 初二	28 初三	29 初四	30 初五

5

一	二	三	四	五	六	日
1 初六	2 初七	3 初八	4 初九	5 立夏	6 十一	7 十二
8 十三	9 十四	10 十五	11 十六	12 十七	13 十八	14 十九
15 二十	16 廿一	17 廿二	18 廿三	19 廿四	20 廿五	21 小满
22 廿七	23 廿八	24 廿九	25 三十	26 五月	27 初二	28 初三
29 初四	30 端午	31 初六				

6

一	二	三	四	五	六	日
			1 初七	2 初八	3 初九	4 初十
5 芒种	6 十二	7 十三	8 十四	9 十五	10 十六	11 十七
12 十八	13 十九	14 二十	15 廿一	16 廿二	17 廿三	18 廿四
19 廿五	20 廿六	21 夏至	22 廿八	23 廿九	24 六月	25 初二
26 初三	27 初四	28 初五	29 初六	30 初七		

7

一	二	三	四	五	六	日
					1 初八	2 初九
3 初十	4 十一	5 十二	6 十三	7 小暑	8 十五	9 十六
10 十七	11 十八	12 十九	13 二十	14 廿一	15 廿二	16 廿三
17 廿四	18 廿五	19 廿六	20 廿七	21 廿八	22 大暑	23 闰六月
24 初二	25 初三	26 初四	27 初五	28 初六	29 初七	30 初八
31 初九						

8

一	二	三	四	五	六	日
	1 初十	2 十一	3 十二	4 十三	5 十四	6 十五
7 立秋	8 十七	9 十八	10 十九	11 二十	12 廿一	13 廿二
14 廿三	15 廿四	16 廿五	17 廿六	18 廿七	19 廿八	20 廿九
21 三十	22 七月	23 处暑	24 初三	25 初四	26 初五	27 初六
28 初七	29 初八	30 初九	31 初十			

9

一	二	三	四	五	六	日
				1 十一	2 十二	3 十三
4 十四	5 十五	6 十六	7 白露	8 十八	9 十九	10 二十
11 廿一	12 廿二	13 廿三	14 廿四	15 廿五	16 廿六	17 廿七
18 廿八	19 廿九	20 八月	21 初二	22 初三	23 秋分	24 初五
25 初六	26 初七	27 初八	28 初九	29 初十	30 十一	

10

一	二	三	四	五	六	日
						1 十二
2 十三	3 十四	4 中秋	5 十六	6 十七	7 十八	8 寒露
9 二十	10 廿一	11 廿二	12 廿三	13 廿四	14 廿五	15 廿六
16 廿七	17 廿八	18 廿九	19 三十	20 九月	21 初二	22 初三
23 霜降	24 初五	25 初六	26 初七	27 初八	28 初九	29 初十
30 十一	31 十二					

11

一	二	三	四	五	六	日
		1 十三	2 十四	3 十五	4 十六	5 十七
6 十八	7 立冬	8 二十	9 廿一	10 廿二	11 廿三	12 廿四
13 廿五	14 廿六	15 廿七	16 廿八	17 廿九	18 十月	19 初二
20 初三	21 初四	22 小雪	23 初六	24 初七	25 初八	26 初九
27 初十	28 十一	29 十二	30 十三			

12

一	二	三	四	五	六	日
				1 十四	2 十五	3 十六
4 十七	5 十八	6 十九	7 大雪	8 廿一	9 廿二	10 廿三
11 廿四	12 廿五	13 廿六	14 廿七	15 廿八	16 廿九	17 三十
18 十一月	19 初二	20 初三	21 初四	22 冬至	23 初六	24 初七
25 初八	26 初九	27 初十	28 十一	29 十二	30 十三	31 十四